藥物讓人上癮──

酒精、咖啡因、尼古丁、鎮靜劑與毒品

如何改變我們的大腦與行為

（全新增修版）

作者｜雷・海瑟・威爾遜（Leigh Heather Wilson）
傑瑞米・福斯特（Jeremy Foster）｜威爾基・威爾遜（Wilkie Wilson）
辛西雅・庫恩（Cynthia Kuhn）｜史考特・舒瓦茲維德（Scott Swartzwelder）
譯者｜林慧珍

Buzzed : The Straight Facts About the Most Used and Abused Drugs from Alcohol to Ecstasy

藥物讓人上癮：酒精、咖啡因、尼古丁、鎮靜劑與毒品如何改變我們的大腦與行為 /
雷．海瑟．威爾遜(Leigh Heather Wilson) 等作；林慧珍譯 . -- 二版 . -- 新北市 c 大家，遠
足文化, 2019.11

　　面；　公分 . -- (Common ; 53)

譯自：Buzzed : the straight facts about the most used and abused drugs from alcohol to
ecstasy

ISBN 978-957-9542-83-8 (平裝)

1. 藥物濫用

411.8　　　　　　　　　　　　　　　　　　　　　　　　　　　108017171

Common 17

藥物讓人上癮：
酒精、咖啡因、尼古丁、鎮靜劑與毒品如何改變我們的大腦與行為（全新增修版）

作者｜雷・海瑟・威爾遜（Leigh Heather Wilson）、傑瑞米・福斯特（Jeremy Foster）、威爾基・威爾遜（Wilkie Wilson）、辛西雅・庫恩（Cynthia Kuhn）、史考特・舒瓦茲維德（Scott Swartzwelder）｜**譯者**｜林慧珍｜**名詞審訂**｜楊振昌｜**美術設計**｜陳威伸｜**責任編輯**｜楊琇茹｜**特約編輯**｜余鎧瀚｜**行銷企畫**｜陳詩韻｜**總編輯**｜賴淑玲｜**出版者**｜大家出版・遠足文化事業股份有限公司｜**發行**｜遠足文化事業股份有限公司（讀書共和國出版集團）　231新北市新店區民權路108-2號9樓｜**電話**｜(02)2218-1417｜**傳真**｜(02)8667-1065｜**劃撥帳號**｜19504465｜**戶名**｜遠足文化事業有限公司｜**法律顧問**｜華洋法律事務所　蘇文生律師｜**定價**｜480元｜**初版一刷**｜2013年12月｜**二版四刷**｜2023年12月｜**有著作權・侵害必究**｜本書如有缺頁、破損、裝訂錯誤，請寄回更換｜本書僅代表作者言論，不代表本公司／出版集團之立場與意見

給我們的家人

007 致謝

009 導言

015 帶著知識向藥物說不——大學生的觀點

019 測試你的藥物知識

第一部

025 **酒精**

香甜酒、威士忌、酒精飲料、烈酒、葡萄酒、啤酒、愛爾啤酒、黑啤酒

061 **咖啡因**

咖啡、茶、軟性飲料、能量飲料、非處方止痛藥與興奮劑、部分處方用藥

085 **快樂丸**

搖頭丸、快樂丸、X、XTC、亞當（MDMA）、夏娃（MDE）、愛（MDA）、喵喵、bk-MDMA

099 **迷幻藥**

LSD：酸、吸墨紙、加州陽光、微點、旅行、黃色陽光／裸蓋菇鹼：boomers、迷幻蘑菇、爆炸蘑菇、魔菇／仙人球毒鹼：鈕釦、mesc、龍舌蘭、topi、佩奧特仙人球／死藤水：caapi、yage、vegetal／DMT：商業快餐／顛茄生物鹼：阿托平、東莨菪鹼、顛茄、曼陀羅、臭雜草、曼德拉草／苯環利定：PCP、天使塵、T、和平丸／K他命：Special K、K／右旋性美蘇仿：CCC、robo、紅魔鬼、窮人的 PCP、DXM、Dex／墨西哥鼠尾草：斯卡、瑪麗亞、斯卡牧羊女／2-CB：六角、Nexus、Venus

133 **草本藥**

Herbal X-tacy、聰明藥、人參、褪黑激素

151 **吸入劑**

笑氣、手術用氣體麻醉劑（氟烷、乙醚）、溶劑、甲苯、汽油、強力膠、罐裝噴漆、更衣室（locker room）、rush、爆竹

165　　　　　　**大麻**

大麻、大麻菸、大麻脂、草、飯、麻仔、老鼠尾

205　　　　　　**尼古丁**

菸草、尼古丁口香糖、尼古丁貼片、口嚼菸草、鼻煙、香菸、雪茄、菸斗、電子菸、主機式電子菸

225　　　　　　**鴉片類藥物**

福壽膏、芙蓉膏、白粉、四號、細仔、魔啡、smack、白娘子、棕色、快速球、Oxys、OCs、鄉巴佬海洛因

249　　　　　　**鎮靜劑**

紅中、青發、白板、弗得、忽得、液態快樂丸（GHB）

267　　　　　　**類固醇**

類固醇、固醇、果汁、D-BOL、DECA

277　　　　　　**興奮劑**

可樂（coke）、吹氣（blow）、糖果、快克、jack、jimmy、岩石（rock）、鼻子糖果、白衣（古柯鹼）／crank、bennies、uppers（安非他命）／甲安（meth）、水晶、甲安結晶、冰毒（甲基安非他命）／利他能（派醋甲酯，即聰明藥）／貓、khat、crank、goob（甲基卡西酮）／象牙浪、極樂、泡泡、喵喵、爆炸、香草天空、礫石、夫拉卡（α-PVP）

第二部

305　　　　　　**大腦基礎知識**
327　　　　　　**藥物基本知識**
339　　　　　　**成癮**
353　　　　　　**法律問題**

367　　　　　　**翻譯對照表**

致謝 | 007

＿＿致謝

出版這本書的動機，是我們意識到大多數青少年、家長、國會議員甚至醫療顧問，對於我們經常使用和濫用的藥物，所知實在太少。在與本書共同作者雷・海瑟・威爾遜和傑瑞米・福斯特非正式地談論他們的大學經驗，以及回顧我們在課堂上與許多大學生互動的經驗後，我們更加意識到這本書的重要性。我們的學生問了許多難以回答的問題，也誠實地分享了他們的經驗，並提供自己本身的背景研究，我們非常感謝每一位學生。

我們也要感謝 W・W・諾頓（W. W. Norton）的代表史蒂夫・霍格（Steve Hoge）將本書引介給諾頓出版的編輯。我們的經紀人里德・包提斯（Reid Boates）非常優秀，他是由另一名杜克大學的作者雷德福・威廉斯（Redford Williams）博士所推薦，謝謝雷德福。諾頓的編輯親眼見證我們寫作本書的起起伏伏，我們也感謝阿蘭・梅森（Alane Mason）和艾胥莉・巴恩斯（Ashley Barnes）提供的建議與編輯。

有兩個人對於我們在〈法律問題〉一章中所討論的根本原則，提供了莫大的忙。前佛羅里達州北區美國第一助理檢察官（現在是北卡羅萊納州夏洛特 Parker Poe Adams & Bernste 律師事務所的合夥人）瑞克・格拉澤（Rick Glaser）先生明確而詳細地解釋了聯邦法律中關於非法藥物交易的一些重要部分，並討論了在聯邦層級上藥物起訴的一般性質為何。格拉澤非常有洞察力且樂於助人（格拉澤清楚表示，他的觀點不一定代表佛羅里達州北部地區或北卡羅萊納州中部地區司法單位的意見）。令人尊敬的小詹姆斯・E・哈丁（James E. Hardin, Jr.）是北卡羅萊納州達勒姆郡的前地區檢察官（現在是北卡羅萊納州高等法院的法官），他與我們廣泛討論了地方與聯邦層級的毒品起訴問題，他對於我們這些非法律人士特別有耐心，解釋了關於搜查與扣押的基本法律規則，以及讓我們了解地方執法部門如何處理毒品問題，對我們相當有幫助。

我們也感謝在舊金山執業的辯護律師馬克・古羅森（Mark Goldrosen）先

生，他特別解釋了近年來的法律問題。

　　儘管我們盡可能收集所能得到的最好建議，但我們還是要明確說明，撰寫本書文字的作者都不是律師，因此讀者不應視為法律顧問資訊。

　　此外，辛迪還要感謝她家人的耐心聆聽，以及杜克大學藥理學系主任安東尼·明斯（Anthony Means）博士使她為大學生開設的「毒品與大腦」課程能順利進行。史考特要感謝珍·考夫曼（Jan Kaufman）及阿爾特·古德史密斯（Art Goldsmith）在本計畫過程中對他的鼓勵及支持，還有雷諾茲·史密斯（James Koury）、羅伯特·S·代爾（Robert S. Dyer）、東尼·L·萊利（Anthony L. Riley）以及 R·D·邁爾斯（R. D. Myers）等諸位博士幫助他學習如何思考。

　　威爾基要感謝他的女兒海瑟，她看到朋友和認識的人在各種社交場合接觸毒品，並非常清楚地描述了她所看到的情形，她還強力敦促威爾基盡力找出方法以友善的方式向這些人說明藥物的複雜性。她開始參與本書，擔任研究助理，但是她的建議和忠告更應該獲得肯定。威爾基感謝海瑟的開放以及對本書的奉獻，還有在一些艱難時刻所展現的和善。此外，威爾基還要感謝妻子琳達和女兒斯蒂芬妮在撰寫本書遭遇困難時給予的支持，她們的愛是文字無法形容的。

——導言

從人類有史以來，我們就一直相信人類能夠超越我們的單純意識。我們渴望擴大自己，進入我們能夠感受卻又無法觸及的宇宙。在這場追尋之中，能夠影響我們感知世界的化學物質，扮演著相當重要的角色。在某些情況下，人們相信，化學物質本身具有某靈性力量及神秘特質。

有些人比較不是從靈性層面來看待藥物的使用，而是選擇了能夠降低某些痛苦的化學物質。他們用藥物來降低焦慮或減輕羞怯感，或以處方箋藥物來治療嚴重的疾病，例如憂鬱和精神分裂症。有些人追求的是刺激和力量，由於他們在社會情境中得不到這些，因此選擇用藥物來實現願望。隨著科學進步，實驗室已經取代自然環境，成為許多化學物質的來源，可供人們選擇的化學物質大量增加。我們完全有理由相信，這種趨勢將繼續下去，幾乎沒有止境。因此，不管人們是為了追尋某種方法來擴展自己的理解力，或只是想減輕日常生活的痛苦，他們都會有很多、很多的化學物質可以選用。

身為科學家，我們花了許多年研究各種藥物對大腦及行為的影響，對於這些陪伴人類數千年的化學物質是如何產生作用，已經有了驚人的了解與研究進展。然而，令人驚訝的是，這些資訊幾乎都沒能有效地傳給大眾。我們認為，關於酒精及其他藥物的影響，目前的教育仍然不足，且往往有誤導之虞。針對上癮及藥物的影響，相關科學文獻中有許多重要資訊，但卻沒有傳達給需要知道的人。藥物對大腦的影響相當複雜，不但因藥物而異，也因人而異，且差異極大，讓我們無法用「藥物致死」這類籠統的口號去說服任何有藥物經驗的人。

試想一下，兩列火車朝著相反方向以高速行進，一列是我們對藥物的作用及成癮的科學知識，另一列是大眾對藥物問題的了解，這種科學資訊與公眾資訊之間的落差，每分每秒都在擴大。艾倫・雷森（Alan Leshner）博士擔任國家藥物濫用研究所主任時，就在一場演講中描繪出這幅景象。依照他的說法，「對於藥物濫用及成癮問題，科學證據與公眾的認知之間有一道異常的

鴻溝。如果我們要有任何的進展，就必須克服這道『巨大的鴻溝』。」

我們認為，關鍵是要讓這兩列火車朝著同一方向前進。每個人都必須了解各種藥物如何影響我們的大腦及意識，以及使用之後可能會對身體造成什麼後果。神經科學的新發現，讓醫學研究與製藥公司得以迅速推出改變意識的化學物質。每當有人發現新的大腦迴路或新的神經化學物質，就等於提供了一個新機會去開發新藥物、以新的方式改變大腦功能。事實證明，其中一些藥物可以有效治療精神疾病，而許多目前受到濫用的藥物（如安非他命、巴比妥類以及「迷姦藥」roofies）也是直接來自這些醫學研究。

由於大腦複雜得驚人，大多數能影響大腦的藥物，除了原本開發出來的作用之外，也有其他影響。危險的藥物之所以仍然在處方藥市場流通，通常是因為那是治療某些身體狀況的唯一機會，如果在醫療專業人員的監督下使用，儘管有潛在的副作用，似乎仍然值得冒險一試。然而，冒著各種影響健康的已知或未知風險，把這些藥物用在娛樂上，就可能不值得了。外科手術常用的速效鴉片類藥物吩坦尼就是很好的例子。如果有醫療專業人員持續監測身體功能，如心跳、血壓、大腦的供氧量等，這種化學物質是非常安全且有效的，但只要有一個小小的閃失，就可能變得危險且致命。由此可知，在街弄小巷或宿舍裡使用那些以「阿帕契」或「頭彩獎金」等名稱出售的藥物，有多麼危險！

我們可以想見，藥物的相關資訊有多麼容易被扭曲。社會大眾可能很容易受誤導或操縱，例如，有些人（尤其是那些身處藥物文化的人）會認識一些長期在各種場合以各種組合方式使用各種藥物的人，他們似乎沒有受到永久傷害或上癮，也沒有惹上法律問題。然而，他們可能沒有意識到，許多藥物的作用可能相當微妙，足以在傷害被看出之前，就造成了相當的危害。

相反的，有些人則為了推行藥物教育，不斷講述他們所知道最恐怖的故事，還常把所有非法物質都歸類為「非常危險」。不久前，媒體廣泛報導知名籃球選手萊恩·畢亞斯（Len Bias）在使用古柯鹼之後死亡，這個新聞不斷被用來證明使用古柯鹼的危險。然而，大多數使用古柯鹼的人並沒有死亡，而這些吸食古柯鹼的人和其朋友當然也都知道。因此，當我們以恐怖的故事來

作為藥物宣導的主要工具時，人們很快就會發現，這樣的故事並不代表全部的真相，這些宣導者便失去了公信力。

　　良好的藥物教育需要投入極大心力，對大多數人來說，科學與醫學文獻往往不容易取得，且艱澀難懂。向普羅大眾解釋這些文獻的資料，又總是過於簡化、不正確，某些組織為了進一步的政治與道德勸說，甚至還會曲解這些研究。

　　大麻的爭論就是很好的例子。一些立場強硬的組織認為大麻會毀了任何使用者，另一些組織則認為大麻是無害的，並支持大麻合法化，可以完全不受管制地使用。在我們看來，事實正好介於兩者之間，你將在「大麻」這一章中得知大麻會以一種我們還不知道的方式損害記憶，並與免疫系統發生作用。大麻進入人體之後，作用會長達許多小時，即使吸食者並沒有感受到這些影響，因此大麻並非無害。但人們從來不會因為大麻使用過量而死亡（不像飲酒過量可能致死）。任何關於大麻的切實討論，都必須囊括許多主題，對風險的表述必須符合事實，而這單靠交流口號是無法完成的。

　　藥物的連續性風險應該要抽出來獨立審視。本書所檢視的各種藥物，在化學結構、大腦中作用的目標系統，以及其藥理、行為及心理作用等方面，都有顯著的差異，同時，人們對藥物的反應也明顯不同。我們已經越來越了解個體對藥物反應的差異，例如，針對遺傳及遺傳傾向對成癮的影響，相關的文獻正在快速擴增當中，而這只是當中的一例。

　　網際網路也使藥物教育的推行更加困難，人們很容易可以接觸到大量易讀的藥物訊息，但那往往錯誤百出。每個人都能夠建立網站，並在上面發表任何言論，精明的讀者必須能分辨事實與虛構。另一方面，天真的讀者如果真的依照網站上的建議去做，很可能陷入重大麻煩。例如，GHB 的致死劑量可能與帶來快感的劑量相差無幾，然而，一些網路文章卻會讓我們相信這種藥物不僅安全，還可以治療酒癮、失眠、嗜睡症、性功能問題以及憂鬱症。我們曾看過有網站提供製造 GHB 的方法，並指出「GHB 是人類有史以來最安全的娛樂性藥物」。這與我們所知的事實完全相反，誤信該訊息的讀者已經陷入極大的風險。

　　這本書的主要目的，是以不偏頗、易讀且詳盡的方式，針對最常被濫用的藥物提出相關的科學事實。我們希望這本書能發揮最大的影響力，影響那些沒有上癮問題但會在聚會時使用藥物的人。在青春期與青年階段中，大多數人（剛從父母親的掌控中獨立）會發現自己處於很容易接觸到藥物的環境。大學宿舍往往是活躍而誤導的精神藥理學實驗室，我們不指望這本書能終結藥物濫用問題，但我們希望它能阻止一些不好的經驗和一些嚴重的悲劇。

　　我們也希望這本書將啟動科學家與立法者之間的對話。在美國，非法藥物的使用十分普遍，而社會及法律界對於藥物使用的反應，對這個國家的資源造成了極大的壓力。在美國，對藥物法規的辯論相當激烈，一部分是由於因濫用藥物而入獄的人口大幅增加。將人關在監獄裡是非常昂貴的，美國各州及聯邦機構中的囚犯人數，已經從 1978 年的 30 萬暴增到 2016 年的 1,500 萬（美國司法統計局資料）。目前聯邦監獄裡大約有 46% 的囚犯是犯了與藥物相關的罪（美國聯邦監獄管理局資料）。這些數字固然糟糕，但在我們撰寫過去幾個版本的期間，情況已稍有進步。監獄正朝減少囚犯人數的目標前進。

　　在一個特定的社會中，合法及非法藥物的區分，通常不是基於單純的科學資訊，社會傳統、經濟、宗教和大眾媒體，都影響了該社會如何看待藥物。一些美洲原住民社會的宗教儀式會使用迷幻藥，許多猶太教與基督教共有的傳統會飲酒，某些文化則對任何會產生迷醉作用的物質採取非常強硬的立場。即使在同一個文化中，藥物合不合法也可能隨著時間而變。在美國，飲酒有長達一個世紀以上是合法的，到了禁酒期變成非法，現在又再次合法。同樣的，大麻在 1930 年代之前是合法的，之後被禁止。目前則有九個州和哥倫比亞特區將醫療用及娛樂用大麻合法化。另外 19 州則僅合法化醫療用大麻。

　　再次套用雷森博士的話：「在藥物濫用及成癮的預防、治療及政策制訂上，我們必須以科學而不是意識型態為基礎。」已開發社會的立法當局必須明白，無論採取什麼樣的法律行動，市民都有機會接觸更多可能致癮並損害人體功能的化學物質。要有效預防美國此刻正經歷的社會崩解，有賴於每個人都能接受到的良好教育，以及能夠解決藥物問題的良好科學研究。

　　我們希望這本書將能成為這個過程的一部分。最前面的 12 章單獨介紹特

定幾種藥物或藥物類別。每一章的開頭，都有摘要說明該藥物的作用及危險性，可以作為快速的參考。接下來則詳細介紹該藥物的作用方式，我們描述該藥物如何進入身體、排出體外，對生理和心理功能的影響，以及長期影響。我們盡可能將藥物分類，包括大部分讀者都非常不熟悉的類別，例如「放心藥」，因為歸在同一類的藥物，通常具有相同的作用機制、影響和風險。然而，本書的目錄、章節目錄以及索引，能讓讀者很容易決定該查閱哪個章節，才能找到某一特定藥物的資訊。本書的第二部分則是綜合性章節，探討了大腦、藥物運作原理、上癮及法律問題。我們建議所有讀者把本書當成綜合知識書來使用，而不是快速查閱的參考。請先閱讀這些章節，因為這些章節提供了重要的背景，讓我們更能了解與特定藥物有關的科學訊息。

我們相信，只要提供不偏頗且權威的藥物及藥物交互作用的資訊，人們就有能力做出健康的決定。

帶著知識向藥物說不——大學生的觀點

作者｜雷‧海瑟‧威爾遜 Leigh Heather Wilson ｜傑瑞米‧福斯特 Jeremy Foster

「向藥物說不。」少來了，謝謝。在做任何使用藥物的決定之前，我們希望獲得多一點訊息。而當你說「向藥物說不」的時候，是否想要傳達酒精跟古柯鹼一樣危險？在你開始把吸菸、注射海洛因等各種情形混為一談之前，我們是否可以先有一點了解？「向藥物說不」不見得是正確的選擇，科學研究不是指出喝一點紅酒有益健康嗎？光是一句「向藥物說不」這樣的口號，對許多年輕人來說是不夠的。我們社會的基礎價值重視的是論述背後的證據、邏輯以及事實。請不要要求我們盲目地回應，說服我們吧！

我跟海瑟一直是朋友，海瑟的爸爸是神經藥理學家，我們從很早以前就了解精神藥物。從我們有記憶以來，藥物以及藥物對大腦某某區域造成什麼影響等問題，一直是我們熟悉的話題。

我們也和許多孩子一樣，上了高中以後，覺得廣播和 MTV 頻道的老掉牙節目無聊透頂，只希望能擴大我們的音樂視野，這讓我們對一些 1960 年代與 1970 年代的流行樂團產生了興趣，因此我們也受到當時文化氛圍的魅力所吸引。很明確地，無論是哪一種藥物，在那些時代都扮演著非常重要的角色。珍妮絲‧賈普林、吉姆‧莫里森、吉米‧罕醉克斯的死亡都與吸毒有關，此外，在藥物與這些音樂家或當時其他音樂人的關係中，也充滿了浪漫及陰險的氣息。

大約就在我們意識到這些事情時，對於 1990 年代音樂文化的類似擔憂也成了媒體的流行話題。吸毒在年輕族群中再次流行的言論甚囂塵上，再加上吸食海洛因風潮再度興起，許多人把我們這個世代拿來與 1960~1970 年代相提並論。所有的風波（更別提用藥者對於藥物帶來良好感覺的描述確實相當誘人），讓我們對這個議題感到相當好奇。

我們早已過了對藥物議題的口號與誇大說詞深信不疑的年紀。海瑟開始用各種藥物問題連番轟炸她的父親威爾基，希望能了解藥物的作用。這些問

題後來演變成一連串與威爾基及他的一些同事間的精彩對話。我們非常感興趣，因為我們終於能夠得到藥物作用的第一手訊息，而且毫不偏頗。

我們聽說過很多關於海洛因的事情，這些事彷彿都充滿著神秘的吸引力。用藥者往往說，海洛因帶來的高潮比性高潮還要棒。但是，海洛因也具有幾項重大風險：上癮、過量、因共用針頭感染愛滋病。我們了解到，藥物過量的風險是很難預知的，因為每個人對毒品的反應不同，毒販銷售的化合物純度也不一樣，而用來中斷海洛因作用的特定化合物也可能是危險的。因此，顯然使用海洛因就跟使用其他許多藥物一樣，牽涉到非常複雜的安全問題。而且藥物的危險往往不限於藥物本身的特定作用，可能還包括許多其他周邊的問題。以海洛因來說，這種藥物衍生的問題包括經濟方面，昂貴的價格與稀有的貨源，使得毒販得以用許多無法預期的方式來中斷供給。

我們與海瑟的父親及他的同事進行了多次訪談之後，海洛因似乎變得不那麼誘人與神祕了，我們知道要遠離這種藥物。我們覺得自己何其幸運，能夠得知真相，有了這些新的知識之後，我們知道自己已經有了抵禦能力。如果我們有機會接觸海洛因，我們不會只是「向毒品說不」而已，我們是在擁有相關知識的前提下做了決定，保護我們自己遠離毒品。

藉由認識海洛因，我們意識到並非所有危險都有直接的原因，若能提供人們完善的訊息，有些風險是可能降低的（有些人使用藥物時非常粗心）。我們知道，藥物的作用可能因為用藥者處在陌生的環境而改變，藥物純度參差不齊會增加過量的風險，以及併用某些藥物可能致命。讓人們了解這些問題，就能夠降低一些藥物帶來的風險。

整體而言，我們缺乏不偏頗且完整的資訊，而在學校接受的正規教育，又和我們學到的科學事實有相當大的落差。

我們在中學時已有喝酒的經驗，其中有許多次是很不錯的。海瑟直到就讀大學一年級，才第一次經歷跟藥物有關的惡劣經驗。在家長日的週末，海瑟和她的室友及其父母前往海瑟摯友的房間，他們發現這個朋友倒在滿是淚水和血的地板上。海瑟的朋友有憂鬱症病史，她喝下一整瓶威士忌，再加上她同時吃下太多感冒藥，讓她開始自殘甚至自殺。她不知道酒精與抗組織胺藥

物有協同作用，高劑量併用可能致命。還好他們發現得早，及時救了她，但是她一輩子都將帶著割腕留下的傷痕。

海瑟的朋友並不是唯一手腕上有疤痕的女孩，每個經歷這事件的人都受到了影響。她和海瑟及幾個非常要好的朋友結成手帕交，她們不知不覺成為了彼此的家人，幾乎做什麼事情都在一起。她們在各自開始適應大學生活的同時，成為彼此的力量與愛的來源。海瑟的朋友回家後，為這連結留下了一個洞，成為這安全網失落的環節。在不知道藥效及交互作用的情況下使用藥物，是不負責任的行為，這起事件改變了所有發現她的人、她所有的朋友以及她家人的生活。

第二次的經驗發生在同一棟宿舍的大廳。海瑟和她的朋友被邀請與附近另一所學校的男孩一起分享快樂丸，他們非常興奮，因為聽說服用快樂丸的經驗非常有趣。但海瑟想起父親跟她談論藥物問題時曾經說過一段最沉重的話：「快樂丸會永久改變妳的大腦，海瑟，這是很糟糕的藥物。而且，坦白說，這是我絕對不希望妳嘗試的藥物，因為我是妳爸爸，我愛妳。有些曾經用過快樂丸的孩子後來都深受睡眠障礙、焦慮、憂鬱等問題所苦。這些可憐的孩子，他們的大腦已經改變了，他們的生活再也不會和以前一樣了。」

剛好在一年之前，辛西雅・庫恩借給海瑟一本神經藥理學教科書，學生都用這本書來查閱快樂丸。在她們對快樂丸如何影響大腦有了明確看法之後，她們大多選擇不嘗試，但還是有人決定冒險。

這些經驗仍然鮮活地存在我們腦海中，很明顯，學校的反毒教育及預防宣導計畫與最新科學研究對藥物的了解之間有著極大的落差。我們意識到，在談到娛樂用藥時，我們都被蒙在鼓裡。使用這些藥物是危險的，但問題遠比這更為複雜。每種藥物對大腦的作用方式不盡相同，因此要考慮的問題也非常不同。此外，有些毒品帶來的風險遠比其他毒品更高。當我們試圖製造空泛的口號，如「毒品害死人」或「吸毒者是失敗者」的時候，其實對我們自己是相當不公平的。

我們意識到，並不是每個人都有機會與科學家談論這些問題，因此我們需要一本不用恐嚇戰術，但有可靠、深入訊息的書，一本不侮辱我們智慧的書。

這本書以友好而有益的方式，向你提供藥物的藥理與心理作用的最新研究訊息。我們希望你讀得開心，但最重要的是，我們相信，吸收了這些清楚且不偏頗的資訊之後，關於藥物，你能夠自己做出更好的決定。

Q & A /

測試你的藥物知識

Q01__ 吸食大麻的效果可能持續兩天。正確還是錯誤？

Q02__ 巧克力和大麻刺激大腦中同一種受體，你需要吃下多少巧克力，才能得到一劑大麻的效果？

Q03__ 哪一杯咖啡的咖啡因含量較高？是用辦公室的咖啡壺煮量販店買來的咖啡豆，還是從新開張的咖啡店買來的昂貴咖啡？

Q04__ 快樂丸得以流行，主要是因為加州的心理治療師在婚姻輔導中試圖使用快樂丸來做「同理心訓練」。對還是錯？

Q05__ 最初用作氣喘治療，後來才成為流行的娛樂用藥的，是哪一種藥物？

Q06__ 哪一種受歡迎的夜店藥物其實是動物用的鎮靜劑，而且娛樂劑量與致死劑量間僅有些微差距，因此非常危險？

Q07__ 最危險，同時也是十四歲以下兒童最常使用的藥物為何？

Q08__ 在美國每年有數百萬人使用，會損害記憶的處方藥物是哪一種？

Q09__ 請將以下藥物依照容易成癮的順序排列：大麻、尼古丁、海洛因。

Q10__ 你在夜店喝著軟性飲料，或者仍然處在今晚第一杯啤酒的作用下，卻突然感到嚴重酒醉及肢體不協調，可能是發生了什麼事情？

Q11__ 電影《黑色追緝令》散布了哪種錯誤的藥物訊息？

Q12__ 電影《猜火車》描繪了哪些正確的藥物作用？

Q13__ 哪種藥物發生過量致死的風險較高，酒精還是 LSD ？

Q14__ 睡前小酌能讓你睡得更好嗎？

Q15__ 在健康食品店販售的草本藥製劑其實就是藥物嗎？

Q16__ 為什麼人們以注射方式使用藥物，而不是吞服藥丸？

Q17__ 目前美國最流行的非法藥物是什麼？

Q18__ 如果孩童或動物吃下一整根香菸，會造成傷害嗎？

Q19__ 大麻會殺死腦細胞嗎？

Q20__ 酒精會殺死腦細胞嗎？

Q21__ 懷孕期女性在晚餐時小酌兩杯，不安全嗎？

Q22__ 咖啡因會讓人上癮嗎？

Q23__ 快克嬰兒注定會出現智能障礙及行為問題嗎？

Q24__ 哪一種在夜店及高中生之間相當流行的藥物，會導致囓齒類動物和猴子的腦部損傷？

解答

A01__ 正確。大麻的活性成分 THC 具有極強的脂溶性，在吸食兩天後，仍然能夠從脂肪組織進入血液，並對大腦造成影響。在最後一次吸食大麻的幾個月後，如果吸食者突然消瘦好幾公斤，還能夠在血液中檢測出 THC 的代謝副產物。（見第七章）

A02__ 大約 11.35 公斤。（見第二章）

A03__ 在辦公室煮的咖啡。量販店賣的羅布斯塔咖啡豆，咖啡因含量可能是精品咖啡店裡較昂貴的阿拉比卡咖啡豆的兩倍。此外，你還有可能自行多加了咖啡豆。（見第二章）

A04__ 沒錯！（見第三章）

A05__ 安非他命。安非他命最初是合成的麻黃鹼衍生物，麻黃鹼是中藥藥材麻黃的有效成分。（見第十二章）

A06__ K 他命，或稱 Special K（可不是早餐麥片喔）。（見第四章）

A07__ 丙烷、苯、甲苯、強力膠和油漆中的化學溶劑等物質。美國八年級生有 20% 使用過這類吸入劑。（見第六章）

A08__ 煩寧和其他類似藥物。（見第十章）

A09__ 尼古丁、海洛因、大麻（事實上幾乎沒有證據顯示大麻讓人上癮）。（見第七章）

A10__ 可能有人在你的飲料中摻了鎮靜劑，如「羅眠樂 Rohypnol」或 GHB，後者又稱迷姦藥。這些藥物可能致命，所以明智的作法是馬上就醫。（見第十章）

A11__ 電影中的人物對發生海洛因過量問題的患者施以腎上腺素，並且直接對著心臟注射，這是無幫助且危險的。使用鴉片阻斷藥物納洛酮才能逆轉海洛因過量。（見第九章）

A12__ 主角在海洛因藥效過後出現腹瀉。海洛因會導致便秘，一旦從體內排出，則發生正好相反的效果。（見第九章）

A13__ 酒精。每年有許多死亡案例都是飲酒過量引起。LSD 過量致死的危險很小，除非與其他藥物併用或混入其他物質。（見第一章）

A14__ 錯。酒精一開始可能會讓你想睡覺，但代謝產物可能導致失眠，所以晚上飲酒後或許能夠很快入睡，但半夜醒來時會感到焦躁不安。（見第一章）

A15__ 任何為了改變身體功能而服用的物質都是藥物，任何來自植物的藥物都是草本藥物，包括尼古丁、麻黃鹼與古柯鹼。「草本製劑」完全不受管制，因此劑量與純度都無法得知。（見第 5 章）。

A16__ 這是因為藥物進入血液以及大腦的速度不同。藥物越快進入大腦，越容易出現「高潮」。藥物傳遞速度越快，也意味著過量的機會越高，因為可能在使用者做出任何因應措施之前，藥物劑量可能便達到了致命的濃度。（見第十三章）

A17__ 使用大麻的人口可能比其他非法藥物都來得多：所有非法藥物的使用者中有 77％都吸食大麻，大約 5％的人過去一個月曾吸食大麻。（見第 7 章）

A18__ 會。一根香菸的尼古丁含量已足以使孩童或動物重病，甚至死亡。（見第八章）

A19__ 可能不會，但大麻確實會妨礙學習和記憶。（見第七章）

A20__ 喝一杯酒不會殺死腦細胞，但長期慢性飲酒可能導致永久的記憶喪失和明顯的大腦損傷。（見第一章）

A21__ 不安全。有研究顯示，在懷孕期間即使適量飲酒，都可能對孩子的學習能力和注意力產生永久的傷害。（見第一章）

A22__ 真的不會。停止喝咖啡的人可能會遇到輕微的戒斷症狀，包括昏

沉、頭痛、嗜睡，但很少出現強迫性、重複性喝咖啡的模式，而這是成癮物質的典型使用模式。光是出現戒斷症狀還不足以定義為上癮。（見第二章）

A23__ 未必。事實上，快克嬰兒最常見的問題，與媽媽在懷孕期吸菸生下的嬰兒一樣：出生體重過低，並遭遇相關的健康風險，還有童年期出現複雜的發育遲緩。古柯鹼可能造成非常嚴重的問題，包括胎盤過早與子宮分離、早產、子宮內中風，但這些都相當罕見。（見第十二章）

A24__ 快樂丸（MDMA）。研究顯示，使用接近一般使用劑量的快樂丸時，含有神經傳導物質血清素的神經細胞會發生不可逆的嚴重損害。（見第三章）

第一部

chapter 1 |

第一章

酒精

028 酒精簡史｜**029 酒精的類型**｜**029 酒精如何在人體內代謝**｜029 進入體內｜031 排出
｜**032 對大腦及行為的影響**｜033 急性暴露｜037 長期暴露｜043 懷孕期喝酒 **044 染上酒
癮的危險因素**｜044 遺傳因素｜045 男性特有的風險｜046 如何發現有酗酒問題的人｜**047
女性應特別注意事項**｜047 敏感性的差異｜048 避孕丸｜048 對健康的影響｜049 社會及心
理議題｜**049 酒精與性**｜**050 兒童及青少年**｜**054 與其他藥物的危險交互作用**｜**057 適量飲
酒對健康的益處**｜057 放鬆及減壓｜057 預防心臟病｜058 降低死亡風險

酒精

藥物類別｜鎮靜催眠類藥物

藥物種類｜啤酒（平均酒精度 3~7%，但也可能高達 20%）；葡萄酒（酒精度 8~14%）；「加烈」酒（酒精度 17~22%）；烈酒、香甜酒、威士忌（酒精度 40% 以上）

俗名｜香甜酒、威士忌、酒精飲料、烈酒、葡萄酒、啤酒、愛爾啤酒、黑啤酒

迷醉作用｜人們在喝酒後的最初半小時左右會感覺開心和放鬆，通常也變得多話而外向。但在酒精排出體外時，這些感覺通常會被鎮靜反應（嗜睡）所取代，之後飲酒者可能變得安靜及內向。這種模式往往讓他們想喝更多，以保持剛開始微醺時的愉悅感。

過量及其他不良影響｜在大多數情況下，因為飲酒過量而危及生命的可能性很小。然而，如果快速喝下大量酒精，例如拚酒、玩遊戲罰酒、不清楚飲料酒精含量，或在不知不覺間喝下酒精時（如調酒或果凍酒），就會出狀況，空腹飲酒尤其危險。如果有人因此失去意識，無法醒來，或是疑似呼吸困難，就必須送醫急救並立即處置。有些醉酒嚴重的人會嘔吐，因而阻塞呼吸道，這可能造成窒息及死亡，應立刻送醫急救。

喝醉酒的人昏倒之後，身體會繼續吸收剛剛喝下的酒精，血液中的酒精濃度可能因此升高到相當危險的程度，可能導致在睡眠中死去，因此要持續留意因喝醉而睡著的人，不要留他獨自一人。

「豪飲」尤其危險，喝酒過量致死大部分都發生在豪飲。

青少年特有的風險｜研究顯示，青少年對酒精的反應可能完全不同於成人。酒精對學習能力的傷害在青少年身上特別明顯，而讓青少年昏睡的效果則較不明顯。最新研究則顯示，酒精對青少年大腦（包含腦細胞與腦內分子）的長期影響更甚成年人。

與其他藥物併用的危險｜酒精與任何具有催眠效果的藥物一起使用都非常危險，某些鎮靜劑也在此列，例如鴉片類藥物（如海洛因、嗎啡、「配西汀 Demerol」）、巴比妥類（如苯巴比妥）、安眠酮（如俗稱「白板」的甲奎酮）、「煩寧 Valium」的藥物、「安必恩 Ambien」之類的安眠藥，甚至某些感冒藥中的抗組織胺。最近幾年，某些大麻、大麻食物及霧化大麻製品的 THC 含量暴增，若混用酒精和這類產品，就算攝取的酒精量不高，也可能達到相當危險的鎮靜效果，影響開車等行為的專注度。

所有鎮靜類藥物都至少有些作用與酒精相似，且能增強彼此的作用。藥物互相結合時有可能致命，即使某個劑量的藥物在單獨使用時並不會導致昏迷或呼吸困難，合併使用後卻可能強烈影響身體的活動，如運動、開車、操作機器。

最後，非麻醉性止痛藥，如阿斯匹靈、對乙醯氨基酚（acetaminophen，「泰諾 Tylenol」的止痛成分）、布洛芬（ibuprofen，「魔特零 Motrin」的止痛成分）等，與酒精一起使用時，都會產生不良的副作用。阿斯匹靈與布洛芬若與酒精一起使用，都可能非常傷胃。在某些情況下，大量酒精與對乙醯氨基酚一起使用，可能會損害肝臟。

酒精簡史

　　人類利用化學藥品來改變思維與感覺的歷史，與人類本身一樣久遠。酒精可能就是最早被使用的藥物之一，在古老的歷史著作中就已經提到飲酒，最早的啤酒廠則可追溯到大約六千年前的古埃及與巴比倫時代。在中世紀，阿拉伯將蒸餾技術（一種提高飲品酒精含量的方法）引進歐洲，當時人們幾乎用酒精來治療所有疾病。事實上，蓋爾語「威士忌」一詞的最佳翻譯就是「生命之水」。

　　近幾年來，酒精飲料顯然是許多西方文化的首選藥品，只要看看在美國的許多廣告，就可以知道酒精飲料仍被當成各種靈丹妙藥來販售。人們用酒精慶賀成功、悼念失敗和死亡、慶祝文化節日及宗教節日。這些應用就暗示了人們希望也指望酒精可以放大美好時光，幫助我們度過低潮。

　　酒類廣告往往是非常針對性地以青少年及年輕成人為訴求對象，尤其是年輕男性，這讓他們在同儕壓力之下喝得更凶。這類廣告確實有效，我們發現，人們在選擇酒精飲料時深受廣告影響。美國社會的喝酒族群以年輕人為主力，但他們也是最需要大腦發揮最大功能的一群人，因為此時基於教育及生涯準備，他們需要用到腦力。

　　對大多數人來說，酒精不算非常危險，但卻是作用相當強大的藥品，必須斟酌使用。如果沒有醫生的處方，沒有人會無故使用強效的抗生素或心臟藥物。但酒精幾乎是任何人唾手可得的藥品，只要想要就可以取得，無需醫師處方。美國絕大多數人在高中或大學時代都會面臨要不要喝酒、要喝多少的決定，而這些決定都取決於個人。本章將提供有關酒精及其作用的最新資訊。

酒精的類型

飲品中使用的酒精稱為乙醇,這其實只是許多不同類型的醇類化學藥品之一。注射或抽血前消毒用的酒精並不是乙醇,而是異丙醇。大多數的醇類都因化學結構的關係,會對人體產生毒害。乙醇是唯一可飲用的醇類,人們卻經常用其他醇類來毒害自己。如家庭蒸餾的製程所產出的甲醇可能導致失明。甲醇中毒者必須立即就醫。因此,家庭蒸餾所得的酒或所謂「私酒」,還是不碰為妙。

酒精如何在人體內代謝

人體在一定時間內攝取的酒精量多寡,會影響酒精在體內的代謝過程。不過,我們在討論這件事情時,必須一開始就把飲酒量標準化,這一點很重要,因為啤酒、葡萄酒與烈酒的乙醇濃度相差很大。我們常用的標準,是以喝下一杯 350 毫升的啤酒所攝取的酒精量作為標準,相當於一杯 120 毫升的葡萄酒,或含有 30 毫升烈酒的混合飲品。這些類比在過去是評估人們喝了多少酒很好的標準。但最近幾年,某些啤酒的酒精濃度大大提升,有時直逼,甚至超過葡萄酒的酒精含量。因此,用啤酒當做「一杯酒」的標準量已經不如以前準確了。

進入體內

乙醇的分子相當小,能輕易而快速被人體吸收。酒類一旦下肚,便進入密布著微血管的胃和小腸,因此能立即進入血流中。喝下的酒精量約有 20% 是透過胃吸收,其餘的 80% 主要由小腸吸收。酒精分子一旦進入血流,就會跟

著流到全身各處，與幾乎所有器官的細胞直接接觸。

選在傍晚即將享用晚餐之前出外喝酒的人常宣告說，「酒精直衝腦門了」，但事實上，酒精會很快到達全身各處，且在吸收後不久就分布得相當均勻，這個過程稱為平衡。但因為在同樣時間內，心臟泵入大腦的血液量特別高，加上大腦脂質對酒精的吸收力相當好（酒精能溶解於脂肪及水），因此大腦成為受影響最快、最顯著的區域。事實上，在達到平衡之前，大腦中的酒精濃度其實比血液中還高。由於導致中毒的原因來自酒精對大腦的作用，喝下酒後沒多久，腦部遭受的損害，可能比血液中酒精濃度所顯示的還高，因此，類似「酒精直衝腦門」這種描述確實有些根據。

事實上，影響酒精吸收最大的因素，或許正是胃裡有沒有食物。空腹時喝酒，酒精會非常快進入血流，濃度大約在一小時內達到高峰。相較之下，跟著食物一起下肚的等量酒精，在近兩小時後還不會完全吸收。食物能稀釋酒精，減緩酒精在胃部排空後進入小腸的速度，而小腸吸收酒精相當迅速。空腹飲酒，血液中的酒精濃度高峰可能是餐後飲酒的三倍。

飲料中的酒精濃度也強烈影響酒精的吸收，濃度越高，吸收通常就越快。因此，如果是傳統啤酒這類酒精濃度相當低的飲料，酒精進入血液的速度，會比雞尾酒或果凍酒精飲料等酒精濃度高的飲料來得慢。吸收速率越快，通常意味著血液中酒精濃度的高峰值越高，因此，喝小杯烈酒的人，血中酒精濃度可能比喝等量啤酒或葡萄酒的人更高。

在很短時間內吸收高濃度酒精可能會抑制大腦的呼吸控制中心，並導致昏迷甚至死亡。因這種情況而必須緊急送醫的人，通常是因為接受挑戰，在很短的時間內喝下一定的酒精量，或玩喝酒遊戲，在短時間內喝下多種飲料，或喝下 Jell-OShot 這類果凍飲料，而使身體在很短時間內吸收了大量的高濃度酒精。不能合法購買酒精飲料的年輕人常會在外出前往舞會或其他公開場合之前先喝個痛快。還有些人在前往不准喝酒的場合之前，也會先快速灌下大量酒精（這些人多半是未成年不能公開喝酒的大學生，而他們通常把喝酒當作「暖身」）。酒精在大腦中迅速累積的情況下，很可能會嚴重損害開車或清晰思考的能力，儘管飲酒者血液中的酒精含量可能不至於立即造成這種程度

的損害。

體型也會決定酒精在體內的分布。肌肉特別結實或特別肥胖的人，似乎可能特別「海量」，因為他們有較多的脂肪與肌肉吸收酒精。體重較重的人，血液中的酒精含量會比喝下等量酒精的瘦子來得低。然而，體重較重也減緩了酒精的排除，因此酒精留在體內的時間也較長。

在孕婦體內，酒精能自由輸送至胎兒。事實上，由於母體將大量的血液供應至子宮與發育中的胎兒，一些研究顯示，胎兒組織的酒精濃度可能比母親本身還高。在下文中，我們將討論酒精對胎兒的影響，以及懷孕期間接觸酒精對胎兒出生之後的持續影響。目前首先需要瞭解的是，酒精在體內跑來跑去時，是不會區分母體或胎兒組織的。

排出

呼氣酒精測試其實是測量酒精飲用量的絕佳方法，即使每個人喝下的酒精有 95% 在排出之前就已經被身體代謝掉，只有大約 5% 的酒精原封不動地從尿液或肺部排出，但這就足以成為「酒氣」，而酒氣呼出的比例也夠穩定，足以讓我們精確估算血液中的酒精含量。

大部分酒精是透過肝臟代謝，肝臟中的乙醇脫氫酶（或稱 ADH）能將乙醇分解成乙醛，然後再由一種稱為乙醛脫氫酶的酵素分解為乙酸，最後排出體外。其中間產物乙醛是有毒化學物質，會讓人感到不舒服。儘管在正常情況下，乙醛的分解相當迅速，然而一旦堆積在體內，還是會造成強烈的噁心與不適。有一種治療早期酒精成癮的藥物稱為二硫龍（disulfiram，或稱「戒酒硫 Antabuse」），能讓乙醛濃度累積，使人飲酒後感到非常不適，因而不想再喝酒。雖然這個治療策略初步看來似乎有用，但臨床上對於酒精依賴患者卻仍未顯現一致的正面成果。

全世界約有十億人因遺傳變異，幾乎無法經由一般代謝途徑來分解乙醛。帶有一套這種變異基因的人喝了酒，就會因為乙醛持續在體內蓄積而引發各種症狀，包括明顯的潮紅，就像服用了戒酒用藥二硫龍一樣；帶有兩套同樣

變異基因的人甚至會出現更嚴重的症狀。這種酒後反應也有「亞洲人酒精潮紅症候群」之稱，因為約 40% 的東亞人口帶有至少一套基因變異。東亞人口的酒精濫用和成癮比例較低，可能與這種基因變異有關，但目前尚不清楚這種代謝酒精能力的差異，是否為導致成癮傾向各異的真正原因；因為酒精成癮與許多社會和文化因素也脫不了關係。

要了解一個人受到酒精影響的時間有多長，關鍵在於瞭解酒精在體內代謝及排出體外的速度。酒精的代謝率是恆定的，不隨時間而異。通常，成年人代謝 30 毫升威士忌（酒精濃度約 40%）的時間，通常是一小時左右。肝臟可以有效控制酒精的代謝率，如果飲酒量超過這個量，系統趨於飽和，多餘的酒精就會積聚在血液及身體組織中，等著被代謝，結果是導致更高的血中酒精濃度及更高的毒性。

此外，持續飲酒會使代謝酒精的酶跟著增加，而這些酶的增加，會促進某些藥物的代謝，對喝酒的人造成另一種傷害。例如，有些防止血液凝固及治療糖尿病的藥物，在長期飲酒者的體內會較快代謝，因而降低藥效。同樣的，這些酶會加速對乙醯氨基酚的分解，產生對肝臟有毒的物質。最後，對酒精代謝的耐受性，也造成對其他類似鎮靜藥物（如巴比妥類）的耐受性，即使這個人過去從來不曾服用巴比妥類藥物，這就是所謂的交叉耐受性，將使飲酒者更可能面臨濫用此類藥物的風險。

對大腦及行為的影響

酒精一旦被吸收並運送到身體各部位，對大腦及行為會產生許多不同的影響，這些影響主要取決於飲酒模式。因此，我們將分別討論急性、長期及懷孕期喝酒對身體的影響。

急性暴露

■ 對行為及生理狀態的影響

同樣劑量酒精對不同個體造成的影響差異極大，而下表列出了在特定酒精劑量範圍內常見的影響：

乙醇劑量 （毫升／小時）	血中乙醇 （毫克／100毫升）	受損的功能	生理狀態
30~120	小於 100	判斷力 精細動作協調能力 反應時間	愉悅 健談 喜歡自我誇耀
120~360	100~300	動作協調 肢體反射能力	身體搖晃 口齒不清 噁心、嘔吐
360~480	300~400	容易對刺激做出反應	體溫過低 體溫過高 麻木
480~720	400~600	知覺 活動 自我保護反射	昏迷
720~900	600~900	呼吸 心臟功能	死亡

儘管如此，功能受損與疑似受損之間往往有很大的差異。有一項研究是請訓練有素的觀察員來評斷一個人是否喝醉，當血液中的酒精濃度低時（約為法律判定酒醉之酒精濃度下限的一半），只有約 10% 的飲酒者會出現醉態，當濃度非常高時（大於下限的兩倍以上），所有飲酒者都出現醉態。然而，在血液酒精濃度介於 100-150 毫克／100 毫升（遠高於美國多數州的法律限度）的飲酒者當中，只有 64% 被認為出現醉態。因此，在隨興的社交互動中，許多生理功能明顯受損的人（也是最可能酒駕肇禍的人），很可能連訓練有素的觀察員也看不出異狀。

■ 酒精與腦細胞

你可能聽過以下這類警語：「喝一杯酒精飲料，會殺死一萬個腦細胞。」雖然一般人不大可能一次喝下足以直接殺死腦細胞的酒精量，但這個傳了好幾個世代的警語，確實有那麼點道理。

研究人員嘗試了解動物大腦中負責控制各種行為的區域時，有一種研究方式是破壞大腦的特定區域，然後以某種特定的行為任務來測試動物的表現。剛開始使用這種技術時，一些研究人員發現，如果把高濃度酒精注入大腦（遠高於飲酒者可能達到的濃度），該大腦區域的細胞就會死亡。上述警語還有個地方沒說錯：長期反覆飲酒會損害甚至殺死大腦特定區域的細胞。事實證明，不需長期大量酗酒就可能造成這樣的後果。我將在本章稍後的「長期暴露」說明。

化學物質對神經細胞基本上只有兩種作用：刺激或抑制。也就是說，各種藥物不是增加，就是減少特定細胞被活化並與相連的其他細胞溝通的可能。酒精通常會抑制這種溝通，或稱突觸活性（synapticactivity），因此作用類似其他鎮靜藥物，如巴比妥類（如苯巴比妥）及苯二氮平類藥物（如「煩寧Valium」）。但是，儘管酒精通常具有抑制神經元活動的作用，很多人卻指出喝酒能振奮或刺激他們，特別是在剛開始喝酒，血液中酒精濃度增加時。我們不知道酒精為什麼能造成刺激感，但有幾個可能性，第一，酒精的作用分成兩階段，低濃度酒精確實能活化某些神經細胞，然而隨著酒精濃度增加，這些細胞活化的速率降低，活性受到抑制。也可能是某些神經細胞對相鄰的細胞發出興奮訊號，促使後者發出抑制訊號，抑制了迴路上的下一個細胞活動。因此，如果酒精抑制的是「抑制性」細胞的活性，神經迴路的淨效應將會是活化。無論確切機制為何，酒精似乎可藉由數種管道對神經迴路產生活化及抑制的作用。

■ 對特定神經傳導物質的影響

γ-氨基丁酸（GABA）及麩胺酸｜多年來，人們普遍認為，酒精對所有神經細胞的作用都是相同的，即單純藉由擾亂細胞膜結構來抑制活性。從這個論

點來看，酒精對大腦沒什麼特殊影響。然而，科學家現在很清楚，酒精對各種不同類型腦細胞的功能都有特定且強大的影響。有兩種類型的神經元細胞，對於解開酒精如何影響大腦之謎特別重要，其中一類的運作機制與 GABA 受體有關，另一則與麩胺酸受體作用有關。GABA 及麩胺酸都是神經傳導物質，控制大腦中多數的抑制與興奮作用。當某個神經細胞的突觸對下一個神經細胞的 GABA 受體釋放 GABA 時，後者的活性便會降低。當麩胺酸與麩胺酸受體結合時，會使神經細胞變得更活躍。大腦神經傳導迴路正是藉由這種方式，在興奮與抑制之間保持微妙的平衡。只要稍微改變這種平衡，便能改變該神經電路的活性，從而改變大腦的運作。

　　酒精會增加 GABA 受體的抑制作用，降低麩胺酸受體的興奮作用，這是酒精抑制大腦活動的兩種主要方式。儘管強化 GABA 作用可能是酒精能夠帶來鎮靜效果的主要原因，但抑制麩胺酸作用的效果可能更為顯著：酒醉時，大腦產生新記憶及複雜思考的能力都會受到影響。我們已知有個亞型麩胺酸受體稱為 NMDA 受體，只需要很少量的酒精即可強力抑制其活性。目前已知 NMDA 受體對於新記憶的形成相當重要，酒精對 NMDA 受體的強力抑制作用，可能就是飲酒後記憶缺損的原因。

多巴胺（Dopamine）｜我們已經知道，古柯鹼與安非他命等高成癮性藥物之所以激發報償效應，原因就在於這種神經傳導物質。事實上，我們認為多巴胺是大腦報償中心傳遞訊號的主要化學物質，能夠引發愉悅經驗。喝酒會使報償中心釋放更多多巴胺，可能是透過與多巴胺神經元相連的 GABA 神經元的作用。動物實驗顯示，多巴胺活性只在血中酒精濃度上升時才會上升，血中酒精濃度下降時則否。因此，初飲酒時大腦中的愉悅迴路受到活化，一旦酒精濃度不再上升，這種「多巴胺高潮」立即消失，這可能會讓飲酒者喝更多的酒，來「追高」快樂的感受。問題是，儘管多巴胺高潮已經停止，體內仍含有大量酒精，為了追求愉悅而繼續喝酒，可能使血中酒精濃度上升到危險程度。

不是只有喝酒會增加大腦中多巴胺的活性，想到要喝酒也會。預期心理造成

的多巴胺分泌，會增強「來一杯」的動機，也可能是讓人在某一天或某段時期一直想喝酒的原因。最近一項研究顯示，家族史中有酒精濫用問題的人，在想到喝酒時，多巴胺激增的幅度，比起沒有這種家族史的人更高。這可以部分解釋為什麼家族史中有酗酒問題的人，出現酒精濫用問題的風險更高。

■ 對記憶的影響

酒後常見的經驗是無法準確記得飲酒當下發生了什麼事。更離譜的情況是，大量飲酒的人常聲稱自己整段酒醉時間大腦根本就是一片空白，完全沒有任何記憶。這類失憶通常稱為「黑矇」（blackout），彷彿大腦完全斷電。較不極端的情況則稱為「部分記憶喪失」（brownout、grayout），好比大腦電壓不足，這些人對於酒醉時發生的事，可能只有非常朦朧或不完整的記憶。若給予提示，飲酒者還是可能記起更多事。過去認為黑矇的情形相當少見，因此許多醫生視之為判斷酗酒狀況的重要指標。然而，事實證明黑矇其實更普遍，而且不是只有嚴重酗酒的人才會發生。研究人員目前正進一步研究黑矇的發生原因及時機，並已發現一些令人不安的趨勢。首先，黑矇在大學生中似乎相當常見，高達 40% 的大學生表示曾有這樣的經驗。但令人不安的不是記憶喪失，而是在這段完全沒有新記憶產生的期間所發生的事。許多學生在調查中表示，他們往往在一夜豪飲之後被告知發生了性行為、與朋友打架，或酒後開車等，但自己卻完全不記得。如此看來，黑矇可能對健康構成重大風險，甚至比酒精帶給大腦的直接影響更為嚴重。

有些人特別容易遭受過量飲酒的不良後果，舉例而言，以大學生為對象的一項新近研究顯示，跨性別認同[01]的學生，比順性別認同的學生更常喝到黑矇，且更可能在過量飲酒時陷於險境，例如遭受性侵或被當權者找麻煩。這並不表示跨性別者的大腦對酒精的反應異於他人，他們之所以更常喝到黑矇，可能是因為喝得多。儘管如此，這些研究結果提供了例證，說明某些族群比其他人更容易因喝到黑矇而遭遇負面後果。

---

01 對自己的性別認同與出生性別不符。（譯注）

可悲的是，許多人把黑矇當玩笑看，認為那只是過量飲酒帶來的一種令人發窘的好笑後果。但黑矇一點都不好笑，要知道：任何會損傷大腦功能，且嚴重到足以干擾記憶形成的事物都是非常危險的。如果今天導致黑矇的是頭部受重擊、暴露於有毒化學物質，或腦壓增加，肯定會被慎重看待。不過，毫無疑問的是，就算只是相對少量的小酌，還不到黑矇程度，所攝入的酒精仍會損害大腦形成新記憶的能力。

■ 宿醉

宿醉最知名的症狀便是如遭重擊般的頭痛，原因尚不十分清楚，但可能與酒精對血管及體液平衡的影響有關。一般而言，預防疼痛比減緩疼痛容易得多，因此越早使用止痛藥越好。有些人晚上喝酒後會在睡前先吃止痛藥，如此一來，止痛藥裡的化學物質就能阻止大腦在酒精開始排出體外時發出疼痛訊號。然而，不可以用「泰諾 Tylenol」來治療宿醉，因為這種藥可能與酒精及其副產物互相作用並造成危險，肝臟可能因此受損。可使用阿斯匹靈或「布洛芬 Ibuprofen」，但這兩種藥物都可能刺激胃及小腸，與酒精混在一起，可能造成胃部不適。

宿醉引起的胃部不適及噁心通常更難處理，這些症狀可能是酒精代謝過程中的副產物所致，也可能是酒精刺激胃部引起，或兩者都有。目前沒有特定藥物能夠治療這些不適，最好的策略是吃些較溫和的食物，多喝水。晚上喝酒之後，次日早晨喝點咖啡可能有助於恢復精神，但是咖啡對胃部的刺激作用也可能讓人不舒服。同時咖啡因也是利尿劑，因此也可能使酒後脫水的情況加劇。

長期暴露

每個人都想知道喝多少酒才會傷害身體，有些人則想知道喝多少後停杯就不會損害健康。這個問題讓我們想起，過去有人提出「手淫導致失明」的警告時，某些人的反應是只想知道低於多少次就不會傷害視力。

長期飲酒的影響取決於酒精攝取量。雖然成年人適度飲酒似乎對健康有些益處（將在下文討論），長期酗酒卻會嚴重破壞許多身體系統，包括大腦、肝臟及消化系統等。在極端重度酗酒及輕度飲酒之間，有一片仍無法清楚界定的「灰色地帶」，這個灰色地帶似乎相當小，也就是說，雖然每天喝半杯到一杯酒可能對心臟有益，但很明顯，每天喝兩杯酒卻會大幅提高死於心臟疾病或癌症的風險。

■ 嚴重大腦萎縮

　腦攝像技術讓我們得以窺見酒精對大腦的影響，研究人員利用這類技術觀察長期飲酒後腦組織萎縮的現象。一旦停止酗酒並完全戒酒，腦組織體積也可能恢復，因此這種「萎縮」現象似乎不完全是因為腦細胞流失。有趣的是，一些研究顯示，大腦某些部位可能比其他部位更容易受到酒精傷害，例如大腦皮質（即大腦表面曲折、凹凸不平的部位，因外型與樹皮相似而有此名）。這個部位賦予我們意識，並控制了大部分的心理活動。額葉似乎是皮質中特別脆弱的一區，功能相當獨特，如同大腦其他部位的管理者，負責監測並幫忙協調其他皮質葉的活動，作用就像公司的高階主管。這項比喻如此貼切，因此額葉的功能常被稱為「主管功能」。額葉使我們得以整合各項心智功能，以解決複雜問題、提出行動計畫並加以執行、判斷。長期飲酒即使未曾被診斷為濫用酒精，也可能造成額葉受損。另一個容易受損的部位是與記憶關係密切的乳頭體，這些鄰近大腦底部的小型圓形結構之所以有此名稱，是因為第一個注意到的神經解剖學家覺得這些結構的外觀就像乳房，其實兩者天差地遠，不得不說神經解剖學家的想像力真的很強！

　儘管許多大腦萎縮研究都是以長時間重度飲酒的人為對象，近期有些研究也包含社交飲酒者，並發現了類似但較不嚴重的影響。大腦萎縮的現象發生於仍在飲酒的人，一旦停止喝酒一段時間，大腦會稍微恢復，但不是因為長出新的神經細胞，而是因為長出了支持細胞或部分剩餘的神經細胞。因此，大腦體積恢復並不表示長時間重度飲酒的人只要不再飲酒，心智功能缺損的情形就會消失。

　　目前並不知道長期飲酒是否有安全界限，許多喝酒的人顯然沒有心智功能受損的問題。儘管如此，就急性中毒而言，沒有明顯傷害並不代表完全沒有。動物實驗比人體實驗更能深入探究神經細胞受損的情形，而研究顯示，即使接觸的酒精濃度較低，也能夠破壞並殺死腦細胞。許多相關研究都在大腦的海馬迴發現大面積的神經細胞受損，而海馬迴對於新記憶的形成非常重要。或許這就是長期酗酒也可能減損記憶功能的原因，當然，這也因個人的飲酒史而異。

　　另一項新近的動物實驗也顯示，重度酗酒損傷大腦的速度可能比過去所認為的更快。科學家讓動物連續四天暴露在重度「狂飲」之下，結果發現大腦中某些區域的細胞兩天後便開始死亡。如果人類的情況也是如此，這意味著就算只是偶有幾天連續狂飲，也可能損傷大腦，對處於發育期階段的動物，此一影響尤其顯著。青少年酗酒的長遠後果比我們過去所認為的更加嚴重，值得人們加倍重視。

■ 對心智功能的影響

　　慢性酗酒會持續傷害五大類心智能力：記憶形成、抽象思維、解決問題、注意力與專注力、情緒知覺等。尋求酒精相關問題治療者，有高達 70% 的人這方面能力都遭受嚴重的損害。

記憶的形成｜記憶形成（memory formation）指的是形成新記憶的能力，而不是回想已構成的記憶。也就是說，長期酗酒的人可能可以生動準確地回憶起許久前的事物，卻想不起四個小時前的午餐吃了些什麼。而且開始喝酒幾年後的記憶，很可能遠不及更早之前的記憶那麼豐富、詳細。長期酗酒者在各類心智能力的測驗中，通常大部分類別的表現都差強人意，記憶方面卻表現不佳。這種選擇性的記憶喪失可能是大腦特定區域受損所致，如海馬迴、乳頭體或額葉。

抽象思維｜抽象思維指的是不需要以實體事物來思考的思考方式。當我們解

釋故事的意義、玩填字遊戲或解決幾何及代數問題的時候，就是在運用抽象思考。長期酗酒者的這些能力常受到破壞。有種方法可以測試抽象思維，就是讓受試者觀看一組物體，並要求受試者依物體的共同特點來為物體分組。長期酗酒者總是會根據物體的具體特徵（如大小、形狀、顏色）而不是抽象特性（如用途或類別）。長期酗酒者似乎無法隨意啟動抽象思考。

解決問題｜人每天都在解決問題，有些問題很簡單，例如決定先洗衣服還是先買菜。有些問題比較複雜，例如設定新手機或者決定要怎樣下訂單以應付下個月的生意需求。無論是哪一種情況，都需要心理彈性（mental flexibility）。我們面對問題時（尤其是複雜的問題），需要能夠轉換策略及方法，才能有效解決問題，但是有長期酗酒史的人往往難以辦到。在實驗環境下，這些人似乎常常卡在特定的問題解決模式當中，而且比起善於轉換策略及嘗試新方法的人，他們需要花費很多時間才能找到解決辦法。這種困難可能與慢性酗酒對額葉「主管功能」的影響有關。

注意力與專注力｜慢性酗酒者也很難集中注意力及維持專注，在面對需要視覺注意力及專注力的任務時，則似乎更加困難。同樣的，這種缺陷可能只有在面臨這方面考驗時才會顯現。在一般隨性的談話中，神智清醒的慢性酗酒者還是能夠相當專注，但在較棘手的情況下（如閱讀說明書、開車或操作設備），問題就可能浮現。

情緒感知｜人類社會行為中最重要的元素，就是識別及解讀他人情緒的能力，酗酒成癮者往往無法從他人言語中感知情緒。大腦在正常情況下，能夠讓我們在對談中偵測對方的態度及情緒，但長期重度酗酒後這種能力會顯著降低。我們必須了解，感知能力的缺損並不會反映在酗酒者本身的情緒狀態，這些酗酒者彷彿壓根兒就感知不到他人言語中傳達態度及情緒的微妙因子（如語調及節奏等）。這確實相當有趣，因為我們知道，重度慢性酗酒者經常難以維持好的社交關係，也許缺乏這種感知能力就是原因之一。

受損能復原嗎？ ｜慢性重度酗酒者在停止喝酒的一到兩個月內便能恢復部分功能。然而，過了這個階段之後，恢復的程度就不會再有進展。恢復程度很難準確計算，但這些人確實會留下明顯的永久傷害。在一項研究中，研究人員針對完全戒酒多年的酗酒者進行測試，為期七年，即使多年以後，這些人仍有明顯的記憶障礙。這種持久的記憶障礙在曾經酗酒的人當中非常普遍，以致出現了特定的診斷名詞，通常稱為「酒精失憶症」（alcohol amnestic disorder），較極端情況則稱「酒精癡呆症」（dementi aassociated with alcoholism）。

社交飲酒者的情況如何？ ｜社交飲酒者（social drinker）一詞需要精確的定義。綜覽歷來飲酒及相關治療的文獻，最一致的定義如下：有飲酒習慣但不會喝到醉，或沒有任何酒精成癮的臨床症狀者。符合這種喝酒模式的人通常不會像重度酗酒者那樣出現心智功能嚴重受損。

社交飲酒者的心智功能是否受損，與喝酒模式有重要關聯。每輪的飲酒量越高，心智功能就越可能受損。假設有兩個人同樣每星期喝五杯酒，但第一人是一星期當中有五天各喝一杯酒，而第二人是每個星期六晚上喝四杯，在週間只喝一杯，那麼第二人會比較容易發生慢性酗酒的心智功能受損。對於年輕人來說，這一點尤其重要，因為週末酗酒是許多高中生、大學生還有職場新鮮人的典型生活模式。

要喝多少量、多久時間才會造成心智功能缺損，還很難說。目前已有許多針對不同群體的研究試圖解答這個問題，但我們很難從這千頭萬緒中理出一個結論，也無法清晰而精準地說明飲酒的風險。然而，如果把所有研究的複雜因素考慮進去，我們可以合理估計，平均每天喝三杯或更多的人，特定認知能力遭受永久性傷害的風險相當高。這並不是說喝少一點就絕對安全（事實上，我們已知少量飲酒也有些健康風險），但就造成不可逆的認知功能障礙來說，三杯似乎就是閾值。

■ 耐受性

多次飲酒後耐受性增加｜是指持續喝酒一段時間後，喝下等量酒精的影響變得較為輕微，換句話說，需要更多酒精才能造成同樣的效果。耐受性增加，顯示大腦接觸酒精之後發生了改變，在某方面對酒精變得較不敏感，但在其他方面仍可能相當敏感。大腦產生興奮的作用可能減少，但酒精對腦細胞的危害卻可能維持不變。另一個問題是，隨著耐受性增加，要喝更多才能興奮。正如前文所說，這種飲酒模式更容易逐步損害心智功能。此外，由於大腦是會上癮的器官，耐受性增加的人，飲酒量也增加，上癮的風險就更高。最後，儘管大腦可能需要更多酒精才會興奮，但是肝臟與其他器官卻必須處理更多酒精，因而面臨永久傷害的風險。

喝一次就產生耐受性｜雖然酒精的耐受性一般都是在飲酒幾次之後逐漸形成的，也有一些例子是喝一次酒就產生耐受性，這稱為急性耐受性（acute tolerance），代表最厲害的酒醉發生在剛開始喝時。急性耐受性不會影響酒精的全部作用，但會影響興奮感。因此，飲酒者為了維持興奮，可能會喝得更多，但酒精的其他酒醉作用（影響駕駛、心智功能及判斷力）會繼續增加，讓喝酒的人面臨更高風險。

■ 酒精依賴

區分酒精依賴及酒精濫用是很重要的。一般來說，酒精濫用是指會引起健康問題、社會問題或兩者兼有的喝酒模式。酒精依賴（通常稱為酒癮）是一種病症，特徵是異常渴望酒及飲酒，導致飲酒失控。酒精依賴的人通常非常渴望酒，即使知道喝酒帶來許多問題，似乎也無法抑制喝酒的欲望。酒精依賴者在停止喝酒的幾小時內，身體就會出現跡象，包括焦慮、震顫（顫抖）、睡眠障礙等，比較極端的還有幻覺及癲癇。長期酗酒者在停止喝酒之前，很難明確判定是否有酒精依賴。但是從實務上來說，正式的診斷其實沒有必要，因為醫療專業人員大都能看出酗酒者所遭遇的社會及健康問題。某些一般性的準則，請見第46頁「如何發現有酗酒問題的人」。

懷孕期喝酒

懷孕期間喝酒的危險，在古希臘亞里士多德的年代就已經引起注意，然而，一直到 1968 年才有正式報告。胎兒酒精症候群（fetal alcohol syndrome,FAS）的早期研究指出，重度酗酒成癮的孕婦所生下的孩子往往嚴重畸形且心智遲緩。這些研究結果非常重要，但是最初並沒有證據指出即使是更節制的飲酒，胎兒仍有風險。事實上，長年以來，人們常鼓勵孕婦在晚餐小酌一杯，或者不時喝點酒以幫助入眠或純粹放鬆。

人們在好一段時間之後，才注意到懷孕期間小酌對胎兒的影響，因為這些胎兒出生後並沒有出現任何與胎兒酒精症候群有關的明顯缺陷。但是，現在我們可以確定，懷孕期間小酌，胎兒會產生一種缺損模式，不那麼嚴重，但很明顯，稱為胎兒酒精效應（fetal alcohol effects,FAE）。患有 FAS 或 FAE 的學齡兒童經常被形容為過動、無法專心及衝動，注意力持續時間短，行為與患有注意力缺陷障礙（attention deficit disorder,ADD）的兒童相似。然而，FAS 及 FAE 兒童與 ADD 兒童不同的地方，在於前者的智力受損較嚴重。近年來，胎兒酒精綜合症（fetal alcohol spectrum disorders,FASD）已成為一系列懷孕飲酒造成胎兒缺陷的總稱，包含了神經、認知、行為及學習等方面的障礙。

FASD 患者的智力與行為障礙會持續到成年期，且可能是終身的，其智力商數明顯低於平均，通常落在中度智障的範圍。FAS 患者的商數低於 FAE 患者，但兩者都明顯低於正常水準，並患有閱讀及拼字障礙，且數學能力嚴重缺損。更重要的是，FAE 患者的智商雖然高於 FAS 患者，但是學科測驗成績卻不比 FAS 患者好多少。這一切都說明了，懷孕期間即使節制飲酒，也可能造成胎兒永久性智力障礙。有些利用動物模式進行的 FAE 研究甚至顯示，只要每天喝一杯酒，就會使胎兒大腦中與學習功能有關的區域受損。

目前並不確知懷孕期間的安全飲酒量為何，對孕婦或可能懷孕的女性來說，最明智的決定就是一滴不沾。謹遵懷孕不喝酒守則，不但可防止胎兒因接觸酒精而受到傷害，也能保護到更多後代子孫。動物模式研究指出，酒精導致的大腦異常不只影響在子宮裡就接觸酒精的第一代，他們的下一代（就

算從未接觸酒精）也受到影響。酒精能對胎兒大腦結構產生隔代影響，顯示酒精引發的基因表達改變也能代代相傳。雖然我們得提醒自己不該過分看重這類初期的動物研究結果，但在其他領域的研究也開始指出環境因素對基因表達的跨代影響。因此，動物研究儘管不能盡信，但各方研究結果均主張懷孕期間應避免飲酒。

染上酒癮的危險因素

任何人都可能依賴酒精，持續暴露在酒精下會改變大腦，產生酒精依賴性。每個人產生酒精依賴性及成癮的風險雖然不一，但是只要腦部長時間暴露在足量酒精下，身體都會產生酒精依賴。暫時撇開已知的酒精依賴危險因子不談，從數據上來看，一個人每天喝酒超過三到四杯，成癮的機會通常便會顯著增加。對女性來說，導致成癮的量大約是每天三杯。另一個一致的發現是，酒精成癮的人往往表示，他們喝酒是為了減輕情緒上或社交上的困擾。換句話說，如果有人想藉由喝酒來自我療癒，以逃避情緒或社交方面的問題，就特別容易染上酒癮。但是，借酒澆愁並不能解釋所有的酒精成癮，最大的問題仍在於：為什麼有些人就是會選擇喝這麼多酒而導致上癮？

遺傳因素

遺傳因素也可能導致酒精依賴，證據主要來自雙胞胎研究。這些雙胞胎的家長染有酒癮，但一出生就被沒有酒癮的養父母收養。這類研究讓研究人員得以釐清酒癮的先天與後天成因。目前很清楚的是，酗酒有一部分來自遺傳，但單憑遺傳並不足以發展成酗酒。這些研究到目前為止的實際價值，是在容易產生酒精依賴的個體及家族身上找到共同的性狀或標記，這有助於辨認可能染上酒癮的個體。如果某人知道自己罹患這種病症的風險高於一般

人，就可以對喝酒做出更明智的決定。

　　酒精成癮顯然就像糖尿病一樣，會在家族內流傳。家族沒有酗酒史的男性，發生酗酒問題的風險大約是 10%，女性約為 5%。然而，如果家族有酗酒問題的病史，風險幾乎增加一倍。例如，假設有個女性的一等親（子女、兄弟姊妹或父母）有酒癮，那麼她染上酒癮的風險將從 5% 上升到 10%。以男性來說，若一等親有酒癮問題，他的風險就從 10% 提高到 20%。因此，男性及女性的風險都增加一倍。如果一等親、二等親（如叔伯、阿姨、姑姑、祖父母）及三等親（如表親、曾祖父母等）中的兩方有人酒精成癮，男性染上酒癮的風險便上升至 30%，女性則上升至 15%。因此，父母有酒癮，孩子染上酒癮的風險也增加，而男孩的風險又比女孩高。

　　重要的是，這些家族研究並不能確證酗酒的遺傳基礎。許多非生物學的因素也可能強烈影響飲酒行為，例如受有酒癮的父母養育。許多研究顯示，在酗酒問題嚴重的家庭中成長的孩子，未來依賴酒精的機會也相對較高。

男性特有的風險

　　雖然男女都可能因遺傳導致酗酒，但男性受遺傳因素的影響似乎特別強烈。有一些研究比較了兩方人，一方的父親有酒癮而另一方則無，結果發現，父親有酒癮的人，受酒精傷害的程度通常小於父親沒有酒癮的人。然而，在剛開始喝酒時（酒精的愉悅效果較強），父親有酒癮的人似乎比較容易受酒精影響。這顯示，父親有酒癮的人，似乎比一般人更容易感受到酒精的愉悅作用，身體所受的損害卻比較小，使得這些人更容易繼續飲酒，長久下來便更容易上癮。

　　此外，有些特定類型的酒癮似乎只發生在男性身上，這種酒癮稱為第二型酒癮，特徵是在青春期就開始有喝酒、攻擊行為、犯法及其他藥物濫用問題。第二型酒癮被認為受到遺傳的強烈影響。第一型酒癮發生於成年的男性及女性，比第二型酒癮更普遍，卻比較不嚴重。父親或兄弟有第二型酒癮跡象的男性，喝酒前應三思。

如何發現有酗酒問題的人

醫療人員通常會利用幾種簡單的篩檢方法來評估某人是否有酗酒問題。不過，在說明這些方法之前，必須先提醒以下兩點：首先，酒精濫用、酒精依賴或酒癮一定要由經過醫療專業訓練的人來診斷，因為這些都涉及非常複雜的醫療及心理狀態，沒有任何一種篩檢工具簡單到足以由一般人去做評估。其次，如果懷疑親戚朋友有酗酒問題而當面詢問對方，可能只會帶給對方傷害而非幫助。或許有人是誠心提供協助，但對方可能只覺得自己遭到指控，因而逃避協助。醫院及診所常使用以下篩檢方式來初步發現可能的酗酒問題。

目前使用最廣泛的篩檢方式稱為 CAGE：

- 你是否曾經覺得自己應該少喝點酒（Cut down）？
- 你是否曾經因為別人批評你喝酒而覺得很煩（Annoyed）？
- 你是否曾經因喝酒而覺得愧疚（Guilty）？
- 你是否曾經覺得需要喝酒來讓自己醒過來（Eye-opener），也就是喝杯酒作為一天的開始？

如果有兩個以上的答案為「是」，受試者便可能有某種程度的酗酒問題。但請記得，篩檢本身並不完善。我們不難想像，曾經酗酒但已多年沒喝酒的人，也可能四個問題都回答「是」。

另一個篩檢方法特別適用於女性，稱為 TWEAK：

- 耐受性（Tolerance）：妳通常喝多少才會覺得愉悅？
- 擔憂（Worried）：妳的親友曾擔心或抱怨妳喝酒嗎？
- 提神（Eye-opener）：妳是否有時要先喝一杯酒讓自己醒過來？
- 健忘（Amnesia）：是否曾經有朋友或家人講起妳在喝酒時說過或做過的事情，但是妳卻記不起來？
- 減少（〔K〕Cut）：妳是否有時覺得自己應該少喝點酒？

這種檢測的計分方式與 CAGE 不同，但是如果受試者的得分在三以上，就可能有酗酒問題。

關於這類篩檢技術，最終要提醒的是：這些方法都仰賴一項重要條件（而

且不一定很可靠），就是受試者的回應。受試者可能因為種種理由而未能正確回應。因此，儘管這些篩檢工具有助於初步發現問題，卻不能只用這個方法去做判斷。

女性應特別注意事項

敏感性的差異

酒精對每個人的作用不一，對男性及女性的影響也有某些重大差異。隨著女性在社會上的角色越來越顯著，也享有更多喝酒的自由（也或許更受鼓勵）。因此，女性喝酒的情況越來越普遍。調查指出，過去五十年來，女性喝酒的比例持續攀升，且升幅越來越大。若以一天喝四杯以上為基準，目前有 9% 的女性為重度飲酒者，69% 的女性則有喝酒習慣。這些新近調查結果顯示女性喝酒人數不僅顯著增加，更在過去十五年大幅增長。酒精對女性健康的影響因此逐漸成為公共衛生議題。

女性身體在很多方面都跟男性大不相同，對酒精也有不一樣的反應。例如，女性的體型通常比較小，但是體脂率卻較高，因此喝下等量的酒時，血液中的酒精濃度往往高於男性。此外，有種稱為乙醇脫氫酶（ADH）的化學物質，能夠在酒精被吸收進入血液之前，先在胃裡分解部分酒精。在女性的胃裡，ADH 的量似乎比較少，因此，與男性相比，她們所喝下的酒精有更高的比例會被吸收到血液中。事實上，如果喝下等量的酒精，女性血液中的酒精濃度可能比男性高出 25-30%。女性朋友應該了解，即使喝下與男性等量的酒，身體遭受的傷害卻可能嚴重許多。

避孕丸

女性可能面臨的另一個問題是，口服避孕藥（避孕丸）會減緩酒精排出的速率。因此，正在服用避孕丸的女性應該會感受到酒精鎮靜作用的時效比沒有服藥的女性還長。

對健康的影響

女性喝酒導致肝臟受損的風險也明顯比男性高，即使量較少、時間較短也一樣。有報告指出，女性每天只要喝一杯半到三杯，肝臟受損的風險就會增加，原因可能出在女性身體是以不同的方式代謝酒精。

同樣的，女性的胰臟也比較容易因為喝酒而受損。胰臟細胞製造消化所需的化學物質，若胰臟細胞因酒精而受損，消化酶開始外漏，便可能分解胰臟本身的組織。雖然男性與女性都可能面臨這種問題，不過女性身體往往更快出現這種疾病。

女性也更容易因為喝酒罹患高血壓，而血壓高是心肌梗塞及中風的主要原因之一。每天喝酒二到三杯的女性，罹患高血壓的風險比一般女性高 40%。好消息是，一旦停止喝酒，增加的風險就會減低。儘管如此，女性即使只是適度飲酒，也會大大增加高血壓的風險。

女性飲酒也會提高罹患乳癌的風險。導致風險增加的最小攝取量目前尚未確知，不過有確切的證據顯示，即使每天只喝酒一到二杯，也可能提高女性罹患乳癌的風險，且只要再增加一點，就足以讓風險遽增。例如，一項分析顯示，女性每天喝酒二到四杯，罹患乳癌的風險增加 41%，另一研究則指出，女性平均每天喝酒三杯以上，罹患乳癌的風險就比一般女性高出 69%。

最後，女性長期酗酒似乎更容易影響大腦功能，也更容易出現認知功能缺損。

社會及心理議題

儘管過去數十年來人們更能接受女性喝酒，不過仍有多項研究顯示，飲酒量高的女性比男性更易受人指責。此外，酒精成癮者中，女性的離婚率比男性高，這顯示女性比較不會與酒精成癮的配偶分開，男性則相對較會。

同樣明顯的是，重度飲酒的婦女遭遇家庭暴力及性侵害的風險遠比一般女性高得多。特別引人注意的是，一項彙整了三千多名女大學生的研究發現，飲酒量越高，遭受性侵害的風險就越高，原因可能是女性受酒精影響而難以準確解讀男性的威脅行為，或無法抵抗她拒絕的求歡。

酒精與性

啤酒廣告往往讓觀者以為喝酒能夠助「性」，大大提升性生活品質。不過真相卻是，酒精對於性功能的影響大都是負面的。當然，人們喝酒之後可能自覺更具魅力、更性感，也更可能覺得自己的性能力十分良好。但通常經過整晚酗酒後，身體在床上往往力不從心，男性應該好好思考「醉酒後陽痿」（brewer's droop）一詞的涵義。

多達 40-90%（數據依各研究而異）的男性長期酗酒者描述自己的性慾降低。研究發現，長期酗酒者有勃起能力下降、精液產量降低及精子數減少的情形。一項新近研究指出，就算一週只喝五杯，精子數量也會因此減少。事實上，男性酒精成癮者的睪丸可能會縮小（啤酒廣告通常不會呈現這項事實）。在極端情況下，某些長期的重度酒精濫用者還可能發生睪丸女性化症，包括體毛脫落及長出乳房組織。雖然這些影響最常發生在長時間重度酗酒的男性，但飲酒量較少也可能損害某些性功能及生殖功能。例如，證據顯示，每天喝酒二到三杯可能會減低精子數量。

兒童及青少年

酒精是時下高中生最常使用的藥物。儘管大多數高中生還不能合法購買酒精飲料，卻有 80% 曾經喝過酒，且有近三分之一表示過去兩週內曾經大量飲酒（連續喝酒超過五杯）。這其實是好消息，因為重度飲酒的青少年人口近年已略有下降。但事情沒有這麼單純，最近的研究顯示，重度飲酒的學生當中，有半數人每次喝下 10 杯以上分量的酒，有四分之一則每次喝下 15 杯。有如此飲酒習慣的人並不全都自認為重度飲酒者。美國高中生當中有 10.5% 的人表示在過去兩週內至少有一次喝酒超過 10 杯，5.6% 的人在過去兩週內至少有一次喝酒超過 15 杯。因此，儘管在量表「底端」的重度飲酒（一次約 5 杯）人數近來略為下降，但極重度飲酒的比例依然偏高。

大學生的情況則不像媒體所報導的那麼簡單，有關大學生狂飲的報導可能誤導民眾。首先，使用「狂飲」（binge drinking）一詞並不恰當。許多人以為狂飲是指連續幾天不斷喝酒，且這段期間幾乎一直處於酒醉。當然，這是非常危險的喝酒模式，但媒體所報導的大學生狂飲，卻不是這種喝法。媒體所說的狂飲，是指男性一次喝酒五杯以上，或女性一次喝酒四杯以上，這明顯足以令人陷入險境，但基本上並不是傳統所認知的狂飲。我們傾向於稱這種一次喝酒超過四杯或五杯的喝法為「高風險飲酒」，這個術語的涵義更為清楚。大約有 40% 的大學生表示自己在過去兩週內曾經高風險飲酒，但也有相當多的大學生完全不喝酒（大約 20-25%，因大學而異）。因此，重要的是，儘管校園裡有許多學生喝酒，但並非每個人都是一到週末就喝醉，且有許多學生根本滴酒不沾。不過，重度飲酒者經常面臨負面後果，每年有近 60 萬名大學生因喝酒而意外受傷，超過 1,800 人因此死亡。此外，每年有 25% 的大學生表示喝酒行為與其學業表現退步有關，超過 15 萬人出現與喝酒有關的健康問題。顯然，校園喝酒風氣依然盛行，且持續影響大學生的生活。大學生喝酒問題固然值得關注，但別忘了還有那些年齡相仿但沒讀大學的年輕人，他們也喝酒。長期以來，在沒上大學的年輕人中，高風險飲酒者的比例

一直低於大學生，但現在他們已經追上。

　　儘管大家都知道未成年飲酒會引發許多問題，但人們到最近才開始了解，酒精對年輕人的大腦所產生的作用迥異於成年人，部分原因可能與大腦發育有關。例如，我們現在知道人類大腦要到 25 歲左右才算發育完全，而與計劃及複雜判斷最密切相關的額葉區，就是最後成熟的區域之一。此外，年輕的大腦在建立新的記憶上也擁有強大的能力，彷彿「專為學習而設計」。社會上所有人都在年輕時接受教育，這其來有自，因為此時的記憶與學習能力最強。然而，跟著這種旺盛的記憶能力而來的，是更多與喝酒有關的風險。近來有些動物實驗研究顯示，年輕的大腦較無法抵擋酒精的危害，特別是在學習及記憶功能方面。一項以人類為對象的研究顯示，人在二十歲出頭時比在近三十歲時更容易因為酒精而損害學習能力。如果未來有更多研究證實這點，我們就能篤定地說，兒童及青少年飲酒將嚴重損害與學習能力相關的大腦功能。有某些非常詳細的細胞研究指出此點，這些研究（當然，都只能以動物的腦組織來實驗）的結果都明確顯示，酒精會降低大腦在學習時所需的變化迴路的能力，且這種影響在青少年的大腦中比在成人的大腦中更明顯。近來的一些動物研究則提出了另一項強烈警示。在海馬迴中，新的腦細胞通常會持續增生，但酒精則會減緩這個過程（這可能是影響學習及記憶的部分原因），這種減緩效果似乎在青春期動物的大腦中更為顯著。

　　雖然這些研究顯示，酒精對青少年學習及相關大腦功能的影響，比對成年人更強，但至少在一個面向上，青少年受酒精的影響似乎遠不如成人，那就是青少年比較不會因為酒精而昏昏欲睡。同樣地，我們也只能用動物來進行這些研究，不過結果卻相當驚人。要讓青春期的動物睡著，所需的酒精量比成年的動物多得多，而且即使在單一腦細胞的層次，青春期動物的大腦中，各種促進鎮靜（嗜睡）的功能被活化的程度都遠小於成年動物。這意味著青少年在因為太睏而停止喝酒前，可能已喝下遠多於成年人的酒，而因此造成的認知功能受損，也可能超過成年人。

　　愈來愈多研究顯示，急性飲酒對青少年大腦造成的影響不同於成人，這讓科學家開始追問，是否這也意味著青少年大腦更容易因為持續飲酒而受到長

期的負面影響。一如往例，科學家先從動物研究著手，而目前已累積了不少！一項初步研究顯示，在青春期階段服用酒精的大鼠在成年之後更容易出現記憶功能失調。重要的是，成年後才開始持續接觸同劑量酒精的大鼠，並不會輕易顯現類似的長期影響。這不但顯示在青春期持續接觸酒精會對記憶產生長期的影響，也說明了青春期是個特別脆弱的時期，對於酒精引發的這種長期影響無招架之力。有些研究探討青少年接觸酒精的長期影響，但並沒有實驗成年時接觸類似劑量的影響做為對照。這些研究對於了解青少年飲酒的長期影響很重要，但並未解答青少年對這些持久性影響的易感性是否高於成人。例如，其他動物研究現已證明，青少年時期就開始接觸酒精的動物，其社會行為（包括承擔風險）及一些與大腦額葉「決策」功能有關的行為，都受到長期的影響。而且除了行為以外，還有其他方面也會受到長期影響。

過去十年來已有許多研究顯示，青少年期接觸酒精，成年後大腦結構及功能都發生改變。例如，最近一項研究證明，在青少年階段持續服用酒精的動物，成年後神經元表面負責接收其他神經元傳入訊息的微小「樹突棘」數量明顯減少，這似乎是因為一種調控樹突棘發育的基因表達增加，而造成樹突棘減少。因此，一些持續浮現的線索將可能讓我們更了解酒精在分子層級引發的變化，其原因為何。這類線索也可望有助我們了解如何預防或逆轉這些負面影響，但相關研究才剛起步。其他的研究顯示，若給動物服用酒精，很可能從非常基礎的層級改變腦細胞的功能，從而改變神經細胞處理及回應傳入訊息的方式，且作用持久。特別令人感興趣（且讓人不安）的是，青春期階段服用酒精造成的基本細胞功能改變，其嚴重程度遠勝成年後服用酒精，換句話說，對於青春期的大腦來說，除了每次飲酒所造成的影響不同於成人之外，持續飲酒也更可能造成長期的影響——其影響甚至及於個別的腦細胞層級。

這些動物模式的基礎研究儘管照亮了前景，仍須審慎解讀，同時，得自人體研究的結果也很重要。一些大腦成像研究顯示，青春期飲酒對海馬迴（對學習新資訊相當重要的大腦區域）的壞處可能特別顯著。研究數據顯示，同樣是二十來歲的人，青春期大量飲酒者的海馬迴體積小於青春期不常飲酒者。

儘管我們不宜過度解釋這類型研究的結果（有可能那些人的海馬迴原本就比較小），但這些數據至少應該可視為另一種對青少年飲酒的警告。其他新近研究已設法避免這種「雞生蛋、蛋生雞」的問題，並開始證明青春期飲酒對認知能力的長期負面影響，主要是在職掌記憶的區域及額葉（「決策」）功能。例如，一項研究對一群青少年進行為期十年的追蹤調查，發現大量飲酒與語言記憶測驗得分較差相關。另一項以二十歲前後的大學生為對象進行的類似研究顯示，經常以「狂飲」方式飲酒的大學生，在記憶力和決策功能方面都有缺陷，另一項針對十幾歲青少年的多年期研究則顯示，大量飲酒者在青春期將結束時都出現語言記憶及視覺—空間處理能力的缺陷。這群研究人員最近發表了一項為期六年的縱貫性研究，參與者年齡延伸至二十多歲，結果發現青春期飲酒與語言學習成績較差及回憶先前所學資訊的能力較差有關。

針對青少年階段飲酒對大腦結構產生的影響，相關研究結論也提出類似警示。一項研究檢視了與學習及決策功能有關的大腦區域結構，結果發現在青春期大量飲酒的人，從青春期到大約 25 歲的這八年之中，其大腦發育模式已發生改變。目前，這類研究已把追蹤年齡延長到 25-30 歲，未來只要能把這些追蹤時間延長之後的數據加以分析研究，便能讓我們更加了解青春期階段重度飲酒造成的長期傷害將會持續多久。從我們的觀點來看，動物模式基礎科學研究加上以人類青春期和青少年為對象的新近研究，都提供了越來越多確鑿的科學文獻，告訴我們青少年應暫且遠離飲酒。目前最新近的底限是青春期持續接觸酒精會對發育中的大腦產生許多負面影響，其中一些似乎還持續到成年。

青少年應該遠離酒精的另一個重要原因是，越早喝酒，就越有可能產生酒精依賴，兩者的關連非常強。在青春期早期就開始喝酒的人，遠比 21 歲以後開始喝酒的人更容易產生酒精依賴，日後也更容易復發。當然，還有許多其他原因也會提高此一風險，且不全是生物性的，但動物研究清楚顯示，青少年往往比成年人更快產生對某些酒精作用的耐受性，這可能會促使他們不斷喝酒。因此，美國法律規定 21 歲以上的成人才能喝酒，儘管具有爭議，但從這個角度來看卻極為合理。

　　大多數的家長往往對孩子喝酒一無所知。例如，儘管美國有 40% 的八年級生表示曾在過去一年中喝過酒，卻只有 10% 的學生家長認為自己的孩子在過去一年有喝酒。有趣的是，家長認為 60% 的十年級生曾在過去一年喝酒。家長經常高估孩子的喝酒狀況，只不過他們不覺得喝酒的是「自己的」孩子！十二年級生的家長開始比較知道狀況，不過仍然明顯低估孩子喝酒的情況。這告訴父母一個重要訊息，酒精無處不在，從許多角度來看，孩子也越來越容易被鼓動喝酒。請與你的孩子好好談談。

與其他藥物的危險交互作用

■ 鎮靜劑

　　酒精最危險的混用藥物顯然就是其他鎮靜劑，如苯巴比妥及戊巴比妥。酒精對大腦功能的抑制作用一旦與巴比妥類藥物的作用結合，便可能導致嚴重傷害、意識不清，甚至死亡。醫學倫理史上有樁知名案例：年輕女子昆蘭（Karen Ann Quinlan）將一種名為「快樂」（Quaaludes）的安眠酮（這是種強效的鎮靜藥物）與酒精一起吞下肚，從此昏迷不醒。這起悲慘的案例在美國引發了一項討論：能否為確定無法再甦醒的植物人移除維生系統，並因此受到全國關注。

　　儘管只有少數人因為併用酒精與鎮靜劑而陷入昏迷或死亡，但即使是相當低劑量的酒精與鎮靜劑結合，也可能造成危險，破壞清晰思考、正確決定或開車的能力。平時能把這些事情做得非常好的人，只要在幾小時內喝下三到四杯啤酒，並混用小劑量的鎮靜劑，也會變得完全無法處理這些事。若人體內有其他鎮靜劑，酒精對人體的影響會完全無法預測。

■ 抗焦慮藥物

　　抗焦慮藥物如「煩寧 Valium」、「利眠寧 Librium」等，一般稱為苯二氮

平（benzodiazepine）類藥品，用在治療焦慮、睡眠障礙及癲癇上，戒毒診所也用來治療酒精戒斷症候群。這些藥物屬於鎮靜劑，如果與酒精混用，可能會造成嚴重嗜睡，增加居家與開車的風險。

■ 抗生素

某些抗生素若與急性劑量的酒精混用，可能引起噁心、嘔吐、頭痛甚至抽搐（癲癇）。可能導致危險的藥物包括「痢特靈 Furoxone 」（即呋喃唑酮，furazolidone）、「灰黴素 Grisactin 」（即灰黃黴素，griseofulvin）、「服立治兒 Flagyl 」（即硝基甲嘧唑乙醇，metronidazole）、「阿滌平 Atabrine 」（即奎納克林，quinacrine）等。

■ 抗凝血劑（血液稀釋劑）

華法林（Warfarin，如「可邁丁錠 Coumadin 」）是處方藥，作用是降低血液的凝結能力。酒精會增加人體內華法林的可用性，並增加嚴重出血的風險。但華法林在長期飲酒者身上的作用會降低，因而影響對凝血功能異常的患者的保護功效。

■ 抗憂鬱藥

許多憂鬱症患者都有飲酒習慣，而許多酗酒者也是憂鬱症患者，因此，將抗憂鬱藥與酒精併用的情形很常見。酒精會增加三環類抗憂鬱藥物的鎮靜作用，如阿米替林（amitriptyline），這會同時損害心智與身體功能，影響如開車等生活技能。長期飲酒似乎能增強某些三環類抗憂鬱藥物，但也會減輕另一些同類藥物，任何正在服用抗憂鬱藥物的人都應該諮詢醫生，以了解所服用藥物與酒精的交互作用。

■ 降血糖藥

口服糖尿病藥物「Orinase 」（甲苯磺胺丁脲，tolbutamide）能幫助糖尿病患者降低血糖。急性飲酒會延長這種藥物的作用，長期飲酒則會減少藥物在

體內的可用性。酒精與某些這類藥物一起使用時，也可能引起噁心、頭痛。

■ 抗組織胺

抗組織胺藥物，例如「豐樂敏 Benadryl」（鹽酸二苯胺明，diphenhydramine）為非處方藥，可治療過敏症狀，有時也用來治療失眠。這些藥物都有鎮靜效果，並可能因酒精而增強，因而增加發生意外的可能。對老年人而言，這些藥物可能引發嚴重頭暈及產生鎮靜作用，與酒精併用更加危險。

■ 抗精神病用藥

「Thorazine」（氯丙嗪，chlorpromazine）之類的藥物可用於治療精神病症狀，例如妄想及幻覺等。短時間喝下大量酒精可能增強這些藥物的鎮靜作用，損害協調能力，並可能因抑制呼吸而致死。

■ 抗癲癇藥物

「癲能停 Dilantin」（苯妥英，phenytoin）是常用來治療癲癇的處方藥。短時間喝下大量酒精會增加癲能停的可用性，並增加發生副作用的可能。長期飲酒可能抑制癲能停的可用性，降低藥效且增加病人癲癇發作的風險，因此相當危險。

■ 心臟病用藥

治療心血管疾病的藥物相當多，急性飲酒可能與其中某些產生交互作用，使患者站起身時頭暈或昏厥。這些藥物包括治療心絞痛的硝基甘油，以及下列降血壓藥物：「利血平 reserpine」脈得保（Aldomet，Methyldopa）、阿普利素寧（Apresoline）及胍乙啶（guanethidine）。此外，長期飲酒可能降低高血壓用藥「心得安 Inderal」（普萘洛爾，propranolol）的效果。

■ 麻醉性止痛藥

這類藥物如嗎啡、「達爾豐 Darvon」、可待因、「配西汀 Demerol」都是

處方藥，用來抑制中度至重度的疼痛，如手術或牙科治療後的疼痛。這些藥物與酒精併用會加強兩者的鎮靜作用，增加過量致死的風險。即使只喝一杯酒，都會顯著增加達爾豐的鎮靜作用。

■ 非麻醉性止痛藥

某些不需醫師處方的止痛藥如阿斯匹靈、「安舒疼 Advil」、那普寧（Naproxen，Aleve）等，可能引起胃出血並影響正常凝血功能，酒精會強化這些副作用。此外，阿斯匹靈可能增加酒精的可用性，因而增加一定劑量酒精的興奮效果。如前所述，泰諾與酒精結合後可能會形成損害肝臟的化學物質，即使在建議用量內服用，或是在酒醉後服用以治療宿醉，也都可能造成問題。

適量飲酒對健康的益處

放鬆及減壓

只要是大量飲酒，無論是一次性或者持續數十年，都有可能嚴重危害健康及安全，這點毫無疑問。然而，酒精並非全無益處，若能適度且節制飲用，仍對健康有些許助益。例如，酒精的作用與抗焦慮藥物煩寧類似，因此對某些人來說，酒精是很有效的抗焦慮劑。偶而小酌帶來的放鬆感能幫助減輕壓力，有助身體健康。但請記住：大量飲酒或太常藉酒澆愁的人，很有可能染上酒癮。用酒精放鬆、減壓，必須盡可能節制。

預防心臟病

慢性酗酒無疑會傷害心臟，然而，最近的研究顯示，少量飲酒（或許適度

飲酒亦可）能降低冠狀動脈疾病的風險，而冠狀動脈疾病是心肌梗塞的主因。但請注意，這項研究還在初步階段，而且也不可能出現以酒精保護心血管的確切「處方」。儘管如此，越來越多的研究顯示，平均每天喝半杯到一杯半酒，能顯著降低冠狀動脈疾病發作的風險。

一項來自美國哈佛大學醫學院的研究，進一步支持了這些早期研究結果——至少在男性是如此。研究人員針對兩萬兩千多名 40-84 歲的男性進行了一項長達十年的研究，發現跟每週喝不到一杯酒的男性相比，每週喝二到四杯酒的人死於心臟病或循環系統疾病的機率明顯較低。在這十年當中，這些淺酌者也較少得到癌症。然而，每天喝酒兩杯以上的人，死亡率較平均值高 51%。這意味著男性以飲酒來維持健康的容許範圍是很狹窄的，每週兩杯似乎有益，但每天兩杯則似乎有害。

然而，根據研究結果，喝酒對女性健康似乎是把雙刃劍。適度飲酒似乎能降低女性罹患心血管疾病的風險，但研究也顯示，每週喝三到九杯酒的女性明顯比不喝酒的女性更容易罹患乳癌。儘管如此，罹患乳癌的原因相當複雜，飲酒與乳癌之間的確切關係仍有待進一步的研究。不論基於何種原因，適度飲酒的女性都應該密切注意與乳癌風險有關的最新資訊。

降低死亡風險

目前已有幾項大型研究（包括在東方及西方國家）指出，少量至適度飲酒可能降低中年男性的死亡風險。最近一項中國研究顯示，每天小酌一到兩杯酒的男性，過去六年半的死亡風險大約下降 20%，這項研究結果與在歐洲國家的研究相符。這種保護作用並不限於心臟疾病，這些適度喝酒者死於癌症或其他原因的機會也降低了。此外，喝的酒是什麼種類無關緊要，不管是啤酒、葡萄酒還是烈酒都能帶來同樣的益處，只要平均一天不超過兩杯即可。超出這個量，死亡風險便增加約 30%。酒精似乎對婦女也有類似的保護作用，但是，一如上文所述，女性也比較容易受酒精的負面作用影響。因此，大多數研究指出，女性每天飲酒不宜超過一杯。就心血管疾病的死亡案例而

言，2017 年一項參與人數超過 30 萬人的研究指出，每日少量飲酒者的心血管疾病致死率較一般人低 20-30%，而且男女都是如此。

因此，如果你想得到酒精的藥效，就必須像吃藥一樣，一次只喝一點，這似乎就是飲酒的底限。

第二章
咖啡因

063 咖啡因簡史│**064 咖啡因如何在體內代謝**│**065 咖啡因的作用**│**065 對大腦的影響**│**067 對身體其他部位的影響**│067 心臟│068 腎臟│068 消化系統│068 呼吸系統│069 懷孕與生殖系統│069 眼睛│**069 咖啡因與壓力**│**070 咖啡因與恐慌症**│**070 增強體能**│**071 對健康的正面影響**│**073 咖啡因與鈣**│**073 治療頭痛**│**074 人體如何攝取咖啡因**│074咖啡│**077 茶**│078 汽水│078「能量飲料」│081 非處方藥│082 巧克力│**083 咖啡因的毒性**

咖啡因

藥物類別｜興奮劑

藥物種類｜咖啡（240 毫升，約 75~150 毫克）、茶（240 毫升，約 30~60 毫克）、軟性飲料（350 毫升，20~50 毫克）、能量飲料（250 毫升，約 30~80 毫克）、非處方止痛藥（30~70 毫克）、非處方興奮劑藥物（100~200 毫克）、部分處方用藥（濃度因藥品而異）

迷醉作用｜少量至適量攝取時，許多人表示有提高警覺及集中注意力的作用，甚至感到狂喜。高劑量可能導致緊張及煩躁。

過量及其他不良影響｜因咖啡因過量而死相當罕見，但並非不可能。咖啡因中毒症狀包括：焦躁悸動（不自主的抖動）、噁心、嘔吐、心跳不規則或過快，以及心智混亂。極端情況下可能導致譫妄或癲癇（抽搐），甚至停止呼吸而死亡。在比較輕微的情況中，高劑量的咖啡因確實與恐慌症有關。

對小孩來說，大約每公斤體重攝取 35 毫克的劑量（以 22.5 公斤重的孩子來說，約 800 毫克）就會產生毒性作用。只要吃下四片咖啡因片（Vivarin）或喝下約七杯濃咖啡，就可能達到這個劑量。

與其他藥物併用的危險｜咖啡因能升高血壓，因此有些醫生會告誡高血壓患者必須限制咖啡因的攝取。此外，若正在服用其他可能升高血壓的藥物，也要謹慎攝取咖啡因，這些藥物包括：屬於單胺氧化酶（MAO）抑制劑的抗憂鬱藥，例如 Marplan、Nardil 及 Parnate，以及含有苯丙醇胺（phenylpropanolamine）的高劑量感冒藥。由於咖啡因是興奮劑，因此能夠加強某些更強效的興奮劑，如古柯鹼、安非他命或甲基安非他命。

咖啡因簡史

人類使用咖啡因的歷史相當悠久且千頭萬緒，要簡述咖啡因的歷史相當困難。今天，咖啡因廣泛見於各種汽水、「能量飲料」、止痛藥及各種藥物中，但在歷史上，咖啡、茶、巧克力等，都是人們常用的含咖啡因產品。茶的起源可追溯到第四世紀的中國，當時人們認為茶有顯著的藥性。在 1500 年代，茶的醫藥用途也增強了歐洲人對茶葉的興趣，但不久後，茶的興奮作用也受到重視。古老的傳說也指出，早期服用咖啡豆的人發現這種豆子的效用非常強大，因此認為咖啡豆具有神聖的力量。這些傳說也顯示，服用者一開始就注意到咖啡豆的興奮作用，並為此而服用。有個常見的故事如下：有個牧羊人發現羊兒嚼了咖啡豆後變得興奮，因而跟著嚼了起來，不久，其他人也養成嚼咖啡豆的習慣，以便在獨自長時間工作時維持精力及集中精神。

咖啡種植最早始於第六世紀的葉門，然而，當時許多宗教領袖對咖啡所知不多，還大力主張咖啡將引發個人（及政治上）的變節背叛。另一方面，咖啡能夠消除疲勞、增強身體耐力，這一點不僅深受喜愛，也在某些人當中贏得能激發思考與智慧對談的美譽。

到了 1600 年代，貿易商將咖啡引進歐洲，「咖啡館」（coffeehouses）數量迅速擴增，而這些咖啡館的特點之一便是充滿智慧的對談。但這些談話內容不全然被視為政治正確，在英國，咖啡館就不合法。這項禁令為期不長，之後咖啡館及喝咖啡的風氣更加盛行。事實上，在人們心目中，咖啡館儼然成為向當紅的學術及政治人物學習的場所。同樣的，咖啡館所營造的環境，也醞釀出企業經營及商業的創造性思維。舉例而言，保險鉅子倫敦勞埃德保險公司（Lloyd's of London）就肇始於 1700 年代一家咖啡館中。

咖啡與美國也頗有淵源，雖然有很長一段時間，英國的殖民地都以茶為咖啡因飲料的首選。1765 年的英國印花稅法及 1767 年的貿易歲入法（Trade Revenue Act）都規定對進口至殖民地的茶葉徵收高額稅金。這當然引起了反叛的浪潮，其中，波士頓茶黨是最有力的反抗象徵，並因而引發了美國獨立

戰爭。因為抗議徵收茶稅，咖啡從此成為美國人首選的咖啡因飲料。到了
1940 年代，美國的咖啡消費量達到最高峰，每人每年大約消費 9 公斤。雖然
到了 1990 年代初期，平均消費量已下降到每人每年 4.5 公斤，但這不代表美
國人的咖啡因消耗量減半，因為儘管咖啡的消費量減少，含咖啡因的軟性飲
料消費量卻快速增加。不過，近年來咖啡又捲土重來，從 1980 年代開始，精
品咖啡店及咖啡館如雨後春筍遍布美國西岸，並蔓延全國。如今美國人所消
費的咖啡種類及咖啡類飲品的類型之多，都遠勝過去。據估計，超過 50% 的
美國人有每天喝咖啡的習慣，每人每天可能喝到三到四杯的咖啡。

　　最後，要談咖啡因的歷史，就不能不提另一種含咖啡因的飲料，即巧克力。
巧克力其實比咖啡或茶都早引進歐洲，但當時引進的主要是一種濃稠預製品
（把可可核加工、研磨而得），並沒有立即風行。1800 年代，荷蘭人研發了
一種加工方法，去除此種粗製品中的多數脂肪，得到較為精緻的巧克力粉。
而後，有人把取出的脂肪與糖及巧克力粉混和，於是巧克力棒在 1840 年代問
世。隨著製作技術在歐洲越來越普及，巧克力的使用也越加廣泛。每 28 公克
的黑巧克力約含有 20 毫克的咖啡因，也就是說，一條 115 公克重的巧克力棒
約有 80 毫克的咖啡因，與一杯滴濾壺煮出的咖啡差不多。

咖啡因如何在體內代謝

　　咖啡因幾乎都是口服，因此主要經由胃、小腸及大腸的內膜吸收進入血流。
胃臟吸收咖啡因的速率相當緩慢，因此大部分咖啡因都是由小腸吸收。然
而，咖啡因一旦進入腸道，幾乎就會被完全吸收。攝入一定量的咖啡因後，完
全作用的時間大約在三十到六十分鐘不等，主要取決於胃及小腸內的食物
量，以及所服用物質的咖啡因濃度。

　　咖啡因會均勻分布全身，由肝臟代謝，分解後的產物再經由腎臟排出體外。
由於咖啡因的半衰期大約是三小時，人體排除咖啡因的速度也相當緩慢，因

此，上午攝入的咖啡因直到下午還會有部分留在體內。若整個上午或下午接連喝了幾杯咖啡或含咖啡因的汽水，體內的咖啡因就會繼續增加，最後到一天終了都還覺得神經相當緊張。

咖啡因的作用

咖啡因是黃嘌呤類化合物中最為人所知的一種。茶葉中的茶鹼也是黃嘌呤，由於茶鹼能夠放鬆並暢通呼吸道，因此也是醫師治療呼吸困難的處方成分。然而，茶鹼在茶湯中的含量相當少，因此刺激作用並不顯著。巧克力中除了少量咖啡因之外，還含有可可鹼，可可鹼也是黃嘌呤，但效力遠遠低於咖啡因。

所有的黃嘌呤，包括咖啡因在內，都具有多種作用。最主要的作用是阻斷大腦中一種稱為腺苷的神經傳導／調節物質的傳遞（詳見下文）。腺苷的受體也見於身體其他部位，包括血管、脂肪細胞、心臟、腎臟，以及數種平滑肌。黃嘌呤的多重作用相當複雜，這是因為這類物質對某個系統的直接效果可能會因為其他系統的間接影響而增強或抑制。

對大腦的影響

腺苷受體是咖啡因主要的作用部位。當腺苷與受體結合時，能產生鎮靜效果。腺苷是細胞代謝的副產品，會從細胞內滲出，因此，神經細胞一變得活躍，就會產生更多腺苷去對所有神經活動「踩剎車」，這是大腦高明的自我調節。咖啡因能降低腺苷的作用，因而活化腦部活動。這項絕佳例證說明了我們能夠利用藥物減少某種抑制型神經傳導物質的運作，藉此加強另一種神

經作用（負負得正），而以咖啡因來說，便是對中樞神經系統產生刺激作用。運用腦電波圖（EEG）的研究顯示，200毫克左右的適度劑量（約等於喝下一到兩杯濃咖啡），會刺激大腦活動。500毫克以內的稍高劑量則會加速心跳與呼吸。這些中樞受到活化，也會造成腦血管收縮或變窄（不過咖啡因對大腦以外的血管卻有剛好相反的直接作用：使血管擴張或變寬）。

咖啡因也會降低大腦的血流量。對大腦產生如此強烈刺激作用的藥物，實際上卻會降低大腦的血流量，乍聽之下實在很怪。研究顯示，在250毫克的劑量下（約等於喝下二到三杯咖啡），大腦灰質（主要由神經細胞構成）的血流量減少近四分之一，大腦白質（神經纖維透過此區域與各神經細胞群連接，形成各種功能迴路）的血流量減少約三分之一。咖啡因雖然降低了大腦皮層的血流，卻仍對大腦產生強大的刺激作用，可見實際的刺激作用有多強。此外，無論是大量飲用還是喝得很少的人，相同劑量的咖啡因對腦部血流量的影響都一樣，這顯示咖啡因對血流量的影響並沒有耐受性的問題。

人們可能對咖啡因的某些作用產生輕微的耐受性，但具有耐受性的人多半仍可藉由增加劑量來活化大腦。比起身體其他部位（見下文），咖啡因對大腦的活化作用較不容易產生耐受性。

驟然停止攝取咖啡因會產生戒斷症狀，這也指出了人體可能會對咖啡因產生依賴性。在最後一次攝取咖啡因的十二到二十四小時之後，使用者會感到頭痛及疲勞，可能持續幾天到一週，不過最難受的往往是開始戒斷的最初兩天。對乙醯氨基酚（泰諾）或布洛芬等非處方止痛藥都能緩解這種頭痛，在戒斷期間可以適量服用，不過要小心避開含有咖啡因的止痛藥（見第82頁附表）。

許多人自覺非常享受（實則也依賴）咖啡因對精神層面的影響，儘管那還不構成我們所謂的成癮，但多數人是因為咖啡因的愉悅效果而持續使用。因此，戒咖啡因也意味著放棄咖啡因的提神及輕度興奮作用，而這可能已是咖啡因使用者每天生活中重要的一部分。此外，習慣飲用含咖啡因飲料的人常在每天同一時間或前後飲用，因此，這件事本身可能已成為重要的日常儀式，我們應了解，改變這類儀式可能也很困難。

對身體其他部位的影響

心臟

　　咖啡因以兩種方式作用於心臟上：除了影響調節心血管系統的大腦中樞，也直接對心臟產生作用。高劑量咖啡因（一般指高於 500 毫克，約四杯濃咖啡的含量）能使不耐受咖啡因的人每分鐘增加 10-20 次心跳率（大約從 80-90 次之間起跳），這個劑量可能使某些人短暫心律不整。然而，早上喝一杯咖啡，通常不會對健康的心臟產生太大的影響。

　　咖啡因與逐漸形成的心臟疾病是否有關，仍有爭議。目前科學文獻對於持續飲用咖啡因是否會增加心臟疾病或心肌梗塞的風險，仍沒有定見。一項針對男性族群的大型研究發現，喝咖啡與心臟疾病之間沒有一定關係，但一些其他研究卻發現，習慣喝咖啡的人發生心肌梗塞的風險較高。2017 年《年度營養學報告》（Annual Review of Nutrition）刊登了一項超大型整合分析（整合分析指研究員針對過去數年到數十年在特定主題所發表的學術報告，進一步分析、調查，試圖做出更宏觀的結論）。而研究結果發現，每天飲用數杯咖啡因，對防止心血管疾病有微小（5%）但別具意義的效果。因此，適度飲用咖啡因（平均每天最多 500 毫克）可能不會大幅提高心臟疾病的風險，但超過這個劑量可能會增加心肌梗塞的風險，心肌梗塞的高風險族群尤其如此，包括吸菸者、體重過重，以及家族有心臟病史的人。

　　咖啡因也會讓血壓升高，因此高血壓的人最好多留意自己的咖啡因攝取量。有些心臟病學家建議高血壓患者，或有心律不整病史的人減少攝取咖啡因，或甚至完全不要碰。對血壓正常的人來說，通常要喝到非常大量的咖啡因，才會使血壓顯著上升。

■ 膽固醇

　　人們懷疑飲用咖啡會增加膽固醇指數已有一段時間，但目前仍有爭議。可

以說，兩者間不排除有關係，不過真相未明。一項嚴謹的研究顯示，每天喝五到六杯咖啡將導致低密度膽固醇量增加 10% 以上（低密度膽固醇可能增加罹患心臟疾病的風險，故屬於「壞」膽固醇）。然而，如果是使用濾紙濾泡的咖啡，就沒有這個問題。雖然原因目前並不十分清楚，但一些研究人員認為，這可能是因為濾紙吸附了咖啡豆的油脂及其他促使脂肪在血液中堆積的物質。

腎臟

早上喝咖啡後跑廁所，是許多人都有的經驗，原因可能是咖啡因對腎臟的直接作用及對大腦的影響。咖啡因會影響腎臟的腺苷受體，達到類似利尿劑的作用，促進尿液生成。咖啡因也可能減緩大腦釋放一種減少尿液生成的抗利尿激素。

消化系統

咖啡中的酸質、油脂及咖啡因都可能刺激胃黏膜並促進胃酸分泌，導致胃發炎。然而，由於不含咖啡因的咖啡也會造成幾乎相同的影響，因此咖啡因可能並非主要肇因。雖然咖啡曾經被認為會造成潰瘍，但現在已知潰瘍的主因是幽門桿菌。咖啡及阿斯匹靈等刺激性藥物可能會損壞保護胃壁的粘膜，因而成為幫凶，但藥物本身應不會造成潰瘍。在某些個案中，咖啡中的咖啡因會使胃酸逆流到喉頭，造成痛苦的胃灼熱。

呼吸系統

咖啡因及類似藥物對於呼吸有兩種相當不同的影響，上文已說明其中一種：增加呼吸速率。此外，茶鹼有時也用於治療早產兒的呼吸問題。黃嘌呤則能放鬆支氣管（即空氣進入肺部的管道）的平滑肌，對於治療氣喘（因支

氣管收縮而造成呼吸困難的疾病）非常有用。過去茶鹼廣泛用於治療氣喘，現在也偶有使用。但由於茶鹼具有副作用（煩躁、胃部不適），加上研究人員已經研發出更有效的治療方式，因此已經很少使用。

懷孕與生殖系統

　　過去幾年已有許多動物研究證實咖啡因與新生兒先天缺陷間的關連，早期也有許多人體研究報告指出，婦女在懷孕期間飲用咖啡，生下的嬰兒出生體重較低。好幾年來，這些研究結果都頗具爭議性。但現在似乎比較沒有疑慮，在孕期攝取咖啡因確實對人體有害。前述整合研究發現，孕期攝取咖啡因會提高許多有害反應的風險，包括嬰兒出生體重不足或流產。胎兒很容易接觸到咖啡因，而且孕期分解咖啡因的能力下降。因此，每攝取一劑量的咖啡因，胎兒就會長時間暴露在咖啡因當中，可能阻礙胎兒發育。也有一些證據顯示，服用咖啡因（相當於每天飲用多於一杯咖啡）可能顯著降低婦女受孕的機會。最後，有關咖啡因引發乳房纖維囊腫乃至乳癌的關聯，研究結果間也互有矛盾。而最新研究也不支持咖啡因與乳癌有關。

眼睛

　　咖啡因會使眼部微血管收縮（變窄），使得進入眼睛細胞的營養物質減少，也降低清除廢物的速率。

咖啡因與壓力

　　咖啡因會提高一般的壓力反應。在承受壓力時，腎上腺素會受到活化，而咖啡因能增加腎上腺素分泌。因此，咖啡因使用者（或者承受壓力時會攝取

更多咖啡因來增進工作效率的人）出現的壓力反應，可能比壓力本身所能造成的還要大。在壓力下，腎上腺素使血壓升高，而咖啡因促進腎上腺素分泌，則更加劇此種情形。因此，咖啡因結合壓力所產生的壓力反應，將大於兩者各別造成的反應。

咖啡因與恐慌症

　　咖啡因可能引發某些人的恐慌症。恐慌症通常是突然發生，帶來強烈的恐懼及受威脅感，時間可能很短暫，卻會讓人變得相當虛弱。咖啡因似乎會讓發生過恐慌症的人更容易復發，然而，也有研究指出，相當高劑量的咖啡因（大於 700 毫克）能讓沒有恐慌症經驗的人產生恐慌症。

增強體能

　　對某些人來說，咖啡因能夠稍微增強身體耐力，並延緩劇烈運動產生的疲勞。可能的原因之一，是咖啡因能把脂肪釋入血液，提供身體所需的能量，讓身體保留其他能量儲備（醣類），運動員因此得以從事較長時間的體能活動。咖啡因也有助於提高運動時的肌肉表現，不過原因尚不清楚。可以確定的是，咖啡因使支氣管擴張，讓空氣更容易進入肺部，這似乎能增進某些類型的體能。一項針對訓練有素的自行車競速選手所進行的研究發現，在三十公里計時賽當中，嚼食含有咖啡因的口香糖能增進選手最後三分之一路程的衝刺力，而且男女選手都有類似的結果。這項研究牽涉許多生理機制，我們無法斷定車手的表現跟哪些身體功能有關。但研究員可以確定，這樣的效果最可能出於大腦活動的增加，而不是肌肉或呼吸功能所造成。然而，得自各不

同研究的結果仍沒有一致的定論。咖啡因在某些情況下似乎能增強體能，某些情況則否，因此還無法論定。

不過，對於希望藉由咖啡因來提升體能的人，還是要提醒兩件事情。咖啡因會利尿而加速水分流失，從事長時間運動如長跑或騎自行車時，攝取咖啡因可能使人更快脫水，氣溫高的時候尤其需要注意。另一個要注意的是咖啡因對於心跳速率及心跳節律的影響，劇烈運動顯然會對心臟造成負擔，因此，患有心血管疾病的人如果利用咖啡因來增強體能，可能會出問題。

在意體重的人可能會對咖啡因與脂肪代謝的課題感興趣。市面上有些含有咖啡因及茶鹼的產品宣稱能夠「燃燒脂肪」，例如有種茶鹼乳霜就標榜只要塗抹在礙眼的肥胖部位就可以消除脂肪！不幸的是，目前還不能確定這種治療方式是否有效（如何讓茶鹼通過皮膚進入脂肪細胞，可能便是一大問題）。

同樣地，咖啡因與運動結合起來是否能促進身體燃燒脂肪以達到減肥效果，也是相當令人感興趣的課題。脂肪細胞確實有腺苷受體，而黃嘌呤也真的可以釋出少量儲存的脂肪，因此有些含有咖啡因的食品也被當成脂肪燃燒食品來販售。然而，相關學術研究已證明這類產品的效果有限。在未來，咖啡及其他性質相近的物質可能成為減肥的有效方案，但目前來說，除了傳統的運動及健康飲食之外，並沒有其他方法可以消除脂肪。

對健康的正面影響

儘管我們總是得自我提醒要審慎解讀相關性研究，一項由美國國家癌症研究所支持的大型研究，從 1995 年起開始收集超過 40 萬名五、六十歲的人的健康數據，並持續追踪 13 年，結果發現每天喝 2-3 杯咖啡的男性，在這段期間死亡的比例低了 10％，而女性死亡的比例則降低 13％。該研究的目的不在解答為什麼喝咖啡與存活率較高有關，但這項發現值得進一步探究。同類型的新近研究顯示，適量飲用咖啡因可能有助於預防多種類型的癌症，或許是

因為咖啡因能增進人體本身修復 DNA 的機制。最近一些研究也指出，咖啡可能是透過改變腸道微生物群系[01]，來產生一些有利於健康的影響。例如，我們已知咖啡具有抗發炎作用，而減少發炎症狀能對健康產生廣泛的正面影響。現在，無論是以人體為對象還是以動物模式進行的研究都顯示，咖啡的抗發炎作用可能與對腸道微生物群系的影響有關。還有一些研究認為，飲用咖啡因可能有些減緩神經退化疾病的保護作用，特別是帕金森氏症和阿茲海默症。目前已經證明咖啡因藉由對腺苷受體的抑制作用來幫助保護神經元，這種保護作用能降低發生這類神經疾病的機會。但是先別急著為自己的晚年大腦功能培養大量飲用咖啡的習慣，最好等待專為此課題設計的隨機臨床試驗確認其相關性再說。儘管如此，只要懂得適可而止，咖啡因還是對健康有些益處，因此也沒有什麼理由要停止飲用（除非是懷孕或計劃懷孕中）。

特別是針對阿茲海默症，一些研究顯示，咖啡因可能有益於記憶功能，尤其是在需要考驗記憶力時或防止記憶力衰退。在一項研究中，科學家對「輕度認知障礙」（阿茲海默症的強預測因子）的受試者進行記憶功能的評估並測量體內咖啡因濃度，研究開始時做一次，數年後再一次。體內咖啡因濃度相當於飲用三杯咖啡的人，罹患阿茲海默症的機率明顯低於體內沒有咖啡因的人。這並不表示咖啡因能預防阿茲海默症。也可能是體內帶有咖啡因的人，在生活中還有其他因素有助於預防阿茲海默症發病。例如，由於咖啡因的興奮作用，這些受試者較為警覺，因此更可能從事社交或心智活動，而事實證明這兩種活動都能增進老年人認知能力的健康。

在另一項研究中，科學家讓實驗動物的大腦短暫缺氧而發生記憶功能損傷，這種所謂「局部缺血」通常發生在人體中風時，且已知會導致記憶及其他認知功能的缺損。多年來，科學家一直藉由局部缺血的動物模式來了解大腦受損後出現的問題，在這項研究當中，受試動物有一半在局部缺血之前先攝入一劑咖啡因，另外一半則沒有，之後，先攝入咖啡因的動物，形成新記憶能力的恢復速度比沒有攝取咖啡因的動物快 33％。發生局部缺血時若體內

---

01 人體腸胃道中不同類型細菌組成的平衡。（譯注）

有咖啡因，似乎能保護實驗動物的大腦免受缺氧造成的某些影響，這可能是由於咖啡因干擾了腺苷對大腦的作用，我們在前文探討過這種作用是咖啡因能讓人變警覺的原因之一。但是，當腦細胞受損或遭遇壓力時，腺苷的濃度可能過高，達到破壞腦細胞的程度。當動物的大腦遭遇壓力時，若有咖啡因的作用，可能降低腺苷的潛在毒性。當然，這並不表示我們必須為了防範中風及大腦損傷，而讓身體時時刻刻處於咖啡因的作用狀態下。但如果碰巧體內有咖啡因，便可能對大腦發揮保護作用。

咖啡因與鈣

鈣是維持身體健康的重要營養素，對於骨骼的發育及強健尤其重要。咖啡因會促進鈣的排出而使人體內鈣含量降低，但作用輕微。有一項精心設計的研究針對女性進行了11年的追蹤觀察，結果發現每天喝4杯咖啡以上的人，骨質密度比每天只喝1杯咖啡的人低2%到4%。雖然這種骨質密度流失不能說微不足道，但似乎也不至於產生可怕後果，因為大量飲用咖啡的女性，骨折風險並沒有較高。還有一些研究顯示，咖啡因可能減少鈣的吸收，讓飲食或營養補充劑中的鈣質所能帶給身體的益處打折扣。雖然還不能完全肯定咖啡因確實具有這種作用，有些營養學家仍建議服用鈣補充劑的人應盡量避免在體內有咖啡因作用時服用，例如在喝每天第一杯咖啡的前一個小時，或者當天最後一杯咖啡的後幾個小時之內。

治療頭痛

咖啡因能夠治療偏頭痛，原因可能是咖啡因也能夠使血管收縮，感受到頭

痛跡象時立即攝取咖啡因，效果尤其良好。一般而言，疼痛惡化後再來止痛會比防止疼痛擴大要難得多，因此在剛出現偏頭痛徵兆時，馬上來杯濃咖啡，有助於攔阻偏頭痛正式發作。咖啡因也能增強酒石酸麥角胺的效果，這是一種治療偏頭痛的藥物，在出現頭痛跡象的第一時間服用最為有效。也有人宣稱，咖啡因也能治療偏頭痛以外的頭痛，因此不難理解某些非處方止痛藥（如 Anacin、Excedrin）也含有咖啡因。然而，咖啡因在這方面的功效並未獲得證實。

人體如何攝取咖啡因

咖啡

同樣一杯咖啡，咖啡因含量卻可能有極大差異，主要取決於幾個因素：

■ 咖啡的品種
羅布斯塔種咖啡樹通常生長在非洲，其咖啡因含量約為阿拉比卡種的兩倍。羅布斯塔咖啡通常比較便宜，經常用於大規模生產的罐裝咖啡，但是廠商在包裝上卻可能不會注明所用的咖啡豆。一般認為阿拉比卡咖啡比較高級，風味較佳，雖然不難買到，但主要管道是精品咖啡零售商以及郵購。阿拉比卡比羅布斯塔更常以全豆形式販售。一杯由阿拉比卡咖啡豆沖泡的咖啡通常含有 70~100 毫克的咖啡因，而羅布斯塔咖啡則可能接近 150 毫克。

■ 烘焙方式
深度烘焙咖啡豆的咖啡因及酸質含量都比淺度烘焙的咖啡豆低。很多人認為，深度烘焙咖啡豆由於煮出的味道往往較為強烈，因此含有較多咖啡因。事實上，這類咖啡豆因為焙烤較久，反而有更多時間可以分解咖啡因。

■ 研磨粗細與沖泡方法

沖泡方法與研磨粗細間的交互作用，會顯著影響咖啡的咖啡因含量。咖啡豆研磨得越細，顆粒與水接觸的表面積就越多，讓咖啡因有更多機會萃出。至於沖泡方式，一般滴濾式咖啡壺煮出來的咖啡，咖啡因含量比滲濾壺（即摩卡壺）大約多 20%。利用法式壓濾壺沖泡的咖啡，萃出的咖啡因可能是最高的，因為在壓濾器降到壺底將咖啡粉與水分離之前，這些咖啡粉已經在沸水中浸泡了好幾分鐘。

■ 濃縮咖啡

濃縮咖啡其實是與其他咖啡大不相同的飲料。做法是利用高壓讓水快速通過裝填得非常緊實的咖啡粉，比起其他沖泡條件，這種方式能夠更充分萃出咖啡中的油脂及其他成分，煮出來的咖啡，風味也比其他方式更為豐富。典型的「一份」濃縮咖啡，大約是 30-45 毫升，比一般咖啡少得多，但咖啡因含量比同液體量的一般咖啡多。因此，一份濃縮咖啡的咖啡因含量與一杯普通咖啡是一樣的。用阿拉比卡咖啡豆沖泡的一般咖啡，每杯咖啡因含量平均在 70-100 毫克之間，而一份濃縮咖啡則約含有 60-90 毫克的咖啡因。

為什麼會有這麼多人認為濃縮咖啡比一般咖啡更能振作精神？也許是因為咖啡因濃度較高，而藥物在溶液中的濃度越高，往往會更快被胃及小腸黏膜吸收。因此，一杯單份濃縮咖啡的咖啡因含量可能與一杯普通咖啡相同，甚至較少，卻可能因為吸收較快，導致咖啡因更快發揮作用，瞬間的快感更為強烈。當然，雙份濃縮咖啡的咖啡因含量是單份的兩倍。

卡布奇諾、拿鐵咖啡及摩卡咖啡等飲品，通常是在一份濃縮咖啡中加入牛奶等其他成分，雖然喝起來沒有那麼濃，但咖啡因的含量應該與一份濃縮咖啡差不多。

從上述說明可知，要簡單列出各種咖啡飲品的咖啡因含量，顯然是不可能的事情。因此請注意，下表這些數據是根據許多藥學與膳食方面的文獻所得的大略平均數。

各種咖啡飲品的平均咖啡因含量

飲品種類	毫克
滴濾式羅布斯塔咖啡（240 毫升）	150
滴濾式阿拉比卡咖啡（240 毫升）	100
滲濾式羅布斯塔咖啡（240 毫升）	110
滲濾式阿拉比卡咖啡（240 毫升）	75
即溶咖啡（240 毫升）	65
低咖啡因的咖啡（240 毫升）	3
濃縮咖啡及以濃縮咖啡做成的飲品（阿拉比卡咖啡豆）	90

　　隨著精品咖啡及咖啡飲品的崛起與流行，消費者的選擇變得更加多元，下表列出部分飲品在 2003 年的咖啡因含量。（今日飲品的咖啡因含量可能與下述不同，但這裡的重點是要讓你知道，各品牌咖啡的咖啡因含量可能有很大的差異。）[02]

精品咖啡中的咖啡因含量[03]

咖啡種類及產地	分量	咖啡因劑量（毫克）
義式濃縮咖啡		
Big Bean 濃縮咖啡	1 份	75.8
	2 小份	140.4
	2 大份	165.3
星巴克濃縮咖啡，單份	1 份	58.1
Hampden Cafe 濃縮咖啡	2 份	133.5
Einstein Bros.R 濃縮咖啡，雙份	2 份	185.0
一般精品咖啡		
Big Bean, 一般配方	473 ml	164.7

Big Bean「造船者」配方	473 ml	147.6
Big Bean 祕魯有機黃金安地斯	473 ml	186.0
Big Bean 深烘焙	473 ml	179.8
Big Bean 衣索匹亞哈拉	473 ml	157.1
Big Bean 巴西，極深烘焙	473 ml	171.8
Big Bean 哥斯大黎加，重烘焙	473 ml	245.1
Big Bean 肯亞 AA	473 ml	204.9
Big Bean 蘇門答臘曼特寧	473 ml	168.5
Hampden Cafe 瓜地馬拉安提瓜	473 ml	172.7
星巴克一般份量	473 ml	259.3
Royal Farms 一般份量	473 ml	225.7
Dunkin'Donuts 一般份量	473 ml	143.4
Einstein Bros.R 一般份量	473 ml	206.3

茶

　　茶樹主要生長在印度、印尼及斯里蘭卡等地區。茶葉的品質差異很大，取決於葉子離茶樹梗有多遠，一般認為品質最好的是離梗最近的芽葉。茶葉經過乾燥之後，便進行發酵，發酵過程會讓茶葉變成橘色，這些茶葉可用來製作「紅茶」。有些茶葉沒有經過這種發酵過程，因而保持綠色，綠茶就是由這種茶葉沖泡而成。

　　一般來說，茶飲的咖啡因含量比咖啡少，儘管一磅發酵茶的咖啡因比一磅咖啡豆還多，但一磅茶葉可沖泡的量，可能是一磅咖啡豆的三到四倍。此外，一份茶飲的液體量往往也比一份咖啡來得少。如同咖啡，茶飲因種種因素，咖啡因含量也可能有極大差異。

02 我們知道這些數據已經有些時日，但此類數據通常不會刊登在經過同儕審查的科學文獻當中。比起未經查證的訊息，我們寧可收錄較為老舊，但通過重重審查的資料。
03 資料來源：the Journal of Analytical Toxicology by permission of Preston Publications

　　許多文獻記載綠茶與紅茶都對健康有益。研究顯示，每天喝一到兩杯茶的人，比不喝茶的人更不容易因為心肌梗塞而死亡。目前尚不清楚為何茶具有這種保護作用，也不清楚是僅限於提高心肌梗塞的存活率，或者對心臟健康有廣泛助益，但有些科學家認為，這種保護作用來自茶葉中所含的抗氧化物，這些化合物可能有助於降低膽固醇，因此能保護心臟。重要的是，科學家並沒有在其他草本茶中發現這些益處。茶葉本身的化學成分可能具有保護作用，也可能具有天然的減壓成分。最近一項精心設計的研究發現，每天喝含紅茶成分飲料持續六週的人，比對照組的同齡受試者更能夠管理壓力。對照組所提供的飲料與實驗組幾乎完全相同（包括咖啡因），但缺少茶葉中某些化學物質。研究人員甚至刻意提供冷飲，以去除啜飲溫熱飲料所帶來的減壓效果。重要的是，在壓力事件發生之後，喝了實驗組飲料的人，血液中的壓力荷爾蒙「皮質醇」濃度也比較低，這顯示紅茶的非咖啡因成分有助於抑制人體對於壓力的生理反應。

汽水

　　含咖啡因的碳酸飲料風靡美國已久，有些人因為咖啡的酸質會造成胃部不適，而偏好喝含咖啡因的軟性飲料。一般來說，同樣分量的汽水與咖啡相比，汽水的咖啡因含量低得多，但一份汽水通常是 360 毫升，相較之下，一杯咖啡只有 180-240 毫升。一般軟性飲料的咖啡因含量大約是 20-50 毫克之間，低熱量飲料的咖啡因含量與無減糖的普通飲料相同（有時甚至更多）。

「能量飲料」

　　「能量飲料」一詞不完全精確，這些含咖啡因的飲料其實並不能產生更多能量，但可以讓人提高注意力，甚至精神大振，原因在於咖啡因含量。這些飲品的分量較少（一份約 250 毫升，而一般的汽水是 360 毫升），而且裝在較小的罐子中，但咖啡因濃度卻常是一般含咖啡因汽水的兩倍。這類飲料多

半含有大約 50-75 毫克的咖啡因。有趣的是，儘管這些飲料以提供強烈的咖啡因勁道而聞名，但咖啡因濃度其實跟一般咖啡一樣，甚至還少一點。這些飲料通常還含有其他成分，一般都歸類為「營養補充品」，例如銀杏、牛磺酸、人參、維生素 B 群及醣類等。我們不打算在本章節討論這些成分，不過在其他章節中可能會談到其中一些，而在〈興奮劑〉一章也會再次談到能量飲料。

能量飲料已打入美國市場好一陣子（紅牛在 1997 年引進美國），銷量在 2008-2012 年間成長了 60%，2018 的總銷售金額估計可達 150 億（2015 年的銷量才 110 億）。廠商積極向年輕族群強力行銷，且顯然相當成功。到底是什麼原因讓這些產品如此具吸引力，乃至於擁有這麼高的市場呢？原因可能與飲用方式有關，能量飲料通常很快喝完，不像其他含咖啡因飲料是熱飲，必須慢慢喝下。因此，能量飲料的咖啡因（及其他化學成分）會更快被吸收，也更快產生作用。也很可能是因為飲料中的許多成分與咖啡因交互作用，產生不同影響。牛磺酸尤其可能與咖啡因交互作用，但是相關的可靠研究並不多。

把能量飲料與酒精結合飲用也越來越流行，有些人認為，能量飲料能提高酒精令人愉悅的迷醉作用，同時降低鎮靜作用，這幾乎可以肯定是錯的。一如在酒精的章節所述，咖啡因與酒精結合並不會降低身體所受的損害，只是讓人比較不想睡而已。人覺得自己還很清醒，沒有變遲鈍時，可能以為再多喝一些也沒問題，但其實未必。一般來說，併用藥物必須特別小心，尤其是藥物之間交互作用的研究還不多的時候。把酒精和咖啡因混著喝的點子倒是創造了幾種含咖啡因的酒精飲料，當中最出名（或說最惡名昭彰）的是 Four Loko，以 23.5 盎司（約近 700 毫升）的罐裝販售，含有 12% 酒精和高劑量咖啡因，相當濃烈！事實上，這種飲料很快就獲得了「喝一罐就黑矇」的外號，在大學校園的喝酒場合變得非常流行。顯然，喝這類的飲料幾乎無關「能量」，而是與快速及持續的酒精中毒有關。然而，在傳出多起飲用者發生與攝入酒精有關的身體不適的案例之後，Four Loko 被 FDA 盯上，許多大學校園已禁止這種飲料。現在此產品已不含咖啡因，但仍含有酒精，濃度範圍介於 6-14%。

除了能量飲料之外，市場上還有許多「能量配方」，宣稱能夠提振精神且有益健康，若要細究其原理可能令人頭昏腦脹，但基本上這些配方主要是仰賴咖啡因的作用。以膠囊製劑形式販售的瓜拿納即屬於這類產品，市場上有一種 250 毫克的膠囊配方，每顆膠囊含有約 90 毫克的咖啡因（大約相當於一杯咖啡量）。瓜拿納取自一種南美洲的灌木種子，通常被稱為「本草」能量補充劑或減重輔助藥物。傳統上，亞馬遜社會在齋戒期會用來幫助人們熬過禁食。雖然曾有人認為該植物的提神作用來自其中某種特有成分，但現在已證明該成分就是咖啡因。

有些人認為運動前喝能量飲料是很好的主意。咖啡因可能有提神醒腦的作用，讓你有更強的動機去運動，卻可能加速身體脫水而降低體能表現。重要的是，千萬不要把能量飲料與運動飲料混為一談，運動飲料含有運動中及運動後身體所需的豐富電解質，並沒有咖啡因成分。下表列出能量飲料、汽水在 2006 年的咖啡因含量，如前述精品咖啡的咖啡因含量，這裡的數據也已過時，但你仍能看出，這些飲料所含的咖啡因遠遠超出你原本的認知。[04]

在能量飲料及汽水中的咖啡因含量[05]

飲料種類	每份分量（毫升）	咖啡因含量（毫克／份）
能量飲料		
紅魔鬼	255	41.8
Sobe Adrenaline Rush	250	76.7
Sobe No Fear	480	141.1
Hair of the Dog	255	無
Red Celeste	250	75.2
E Maxx.	255	73.6
Amp.	255	69.6
無糖紅牛	250	64.7
紅牛	250	66.7

KMX.	255	33.3
碳酸汽水		
可口可樂	350	29.5
健怡可口可樂	350	38.2
健怡可口可樂（萊姆口味）	350	39.6
無咖啡因健怡可口可樂	350	無
香草可口可樂	350	29.5
百事可樂	350	31.7
低卡百事可樂	350	27.4
Mountain Dew	350	45.4
Mountain Dew Live Wire	350	48.2
Dr Pepper	350	36
Diet Dr Pepper	350	33.8
Sierra Mist.	350	無
Celeste. Cola	350	19.4
雪碧	350	無
Seagram's Ginger Ale	350	無
Barq's Root Beer	350	18
Pibb Xtra	350	34.6
A&WR Root Beer	350	無
七喜	350	無

非處方藥

相當多的醫藥製劑含有咖啡因，有些含量極高。下表列出其中一些：

04 同樣的，即使這裡的數據稍嫌老舊，但仍是經過多次同儕審查的資料，而不是未經查證的訊息。

05 資料來源：the Journal of Analytical Toxicology by permission of Preston Publications

非處方藥物中的咖啡因含量

商品名	毫克
感冒藥	
Coryban- D	30
Dristan	16
Triaminicin	30
利尿劑	
Aqua- Ban	100
止痛藥	
Anacin	32
Excedrin 埃克塞德林	65
Goody's Powders	33
Midol	32
Vanquish	33
興奮劑	
Caffedrine	200
No Doz	100
Vivarin	200

巧克力

巧克力是由可可樹屬的可可樹的豆子製成，含有一種獨特的黃嘌呤，稱為可可豆鹼。一份可可飲品通常含有約 200 毫克的可可豆鹼，但這種化合物的興奮作用遠低於咖啡因。不過，巧克力也含有咖啡因，例如，一條 28 公克的 Baker 牌巧克力約含有 25 毫克的咖啡因，而一杯 150 毫升的可可，則可能含有 15-20 毫克咖啡因。一杯巧克力豆的咖啡因含量大約為 100 毫克，一顆 Awake 牌提神薄荷也含大約 100 毫克左右。另一方面，240 毫升一杯的普通巧克力牛奶通常只有不到 10 毫克的咖啡因，一顆 Hershey's 水滴巧克力也只含 1

毫克咖啡因。

關於巧克力，最後還有一項重要資訊：巧克力中可影響精神的化合物可能不只咖啡因及可可豆鹼。一份報告顯示，巧克力含有一種成分，這種成分與大腦中一種作用於內源性大麻素（cannabinoid）受體的天然化學物質相當類似（大麻的精神活性物質就是與這種受體結合）。雖然這種成分在巧克力中濃度相當低（據估計，必須吃下 11.35 公斤的巧克力，才能對 THC 受體產生相當於一劑大麻的刺激效果），但很可能補足大腦中天然的類 THC 化合物，產生微妙的影響。某些人因此推測人們吃下巧克力後有時會隱約產生愉悅及幸福感，也許與低劑量咖啡因的作用及內源性大麻素受體活化作用間的交互影響有關。

咖啡因的毒性

總體來說，健康的人適量使用咖啡因是相當安全的。咖啡因造成的不良副作用通常是胃部不適、緊張或神經過敏。隨著年齡增長，咖啡因可能造成失眠問題，因此通常須避免在下午及晚間攝取。咖啡因藥片通常劑量相當高，藉由這類藥物提神的人（如趕作業的學生和勞累的卡車司機等）可能會有嚴重的副作用。同樣要特別注意的是，儘管咖啡因可以幫你趕走睡魔，但睡眠是非常重要的生理需求，不宜長久忽視。

孩童若服用茶鹼來治療氣喘症狀，也可能因為血中茶鹼濃度過高而中毒，主要症狀是嚴重的腸胃不適及嘔吐、極度緊張。血液中茶鹼濃度一旦高到一定程度，還可能因神經系統過度興奮而導致癲癇發作。同樣要注意的是，若有其他身體狀況削弱心血管系統，如肥胖、高血壓等，使用各種會影響心臟功能的物質時，更容易出現問題。

第三章

chapter 3 | 快樂丸

088 快樂丸簡史｜**088** 真假快樂丸？｜**089** MDMA如何在人體內代謝｜**090** MDMA對大腦及身體的影響｜**091** MDMA在大腦中的作用方式｜**093** MDMA的毒性｜**095** MDMA真的有神經毒性？｜096 自我保護的方法？｜**097** MDMA替代品

快樂丸

藥物類別｜放心藥（Entactogen）。本章提及所有藥物均屬附表一藥物（由美國緝毒局認定，代表濫用性高且沒有公認的醫療價值）

藥物種類｜亞甲雙氧甲基安非他命（methylenedioxymethamphetamine, MDMA）、亞甲雙氧安非他命（methylene-dioxyamphetamine, MDA）、亞甲雙氧乙基安非他命（methylenedioxyethylamphetamine, MDE）、亞甲基雙氧甲基卡西酮（3,4-methylenedioxy-N-methylcathinone）、甲基甲基卡西酮（4-methyl methcathinone, 4 MMC）、乙基酮（3,4 亞甲基雙氧基 -N- 乙基卡西酮、丁炔酮（β-酮 -N- 甲基苯並二氧雜環丁胺）、Plephedrone（4- 氟卡西酮），Naphyrnone（萘基吡咯戊酮）

常見名稱｜搖頭丸、快樂丸、X、XTC、亞當（MDMA）、夏娃（MDE）、愛（MDA）、喵喵（4MMC，mephedrone）、bk-MDMA（M1，Methylone）

迷醉作用｜這類藥物都能提高心跳速率、血壓及體溫，並讓使用者感覺精力充沛、機敏，與使用安非他命的感覺相似（見第十二章〈興奮劑〉）。這類藥物也會抑制食欲，然而，對情緒的影響卻與安非他命相當不同：服用這類藥物的人並不會產生活力充沛的興奮感，而是一種溫暖的「同理心」，並且會讓周遭的人對用藥者產生好感。

過量及其他不良影響｜服用高劑量 MDMA 的人常形容自己出現神經過敏、磨牙等不舒服的反應。有些已知的 MDMA 致死案例，是在高溫環境下進行激烈體能活動（如銳舞派對）的同時大量服用。興奮劑過量是常見的死因，症狀包括體溫大幅上升、血壓升高及腎功能衰竭。人體及動物研究顯示，MDMA

會對血清素神經元造成長期的傷害。目前我們並不十分清楚 MDA、MDE、bk-MDMA 和 4MMC 的毒性，但病例顯示很可能與 MDMA 非常類似，也可能導致死亡。

與其他藥物併用的危險｜這類藥物與抗憂鬱藥或含有單胺氧化酶（monoamine oxidase, MAO）抑制劑、血清素回收抑制劑（serotonin-specific reuptake inhibitor, SSRIs）的非法藥物併同使用十分危險，可能引發血清素症候群（serotonin syndrome），使心跳、血壓、體溫升高至危險甚至致死的程度。

快樂丸簡史

MDMA 最初是由默克公司於 1912 年開始製造，並以某化學合成過程的中介物質之名取得專利（並非如一般所聲稱，作為抑制食欲的藥物）。直到 1950 年代，這種藥物才開始應用於臨床治療，並進行人體試驗。美國軍方在 1953 年率先對 MDMA 進行相關科學研究，但研究結果一直到 1969 年才對外公布。1960 年代，與 MDMA 相近的藥物 MDA 在吸毒圈中相當流行，但 MDMA 是在 1978 年經藥理學家沙夏‧舒爾金（Sasha Shulgin）及大衛‧尼可爾斯（Dave Nichols）合成並進行測試之後，才再度受到注意。有一群心理治療師認為，快樂丸造成的移情狀態能讓人短暫敞開心房，有助患者洞察自己的內心並互相理解，對心理治療可能有些助益。但在當時，MDMA 對心理治療的助益並沒有實現，卻因娛樂用途迅速風行於 1980 年代。MDMA 的風行引發高度關切，加上相關的毒性研究報告，促使美國藥物管制局（Drug Enforcement Administration, DEA）將 MDMA 列為一級管制藥物（不可合法作為臨床使用的藥物）。快樂丸迅速轉入地下毒品市場，在英國因為地下舞廳的銳舞派對廣為使用而流行起來，再迅速風靡美國。美國一項針對中學生進行的年度調查「監測未來研究」（Monitoring the Future Study）結果顯示，美國高中生使用 MDMA 的比例在 1996 年是 4.6%，到 2001 年攀升到 11.7%。不過，由於 MDMA 的潛在風險越來越受關注，加上積極的教育宣導及取得管道越來越少，使用量快速下降，2017 年高中生的使用率已經下降到 4.9%。

真假快樂丸？

不少物質常魚目混珠當成快樂丸販售，事實上，根據 DanceSafe 網站（2010-2015）在 2017 年進行的快樂丸檢測結果顯示，送檢的藥丸中大約有 60% 都含有至少些許 MDMA，有一半再多一些含有或多或少的 MDMA，約

有一半完全不含 MDMA。這項調查所得的仿冒藥丸比例可能比平均值來得高，應該有相當數量的藥丸就是因為使用者懷疑不是 MDMA 才送到該機構檢測。然而，可能買到不是 MDMA 的假貨反而相當好，因為有時你會買到比 MDMA 安全的東西，如咖啡因或右旋性美蘇仿（非麻醉性止咳藥），但甲基安非他命、MDA、MDE 也經常魚目混珠當成 MDMA 販售。常摻入的假冒成分包括 bk-MDMA、甲基安非他命、苄基哌嗪（Benzylpiperazine, BZP）、右旋性美蘇仿、4MMC、古柯鹼，以及 K 他命。

人們以為 Molly 是 100% 純化的 MDMA，但事實不然，同一項研究針對收集到的 Molly 樣本進行分析的結果顯示，只有約 60% 的樣本帶有 MDMA 成分，另外 40% 完全沒有——這樣的比例正好與掛名 MDMA 出售的藥丸成分百分比相同。必須謹慎使用 MDMA 和 Molly 的另一個原因，是用來混充的替代藥物很多，且不斷推陳出新。美國一項非正式研究針對在 2018 年 1 月至 2018 年 6 月間送交的藥物進行測試，結果顯示，有 80% 的藥丸多少含有些許 MDMA，但有 30% 的藥丸還帶有一種或多種其他物質，包括 MDA、3,4- 亞甲基雙氧甲基卡西酮、咖啡因、甲基硫醯基甲烷、甲基安非他命及古柯鹼。

以下討論及興奮劑、迷幻藥的章節，將打破一般「MDMA 是安全的，只有摻雜的假成分是危險的」之迷思。

MDMA 如何在人體內代謝

MDMA 等類似藥物常做成口服藥丸。非法合成的 MDMA 藥丸會有幾種不同的顏色（白色、黃色、米黃色），不過也有人把純 MDMA 粉末溶解於水中注射，或從肛門塞入。藥丸中 MDMA 的實際含量可能從 50 毫克到 200-300 毫克不等。MDMA 很容易從腸胃道吸收，並且在使用後約一小時內達到高峰濃度，藥效會持續三到六小時。其他類似藥物在體內濃度達到頂峰的時間可能或早或晚，但大致都在這個範圍內。

MDMA 對大腦及身體的影響

MDMA 使用者對服用經驗的描述相當一致。幾乎所有使用者都說 MDMA 使人具有同理心、變得直率並關心他人。也有人說 MDMA 能減輕自我防衛、恐懼、疏離感、侵略性及執念，因而提升正面情緒。

有位首次使用 MDMA 的人如此形容：「我的感覺是，這種藥丸能帶走你所有的精神官能症，帶走你的恐懼反應。你會感到直率、清白、充滿愛。我無法想像有任何人在這種藥丸的影響下還會生氣，或流露出自私、刻薄甚至防衛。你會對自己的內心有更深的洞察，這是真正的洞察，在以上感受結束後還繼續存在你的心中。這種藥不會給你任何原本並不存在的東西，這不是嗑藥產生的幻覺，你不會因此與世界失去聯繫，你還是可以拿起話筒，打電話給你母親，而她完全不會察覺。」[01]

無論對動物或人類來說，MDMA 的作用都像是安非他命與迷幻藥的綜合體。MDMA 通常不會引起明顯的幻覺，但許多人描述自己在藥物的影響下，對感官刺激的知覺被強化，對時間的知覺也被扭曲。MDMA 會使人及動物出現類似安非他命造成的過動症，及戰鬥或潰逃反應[02]（fight-or-flight response）的典型徵兆，如心跳加速、血壓升高、呼吸道平滑肌（細支氣管）擴張、瞳孔擴大，以及流向肌肉的血流量增加等。

檢測不明藥物的成分，方法之一是利用訓練過能辨識特定藥物的動物，看看是否發現該特定藥物，這稱為藥物辨識測試。當針對 MDMA 進行藥物辨識測試時，有些能辨識安非他命的動物也會辨識出含有 MDMA 的藥丸，而有些辨識 LSD 或其他迷幻藥的動物也會辨識出 MDMA。這種混淆幾乎不曾發生在其他藥物上，安非他命類藥物幾乎不曾與迷幻藥搞混。這項研究結果指出了 MDMA 對於動物行為的獨特影響。

01　資料來源：Nicholas Saunder Londson, Ecstasy and the Dance Culture, 1995（獨立出版）
02　人與動物感知到攻擊、危險事件或生命威脅時的生理反應，此反應下一系列神經及腺體受活化，使身體準備好加以對抗或逃跑，通常發於雄性。

有人描述 MDMA 能降低侵略感，而從動物實驗研究得到的結果，也印證了這個印象。MDMA 也常減少人類及動物的性行為，無論男性或女性都可能發生性高潮延遲或無法達到性高潮，不過性興奮帶來的感官愉悅並不受影響，可能還增強。對於 MDMA 是否跟古柯鹼一樣帶來愉悅感並導致上癮，目前眾說紛紜。靈長類動物會自願服用這種藥物，而從這種藥物在大腦的作用來看，MDMA 是有可能致癮的。然而，人類使用 MDMA 的典型模式與古柯鹼或安非他命完全不同，雖然人們顯然會不斷服用 MDMA，但通常只在銳舞派對等特定環境中。一般來說，MDMA 不會像古柯鹼或海洛因那樣形成必須每天服用的強迫使用，但確實也有人對 MDMA 產生耐受性，必須增量才能達到效果。一名參與焦點訪談 03 的學生表示：「用藥次數增加後，藥效帶來的感覺就不是那麼好了。而且藥效一過，感覺會變更差。」

總體而言，MDMA 營造出極不尋常的行為模式。對於 MDMA 所帶來各種正面感受的描述，與氟西汀（fluoxetin，抗憂鬱藥「百憂解 ProZac」的成分）及芬氟拉明（fenfluramine，減肥藥 Pondimin 的主要成分）的效果非常相似。這十分合理，原因正如下文所述，這三種藥物具有某些相同的生化作用。總體而言，MDMA 無法歸入其他藥物類別，因此有「放心藥」（entactogen，意指觸動內心）一詞來指稱這類藥物。

MDA 的化學結構與 MDMA 非常近似，雖然也有類似安非他命的效果，但對於情緒的影響卻完全不同。MDA 的作用更接近典型的迷幻藥。MDE 的效果則比較接近 MDMA，但沒有 MDMA 那種特性，不會使人產生移情作用。

MDMA 在大腦中的作用方式

MDMA 能夠增加突觸中單胺類神經傳導物質多巴胺、正腎上腺素（見第十二章〈興奮劑〉）以及血清素（見第四章〈迷幻藥〉）的濃度，這點便足

---

03 運用團體自由討論以獲取資訊的質性研究方式。

以解釋大部分作用。MDMA 與安非他命一樣，能向突觸大量「傾倒」這些神經傳導物質，但所能刺激釋放的神經傳導物質遠比古柯鹼還多。與安非他命不同的是，MDMA 增加血清素濃度的效果較佳。安非他命更能刺激多巴胺及正腎上腺素釋放，效果是刺激血清素分泌的十至百倍，而 MDMA 正好相反，刺激血清素的效果強過刺激多巴胺。

從 MDMA 的生化特性就可以了解這種藥物的大多數作用，包括使體溫大幅上升、上癮的可能性較低，以及攻擊性降低等，能大幅增加突觸中血清素濃度的藥物都有這些典型作用。血清素回收抑制劑（serotonin-specific reuptake inhibitor, SSRIs）如氟西汀（百憂解），由於作用機制不同，效果較為有限。MDMA 促使大量血清素釋放到突觸，使血清素濃度大增，百憂解及其他相似藥物則是抑制血清素回收，而非促進血清素釋放。也就是說，必須先有神經元釋放血清素，這類抗憂鬱藥才能發揮作用，而 MDMA 不必等待，因此能夠帶來更多血清素。

我們並不知道，上述作用是否就足以解釋 MDMA 對用藥者情緒的獨特影響，或者還有其他未知因素促使同理心及各種正向情緒產生。最近一項以人類為對象的研究顯示，MDMA 對情緒的影響大都仰賴血清素釋放，先使用血清素受體抑制藥物再服用 MDMA，感受到的情緒轉變就不像單獨服用 MDMA 那麼強烈，那是因為血清素所誘發的荷爾蒙催產素（人做出親和行為的關鍵）會調節 MDMA 的藥效。然而，安非他命衍生物芬氟拉明也能夠促進血清素釋放，部分作用與 MDMA 類似（例如降低攻擊性），但不曾有人提出這種藥物能引起 MDMA 那種情緒變化。MDMA 的作用方式仍然成謎，因為沒有其他藥物能使人達到一模一樣的狀態，而且到目前為止，我們所觀察到的神經化學作用，也都還不能完全解釋 MDMA 所有的藥效。

MDMA 的藥效也與多巴胺及正腎上腺素的作用有關，MDMA 多少有興奮作用，因此動物會主動攝取，但它們不像古柯鹼或安非他命那麼容易上癮。多巴胺也是在高溫環境下使用 MDMA 可能造成體溫升高並危及生命的幫兇，正腎上腺素則因為是交感神經系統的主要神經傳遞物質，因而與心跳和血壓的戰或逃反應有關。

MDMA 的毒性

服用高劑量 MDMA（比單一劑量的 80-120 毫克高二到四倍）不但使人不適，也可能相當危險，帶來的不良影響就如同過量服用會釋放三種單胺類神經傳導物質的藥物。有用藥者表示，增量服用 MDMA 會產生焦躁悸動及磨牙，還有交感神經系統受到過度刺激的各種典型症狀。此外，飢餓感會受到抑制，通常伴隨口乾、肌肉痙攣，有時還會噁心反胃。較高劑量的 MDMA 可能使體溫大幅上升，這是形成毒性反應的原因之一：體溫過高引發肌肉溶解及腎功能衰竭。這可能就是某些銳舞派對中的死因。在密閉空間裡長時間跳舞意謂著活動量增加、身體更易脫水，再加上藥物作用的推動，危險就發生了。對於具有潛在性心臟病風險的人，MDMA 有致命之虞，也曾引發心肌梗塞及中風的案例。不幸的是，我們很難從這些報告當中得知，到底多少劑量會產生毒性。用藥者在派對裡往往混合服用快樂丸與其他藥物，事後不大能記得自己吃了多少藥丸。就像大多數安非他命類藥物，高劑量的 MDMA 可能引發癲癇。PMA 在娛樂劑量下的毒性更強，不經意服下這種藥物的人，更容易發生危險的體溫攀升與心血管功能異常。然而，MDMA 不具毒性是種錯誤迷思。在一般用於娛樂的場合中，確實仍有過量致死的可能，但整體而言，娛樂使用造成的死亡案例相當少。直接攝取 MDMA 粉末在最近逐漸變得流行。而病例顯示，死於這種藥物形式的人，血壓通常高於服用一般娛樂用劑量的人。這表示初次使用這種形式藥物的人會不曉得自己該攝取多大的量。MDMA 粉末致死的其中一個原因，是在血壓極高的狀態下代謝速度的轉變。高血壓時，肝臟沒辦法負荷通過的藥物，使得代謝速度下降。

有些 MDMA 致死的案件，起因其實是試圖降低 MDMA 毒性。許多人試圖藉由喝下大量的水來防止 MDMA 引發的脫水及中暑症狀。一些人在短時間內攝取過多水分，稀釋了血液中的鈉濃度，這種低血鈉症可能導致頭痛、噁心、嘔吐、抽搐，在極端情況下還可能造成腦水腫及死亡。MDMA 或中暑症狀引發抗利尿激素濃度改變，可能使尿液過濃，最終導致這樣的狀況。然

而，引發低血鈉症的主要原因相當簡單：喝下太多水，超出身體補充流失體液所需。馬拉松選手等運動員也可能發生這種狀況，一項研究顯示，2002 年的波士頓馬拉松大賽中，有 22% 的女性跑者抵達終點時呈現低血鈉狀態。到底喝多少水才算太多？這取決於出汗量的多寡，而至今還沒有人針對 MDMA 使用者進行過實驗。就馬拉松選手來說，跑速緩慢且每小時喝下約 1 公升水的跑者屬於高危險群。幸運的是，低血鈉症經醫療照護通常可以恢復。

MDMA 也會導致精神或心理的問題。最常見的是服用 MDMA 幾天後出現情緒低落。這幾乎都是暫時的，但這種情緒變化的強烈程度足以被臨床診斷為輕微憂鬱症。也有些人自覺變得比較易怒或具攻擊性，重度使用者可能持續處於這種狀態，而女性又可能比男性更嚴重。也有些患者訴苦道，多次服用 MDMA 後出現恐慌症。這些問題通常都能解決，但少數人可能持續幾個月。長期、高劑量使用 MDMA 同樣也會導致妄想及類似安非他命引起的偏執型精神病分裂症，同樣的，只要停止服用 MDMA，這些症狀便會逐漸消失。

服用 MDMA 是否會留下長期影響？要了解這一點相當困難，因為大多數 MDMA 的重度使用者可能同時使用其他會影響健康及大腦功能的藥物，包括類大麻、酒精、興奮劑及麻醉藥等。最近的研究開始分辨 MDMA 和其他藥物所產生的影響，並著重於彼此的劑量關係。一些研究報告指出，大量使用 MDMA（使用達數百次）與長期焦慮、高風險行為及其他精神問題、睡眠問題，以及種種微小但重要的決策能力（思考與行為計畫）缺失有關，但我們需要進一步的研究報告，才能釐清 MDMA 在這些作用中扮演的角色。此外，越來越多研究顯示，重度使用 MDMA 確實可能導致記憶力受損，無法更新或提取記憶，而且並非其他藥物所致。搖頭圈十分熟知這種記憶力損害，因此創造了「搖頭白癡」（E-tard）這個名詞來稱呼 MDMA 的重度使用者。我們目前還不知道這類改變是否能夠恢復。科學文獻對此事的看法仍然相當分歧，不過至少有些研究顯示，停止服藥的快樂丸使用者，表現還是好過未停藥的使用者。

MDMA 真的有神經毒性？

MDMA 是否會造成血清素神經元的長期傷害，目前仍有爭議。這樣的疑慮，來自與 MDMA 相似的安非他命類血清素釋放藥物的經驗。實驗室研究顯示，能夠同時釋放多巴胺及血清素的其他藥物（如甲基安非他命），會長久改變大腦中的多巴胺或血清素神經元，或兩者都改變。在幾項動物實驗中，若在相隔很短的時間內多次讓動物攝取 MDMA，血清素神經元末端的血清素分子便會完全喪失。血清素本身、血清素載體，以及其他神經末梢的相關成分都顯著下降。這些藥物造成的傷害程度，幾乎都與劑量及時間相關，低劑量的傷害極少或沒有傷害，中等劑量則使血清素指數明顯下降，但血清素系統仍然能發揮功能，劑量太大可能會令這些神經元長達好幾個月無法釋放血清素。

MDMA 的作用與其他同類藥物相似，利用大鼠及靈長類動物進行的實驗顯示，MDMA 會造成血清素暫時流失，這不會留下真正長遠的問題，但可能造成心情低落。MDMA 也可能導致與其他安非他命類藥物相似的長期改變。一定劑量造成改變是可能稍微恢復的，然而更高劑量所造成的改變則無可挽回。另一個關於 MDMA 的爭議是，這些指標的消失究竟代表神經末梢完全消失，或者只是內容物耗盡。然而，至少我們可以確定血清素、血清素載體及主要合成酶都降到相當低。使用多少劑量 MDMA 會產生顯著的長期損傷？利用松鼠猴進行實驗的結果顯示，產生永久性傷害需要的劑量範圍，約當一個體重 68 公斤的人在四天內分次服用 350 毫克快樂丸。早先的研究方式是將藥物注射入猴子體內，但新近研究則以口服方式給藥，類似人類服用快樂丸的方式，得到的結果也類似。人類服用快樂丸的劑量，一般是一次 100 毫克。

長期服用高劑量 MDMA 的人，是否也會產生同類型的傷害？越來越多的研究顯示，答案是肯定的。一份新近審查報告檢視了大約二十起人體研究，而結果發現，服用快樂丸的人，其神經系統中血清素主要指標，如血清素載體或血清素主要代謝產物的濃度都明顯降低。我們不知道停止用藥能否恢復這

些影響，不過有些研究顯示，這是有可能的。

血清素流失會造成哪些長期影響？上述的焦慮及學習障礙是源於這類損傷嗎？目前已有報告顯示許多重度快樂丸使用者發生焦慮及易怒（具有敵意）等後遺症，由於血清素濃度增加與情緒改善有關（見第四章〈迷幻藥〉），而在某些情況下，血清素的流失與憂鬱症有關，由此推測重度使用快樂丸者將來可能產生情緒障礙是合理的。

自我保護的方法？

用藥者是否能夠採取任何措施以維持體溫並保持水分，保護自己免受MDMA 毒害？對此有人同意，也有人不同意。精明的舞客採取幾種做法來避免 MDMA 的危害，包括多喝水，使用「噴霧室」（在房間裡互相噴水，維持室內涼爽），有時甚至服用氟西汀（百憂解）來防止神經毒性，並在情緒開始低落時使用色胺酸來幫助恢復血清素濃度。這些做法是否有效？當然，如果你待在涼爽的環境中，是可以避免因為體溫過高傷及身體器官，但是對於防範神經毒性就比較有爭議了。目前已有動物實驗研究顯示，讓動物保持在低溫下，血清素神經元並不會有變化，但我們還不知道這些研究結果是否適用於人體。至於服用 SSRIs（如百憂解）是否真的有效，也同樣有爭議，這種方法只通過了動物實驗，但尚未進行人體試驗。在服用 MDMA 前使用 SSRIs類藥物，會阻止 MDMA 進入神經末稍，如此可以完全防止傷害，但也可能影響快樂丸的效果，有些使用者會在 MDMA 逐漸失去藥效時使用，而這很可能會造成問題。理論上來說，如果你在大量血清素仍四處流竄時太早服用SSRI，可能會引發血清素症候群。SSRI 類藥物就像 MDMA，能阻止神經末稍回收血清素，兩者組合使用，可能造成血清素升高，導致的危險結果就如同MDMA 服用過量，輕微者可能噁心、腹瀉、肌肉張力增高、血壓升高，情況嚴重時可能造成體溫大幅升高及死亡。目前已有單獨使用 MDMA 後發生血清素症候群的病例報告。理論上來說，MDMA 與 SSRI 結合會增加風險，然而，目前還沒有相關紀錄。

　　如今大眾越來越關注 MDMA 在臨床上可能有哪些益處的相關研究，如同本書第四章提到的迷幻藥西洛西賓一樣。臨床上使用 MDMA，尤其是搭配指導諮詢講習的情況下，能有助改善創傷後壓力症後群（PTSD）等臨床症狀，也能運用在沒有理想藥物療法的臨終諮詢當中。由於缺乏替代品，讓人們更對 MDMA 的潛力感到興趣。FDA 批准的第一階段小型試驗結果顯示，MDMA 用於臨床治療並沒有發生不良反應的危險，而以確定療效為目標的更大規模臨床試驗已經展開。在臨床治療可能採用的劑量下，MDMA 並不會產生危險作用，當然，目前既有許多已經核准的臨床藥物，如嗎啡和安非他命，在高劑量下同樣有危險，因此 MDMA 並非唯一可能產生危險副作用的藥物。這項研究的參與者多半在參與指導諮詢講習的情況下學習如何使用 MDMA，因此誤用風險極低。但相對於這些「正面因素」，還有個問題尚未解：低劑量長期使用會有不良影響嗎？主張開放臨床使用的科學家能否提供令人信服的證據，證明 MDMA 的獨特優勢更勝於其他藥物？保證安全的放心藥，會是有效的臨床藥物，還是用來治療生活日常煩惱的「補藥」？在藥物誘發的狀態下領悟到的道理和正面情緒，能夠延續到正常人生嗎？

MDMA 替代品

　　由於 MDMA 被美國（DEA）列為附表 1 藥物，因此市面上有不斷推陳出新的各式替代品，企圖作為「合法的」替代方案。其中最為人所知的是甲氧麻黃酮和 3,4- 亞甲基雙氧甲基卡西酮。3,4- 亞甲基雙氧甲基卡西酮和甲氧麻黃酮俗稱「浴鹽」（參見〈興奮劑〉章節），是具有刺激心理動作效果的卡西酮衍生物。然而，這些藥物的神經化學作用類似於 MDMA，能促進三種單胺基酸釋放，且刺激釋出的血清素多於傳統興奮劑，對行為的影響及毒性也與 MDMA 類似。這些藥物也具備獨特的「放心藥」特性，毒性模式包括因正腎上腺素造成交感神經系統興奮，還有體溫升高，以及與多巴胺、血清素釋

放相關的一連串器官衰竭。至於長期影響則尚不清楚，不過已有一些初步報告顯示這些藥物不像 MDMA 一樣會造成血清素長期下降。然而，由於目前只有少數研究報告，因此要論定其長期影響仍嫌太早。目前市面上仍不斷出現各種其他類似藥物，這些藥物能顯著誘發血清素及其他兒茶酚胺的釋放，因此有放心藥的特性。其中有些藥物包含乙基酮和丁酮，刺激釋放血清素的效率遠高於多巴胺或正腎上腺素，而其他像 4- 氟甲基卡西酮（flephedrone）和 naphyrone，神經化學特性更接近 MDMA，但這些藥物對行為的急性影響及潛在的長期影響都還沒被描述。早期動物研究顯示，要根據這些藥物釋放的正腎上腺素（能刺激交感神經系統）、多巴胺（導致濫用的可能性）和血清素（放心藥特性）的比例來預測該種藥物對行為及生理的影響並不困難，因為這些分子各有特性。

哌嗪類藥物（mCPP，TFMPP，BZP）是另一群常出現於混充 MDMA 藥丸中的藥物成分，這些藥物並不盡然與 MDMA 相似，但作用有部分雷同，因成分而異。BZP 的作用類似興奮劑：以囓齒動物進行試驗顯示能引發興奮行為，並促進釋放多巴胺及少量血清素，動物試驗結果也顯示具有成癮藥物常見的特性。TFMPP 和 mCPP 較集中於對血清素發揮作用，在實驗室中用來研究血清素的功能已行之有年，兩種藥物都能誘發釋放血清素，但也會引發類似迷幻藥作用的反應，可能是因為刺激了血清素受體。BZP 和 TFMPP 併用的作用最接近於 MDMA，單獨使用 TFMPP 或 mCPP 的作用則比 MDMA 更像迷幻藥，且可能引發嚴重焦慮、幻覺及交感神經系統興奮。重要的是要了解這些各式各樣的放心藥全部都是非法的，並在 2012 年的合成藥物濫用預防法案（Synthetic Drug Abuse Prevention Act）及管制物質類似物法案（Controlled Substances Analogue Act）中被 DEA 列為附表 1 藥物。

第四章

迷幻藥

103 迷幻藥簡史 │ **103 迷幻藥是什麼?** │ **105 迷幻藥如何在人體內代謝** │ **107 迷幻經驗：迷幻藥對大腦的影響** │ **109 迷幻藥的種類** │ 109 LSD │ 111 裸蓋菇鹼類 │ 115 其他 LSD 類迷幻藥 │ **122 迷幻藥的作用方式** │ 122 LSD、裸蓋菇素及仙人球毒鹼 │ 124 顛茄生物鹼 │ 124 PCP、K他命及右旋性美蘇仿 │ 125 墨西哥鼠尾草 │ **126 是開悟還是娛樂？** │ **127 危險與迷思** │ 127 針對迷幻藥的研究 │ 127 鑑定 │ 128 生理及精神問題 │ 129 幻覺重現 │ 130 染色體傷害 │ 130 死亡 │ 131 與其他藥物的交互作用

迷幻藥

藥物類別｜迷幻藥。本章提到的藥物，在聯邦法上幾乎全屬於附表一的藥物（由美國緝毒局認定，代表濫用性高且沒有公認的醫療價值），但例外包括以下：阿托平、東莨菪鹼、和氯胺酮擁有醫療價值，需持有醫師處方才可取得。右旋性美蘇仿不需醫師處方，但在多數州需出示年齡證明方可購買。

藥物種類｜血清素類：麥角酸二乙胺（lysergic acid diethylamide, LSD）、裸蓋菇鹼（西洛西賓 psilocybin）、仙人球毒鹼（麥斯卡林 mescaline 或佩奧特仙人掌 peyote）、二甲基色胺（dimethyltryptamine, DMT）、死藤水（ayahuasca）顛茄生物鹼類（Belladona alkaloid）：曼陀羅（Jimsonweed）、解離麻醉劑類（Dissociative anesthetic）：苯環利定（phencyclidine, PCP）、氯胺酮（ketamine，俗稱 K 他命）、右旋性美蘇仿（dextromethorphan）、鼠尾草（Salvia）

俗名｜LSD：酸、吸墨紙、加州陽光、微點、旅行、黃色陽光等。裸蓋菇鹼：boomers、迷幻蘑菇、爆炸蘑菇、魔菇。仙人球毒鹼：鈕釦、mesc、龍舌蘭、topi、佩奧特仙人球。死藤水：caapi、yage、vegetal。DMT：商業快餐。顛茄生物鹼：阿托平、東莨菪鹼、顛茄、曼陀羅、臭雜草、曼德拉草。苯環利定：PCP、天使塵、T、和平丸。K 他命：Special K、K。右旋性美蘇仿：CCC、robo、紅魔鬼、窮人的 PCP、DXM、Dex。墨西哥鼠尾草：斯卡、瑪麗亞、斯卡牧羊女。2-CB：六角、Nexus、Venus。

迷醉作用｜迷幻藥的服用經驗非常多變，即使是同一人，在不同場合服用相同的藥物，也可能有截然不同的體驗。這些體驗深受過去用藥經驗、用藥者期望以及用藥情境所影響。

低劑量所產生的輕微影響，可能包括從環境中抽離的感受、情緒波動、空間

及時間感改變，可能發生幻覺、假性幻覺及幻想。幻覺是一種虛幻的感官體驗，假性幻覺也是，但當事人知道假性幻覺是不真實的，而幻想則是對正常現實的感官扭曲。迷幻藥經驗的特性之一，就是從身體抽離的感覺，有些使用者會強烈感受到某種與神祕主義或宗教意義相關的透徹洞察。這些效果可能持續數分鐘（使用 DMT 時）或數小時（使用 LSD 時）。

各種藥物對身體的影響各不相同，但有用藥者表示服用 LSD 及類似藥物後，出現緊張、心跳加速（或減慢）、噁心、畏寒、肢體麻痺（特別是臉部和嘴唇）等症狀，有時肢體協調能力也變異常。

過量及其他不良影響｜迷幻藥應該分為兩大類：主要造成精神問題的 LSD 類藥物，以及對生理危害較大的顛茄類藥物及 PCP 類化合物。顛茄類藥物，如阿托平及東莨菪鹼，在一般劑量下就可能致命。這些藥物會刺激心臟、使體溫上升，因此對身體造成危險。當使用者因藥物而產生幻覺時，基本上已相當接近或正面臨生命危險。PCP 會導致癲癇發作、昏迷，或類似罹患精神官能症的狀態，並持續好幾天，服用高劑量則可能致死。

LSD 類迷幻藥的負面效果多半十分恐怖。最常見的是急性焦慮症及隨之而來的生理功能變化。使用者可能無法清楚判斷周遭環境，因而意外受傷，甚至自殺。例如，使用者可能會嘗試飛行而從高處跳下。實際的精神病反應較不常見，約占 1~3%，不過一旦發生，往往需要入院治療。另一個可能的問題是「幻覺重現」（flashback，或稱 hallucinogen persisting perception disorder，HPPD，意即使用迷幻藥後的知覺障礙），也就是在藥物排出身體很久後仍出現視覺混亂或其他迷幻反應。重度迷幻藥使用者比較常發生幻覺重現，有些研究調查顯示，高達 30-60% 的重度使用者曾遭遇這種問題，但形式各有不同。若以所有使用者為母數，幻覺重現的發生率則低得多（換算成百分比可能是個位數）。

最後，如同其他街頭毒品，藥頭兜售的可能不是真貨。這些化合物大多由非法且管制鬆散的實驗室製造及包裝，同時透過完全無法管制的方式流通。「買者自負」這句話在此真是再貼切不過了。

與其他藥物併用的危險│這些藥物的危險性依類別而異。最危險的組合是 PCP 類藥物與酒精或其他鎮靜劑混用，有致命的可能。服用阿托平類藥物，同時使用會刺激心血管系統或提高體溫的藥物（例如快樂丸），可能會干擾心跳節律或造成體溫升高。作用方式與安非他命相似的藥物（如仙人球毒鹼）若與興奮劑一起使用，相當危險。患有心臟疾病且正在使用升血壓藥物（如解鼻充血劑）的人，一旦服用其他提升血壓的藥，在兩種藥共同作用時相當危險。血清素類迷幻藥（如 LSD）與其他藥物併用的風險則小得多。不過，迷幻藥的效果原本就相當難以捉摸，與大麻混用（這十分常見）則更加難以預知。

迷幻藥簡史

　　比起其他藥物，迷幻藥的歷史更為悠久，也更為神祕，在植物學、化學、文化及歷史方面，都比絕大多數藥物還要複雜。世界各地許多文化的植物遺跡都清楚指出該文化曾使用迷幻藥。研究迷幻藥的學者各有偏好的「起源故事」，其中一則敘述了西伯利亞獵人發現毒蠅傘的經過，這些獵人顯然注意到吃下這種蕈類的馴鹿出現異常行為，於是決定也試看看。獵人發現毒蠅傘能造成深刻的幻覺效果，藥效之強，連食用者的尿液也帶有藥物活性，因此這種藥物可以在部落成員之間重複使用。至少有三千五百年以上歷史的印度宗教典籍《梨俱吠陀》也記載了同樣的蕈類植物，並稱此種藥物為 Soma。希臘人很早就使用迷幻藥，而新世界由於植物種類豐富，也發展出多種迷幻藥，在最早從歐亞大陸遷居南美洲的移民之間流傳甚廣。考古證據顯示，人們使用仙人球毒鹼的歷史可以追溯到數千年以前。

　　那麼，現在是哪些人在用迷幻藥，為什麼使用？就算是最普遍的 LSD，使用者也只占相當小的人口比。然而，LSD 使用率自 2012 年起已逐漸增加。根據美國藥物使用與健康調查（National Household Survey of Drug Use and Health），2016 年有 5-10% 十八歲以上的美國人表示自己曾使用 LSD。我們並沒有其他迷幻藥使用情形的精確統計數據，但大部分藥物使用者集中於相同的年齡層。最後，美洲及許多地區的原住民也出於宗教目的而使用迷幻藥。

迷幻藥是什麼？

　　迷幻藥是能夠改變思維、情緒與感知的藥物。迷幻藥（hallucinogen）一詞，衍生自拉丁文 alucinare，意思是「心神錯亂、廢話連篇」，這類藥物在高劑量下會使人逼真地感受到某件並未發生的事情，在低劑量下則會輕微地

擾亂感知、思想及情緒，但不會完整建構出不真實的事件。

迷幻藥也常稱為 psychotomimetic、psychedelic 以及 illusinogen。這些名稱讓人覺得這類藥物會誘發精神疾病或使人產生類似症狀，但這並不完全正確。迷幻藥造成的狀態其實與精神病或精神失常並不相似，雖然確實可能使容易罹患精神疾病的人產生類似症狀，但用藥體驗應與精神疾病完全不同。例如，迷幻藥引發的幻覺通常是視覺上的，而一般精神分裂症的幻覺通常是聽覺上的。然而，兩者的確有些相同之處，最近針對裸蓋菇鹼的研究發現，這種鹼的迷幻作用與精神病有某些相似之處，特別是抽離感與全知感。1950 年代後期發展出 Psychedelic 一詞來指稱「致幻」（mind-expanding）藥物，這是當時十分流行的用語，意義卻不太明確。另一個描述這類藥物的用語是entheogenic，表達對「內在之神」的追尋。這些用語都不足以完整傳達用藥體驗，多樣的描述用語反映了用藥體驗的變化萬千。

本章介紹三大類的迷幻藥，其中最為人熟知的是 LSD（或稱血清素類迷幻藥）。這類藥物的原型是麥角酸二乙胺，毒販通常將 LSD 溶液滴在吸墨紙上販售，或製成糖果、藥丸、膠囊。迷幻蘑菇及佩奧特仙人球也屬於這一類。迷幻蘑菇的藥效成分包括裸蓋菇素及裸蓋菇鹼（西洛西賓）等化合物，效果類似 LSD。佩奧特仙人掌含有仙人球毒鹼。迷幻蘑菇及迷幻仙人球通常是將植株乾燥處理，因此保有原形。作用與 LSD 類似的迷幻藥還有很多，包括二甲基色胺（DMT）及蟾毒色胺（bufotenine）。另外還有一類安非他命衍生物，作用與仙人球毒鹼相似，包括 DOM（2,5dimethoxy-4-methylphenylisopropylamine，也稱為 STP）、三甲氧基安非他命（TMA）及雙甲氧基安非他命（DMA）。這類藥物有許多衍生的變異種類，並不斷推陳出新，似乎已蔚為流行。其他非法販售的藥物包括 2C-B（4-bromo-2,5-dimethoxyphenethylamine）及其衍生物，像是最近才出現的 25I 迷幻藥（4 iodo-2,5,-dimethoxy-N-(2-methoxybenzyl)，也稱為 25I-NBOMe）苯乙胺。這些迷幻藥多以藥丸形式販售，但實際成分往往與毒販所宣稱的不一致。有一種名為死藤水的草藥茶，結合了 DMT 及駱駝蓬生物鹼（harmala alkaloids），是從南美洲引進美國，並在美國廣泛被當做靈性藥物使用。

　　迷幻藥的第二大類是顛茄生物鹼。這類藥物用於醫療已有數千年，用於儀式的歷史更為悠久，然而，最近卻開始廣泛用在娛樂用途上，因而遭到濫用。在美國，顛茄生物鹼最常見的來源是含這類成分的處方藥，或以野生曼陀羅的葉子製成的草藥茶。

　　最後一大類是解離性麻醉劑（dissociative anesthetic）、苯環利定（PCP）、氯胺酮（K他命），以及右旋性美蘇仿。氯胺酮常用作兒童的麻醉劑及獸醫手術的麻醉用藥，通常以溶液注射（醫療用途），或製成粉末（將溶液乾燥製成）。使用方式包括注射、口服溶液，或從鼻腔吸入粉末。PCP也以幾種不同形式使用：包括口服藥丸、從鼻腔吸入粉末或製成塊狀烟吸食，較罕見的方式是製成注射溶液。也有人將PCP溶液塗抹在菸草、大麻、荷蘭芹的葉子上，這種吸入方式會造成最接近精神病的奇特解離狀態[01]。右旋性美蘇仿是許多止咳糖漿和藥丸的主要成分，使用量高於一般止咳的劑量時，會產生一種獨特的解離狀態。最後，墨西哥鼠尾草是植物性迷幻藥，吸食葉片會造成強烈、短暫而且通常並不愉快的幻覺經驗。

迷幻藥如何在人體內代謝

　　原住民在宗教儀式中使用迷幻藥，方法有很多，包括泡成草藥茶、塗抹在皮膚上，甚至從鼻腔吸入。而在先進國家，迷幻藥還是以口服為主。上面列出的所有藥物都很容易讓腸胃吸收，PCP則屬例外。用藥者也會以吸入或注射方式使用迷幻藥。只有LSD的藥效夠強，用吸附在紙上的微小劑量就能發揮效果。植物性迷幻藥如仙人掌球或乾燥的迷幻蘑菇，常見的使用方式是咀嚼並吞嚥。大多數迷幻藥都是以藥丸形式服用，尤其是LSD及各種貌似LSD

---

01 無法統合認知、記憶、思維、意志等心理能力的狀態，多半因強大的社會心理壓力而起。常見症狀是脫離現實、失去某段時間的記憶等。

的藥物。

藥物從服下到發作的時間，以及藥效持續的長短，因藥物種類而異。LSD能輕易被胃及腸道吸收，並迅速進入大腦，藥效一般在服藥後的三十到六十分鐘發作。LSD 的迷幻效果通常也最持久，一般是四到六小時，偶爾可達十二小時。

最近一項針對 LSD 及其受體之間關係的研究，說明了 LSD 在人體內的漫長旅程。研究顯示，LSD 會「卡在」受體內，花好幾個小時慢慢脫離，這期間持續刺激受體。至於 LSD 幻覺重現的傳言（LSD 會殘留在脊髓液長達好幾個月）呢？那是錯誤的觀念。LSD 的幻覺重現並不是因為藏在體內的藥物突然重新出現，我們目前還不了解幻覺重現的神經生物學原理，但可以合理推測，這種現象代表大腦的某種變化在用藥經驗過後仍然存在。在本書第十三章〈大腦基礎知識〉中，我們將談到中樞神經系統能夠回想起各種類型的經驗，而幻覺重現的原因可能就在此。

仙人球毒鹼藥效持續時間可能跟 LSD 差不多，裸蓋菇鹼則通常持續二到四小時。常見的迷幻藥中，DMT 的藥效最短，服藥後十分鐘內便產生顯著效果，約三十分鐘達到顛峰，並在一小時內結束，因此這種藥物常被稱為「商業快餐」。藥物作用時間不同，來自兩種特性的差異。首先，藥物的脂溶性越強，越快進入大腦（這就是 DMT 作用迅速的原因）。其次，藥物分解的速度越慢，藥效就越長。同樣的，某些藥物的特殊化學結構也可能造成差異。某些藥物如 LSD 及仙人球毒鹼，能夠造成持久的作用，就是因為肝臟無法迅速代謝。

PCP 的化學性質常造成一些問題，因此特別需要注意。PCP 經口服則非常容易吸收，若採用吸入，在血液中濃度甚至能更快達到高峰（15-30 分鐘之內）。然而，PCP 的分解速率相當緩慢，因此藥效持續很久。PCP 主要的迷幻經驗能持續 4-6 小時，但經過 24-48 小時後，體內的藥物濃度仍然相當可觀。由於 PCP 代謝緩慢，加上有些使用者常在一天內重複使用，因此常導致服用過量及藥效持續數日。

關於如何解除藥效，有很多似是而非的傳言，在我們聽過的方法中，喝牛

奶純屬無稽之談。沒有任何簡單的方法能夠加速代謝迷幻藥，使用者只能等待藥物脫離受體，並讓肝臟及腎臟完成工作。但 PCP 是唯一的例外，在危急情況下，急診室人員可以使用藥物來增加尿液的酸性，加速腎臟排出 PCP。藥物治療（見下文）可能有助於緩解急性恐慌症狀，也有研究指出，某些藥物可以與 LSD 類的迷幻藥搶奪受刺激的受體，使迷幻藥脫離。但這些藥物並沒有廣泛的臨床使用。迷幻藥過量不像鴉片類藥物過量，目前仍然沒有快速治療的方法。

因此，務必記得，迷幻藥物一旦開始產生作用，藥效可能持續數小時。如果過程不是很愉快，除了請其他沒有受到藥效影響的同伴幫忙之外，別無他法。如果有人想要體驗任何一種迷幻藥物，安全且能提供有效協助的環境是非常重要的，因為即使是最不危險的迷幻藥物，仍可能引發問題。

迷幻經驗：迷幻藥對大腦的影響

要描述迷幻藥的用藥體驗並不容易，因為每次都非常不同，藥物的種類與劑量、服用方式、服用者的期望以及之前的使用經驗，都會有所影響。但也有一些共同的作用：藥效發生之初通常伴隨噁心感，此外則是緊張、血壓輕微升高、心跳與呼吸加快。然後，使用者通常會感覺到感官知覺輕微扭曲，主要是視覺方面。使用者會看到搖擺的圖像，物體大小失真（看起來比實際還要大或小）。

高劑量下會出現幻覺、假性幻覺或幻想，內容完全因人而異，且與周遭環境密切相關，有可能是簡單的彩色圖案（例如螺旋和方格），也可能是複雜的場景。服藥者通常會覺得脫離了自己的軀體，從外面看著自己的一舉一動。服藥者也常常出現感官混亂或聯覺現象，像是看見聲音及聽到顏色等。服藥者的時間感也會扭曲，幾分鐘時間可能漫長得如同幾小時。藥效達到高峰的使用者常描述自己獲得深刻的洞察或啟蒙，有時則感受到自己與世界合一。

有些使用者表示，這些現象會持續到藥效消失以後很長一段時間。使用者也可能產生狂喜或焦慮，藥效減弱後，用藥者常有出世的感受，並覺得相當疲累。

雖然文獻中不乏生動、古怪而有趣的經驗描述，但是將迷幻經驗描寫得最生動的，莫過於首先合成出 LSD 的化學家亞伯特·霍夫曼博士。他的報告特別可信，因為他是第一個描述此種藥物作用的人，不會受到預期心理影響。

比起現在，當時的科學家更常以自己的身體進行實驗。實驗室裡一次偶然的經驗使霍夫曼博士注意到這種藥物的強烈作用，因此刻意服用了一些，並記錄自己的用藥經驗。他在著作《LSD，我的問題兒童》中記錄了兩次用藥經驗，顯示即使在同一個人身上，LSD 也可能帶來相當不同的用藥經驗。

上週五，也就是 1943 年 4 月 16 日，因為受到一種相當煩躁的感覺影響，加上輕微的暈眩，我不得不在下午中斷實驗室的工作返家。回到家，我躺下來，進入一種宛若酩醉的莫名愉快狀態，更特別的是還有極為刺激的幻想。在夢境般的狀態中，我閉上眼（我發現陽光刺眼得令人不快），感覺到一連串接續不斷的奇幻圖像，有著奇特的形狀及萬花筒般的繽紛色彩。大約兩小時後，這狀態消失了……

暈眩與發昏的感覺變得如此強烈，我無法站直身子，不得不躺在沙發上。周遭環境以一種十分可怕的方式變化著。房間裡的所有東西都在旋轉，而熟悉的物件及家具呈現怪誕、可怕的模樣。物體不斷移動、活動，猶如受到內在的煩躁不安所驅動。住在隔壁的女士給了我一杯牛奶，我卻幾乎認不出她是誰，我整個晚上喝了超過兩公升牛奶。她不再是 R 太太，而是戴著彩色面具，惡毒、陰險的女巫。

比起外在世界的邪惡轉變，更糟糕的是我感受到的內在變化。所有我試圖行使的意志、所有試圖終結外在世界解體及自我崩解的努力，似乎都徒勞無功。惡魔侵入我，接管了我的身體、心智及靈魂。我跳起來，尖叫著，試圖掙脫束縛，但隨後又癱坐下來，無助地躺在沙發上。我所實驗的物質戰勝了我，它是惡魔，輕蔑地戰勝了我的意志。我被擔心自己會發瘋的可怕恐懼困住。我被帶到另一個世界，另一個地方，另一個時間。我的身體似乎失去感

覺、死氣沉沉，變得陌生。我要死了嗎？ 這是過渡期嗎？ 我不時覺得自己離開了身體，然後像旁觀者般，清楚地感知自己悲慘不堪的處境。[02]

迷幻藥的種類

LSD

麥角酸二乙胺（LSD）應是美國最知名也最常使用的迷幻藥，同時也是常用的迷幻藥中藥效最強的一種。目前的典型劑量是 20-80 微克，比 1960 年代的典型劑量（100-200 微克）來得低。對於沒有耐受性的人來說，這樣的劑量仍然足以產生完整的幻覺，不過也有一些經驗老道的使用者會服用多重劑量。

由於 LSD 藥效強大、容易溶解，且易於偽裝，因此經常被稀釋、溶解於液體中，再用吸墨紙吸收。其他藥物的效果都不夠強，不能用此種方式使用。然而，投機的毒販有時會以其他化合物假充 LSD 販售。美國過去市面上販售的 LSD 都在加州幾個非常小的地下實驗室製成。但如今暗網（Dark Web）已逐漸成為 LSD 和其他非法藥物的主要供應來源。

雖然 LSD 本身最早是於 1940 年代在實驗室裡合成，但是麥角酸衍生物（麥角生物鹼）的致幻效果及毒性，卻在幾千年前就為人所知。古代的墨西哥人會利用某些種類的牽牛花種子製成藥物「ololiuqui」（確切的花種尚不清楚，但幻河藤可能是其中之一）或「tlitlitzin」（來自圓萼天茄兒），這些植物含有一種類似 LSD 的化學物質，即麥角酸醯胺（lysergic acid amide）。這些植物種子的汁液，或以化學方式萃取出的迷幻藥，能產生如同 LSD 的迷幻經驗。就像大多數植物性迷幻藥，這些種子還含有其他化學物質，結合起來可能引起噁心、嘔吐及其他讓人不舒服的副作用。早在幾千年前，中東地區

02　Albert Hofmann, LSD, My Problem Child (New York: McGraw-Hill, 1980)

就因為一種名為麥角菌的真菌感染了做麵包的黑麥，造成多起中毒事件，因而發現了麥角酸化合物。這種真菌會產生一些與 LSD 類似的麥角生物鹼，以及一些氨基酸，能引起幻覺及血管收縮，進而導致壞疽、四肢受損、習慣性流產甚至死亡。麥角菌感染所引起的疾病後來被稱為「聖安東尼之火」，名字源於當時照顧中毒者的僧侶所屬的教團守護神，加上中毒者因為血管強烈收縮而造成的燒灼感。黑麥及麥角中毒直到公元紀年後才傳進歐洲，中世紀的歐洲對於這種植物製品已經相當熟悉，助產士會利用這種物質促使子宮收縮，加快分娩。

許多報告指出，LSD 的藥效發作後會帶來異常的感覺，包括麻木、肌肉無力或顫抖，還有溫和的戰鬥或潰逃反應——心跳稍微加速、血壓稍微升高、瞳孔放大。噁心是很常見的症狀。這些輕微的變化通常不足以構成危險，不過對有潛在心臟疾病的人來說，仍有一定風險。瑞士有一所研究迷幻藥對人體作用的實驗室，運用一種稱為「意識改變狀態」的量表來將迷幻經驗編碼，該量表分為三個部分：第一部分評估「極樂狀態」與「合一感經驗」，第二部分記錄包括聯覺（synesthesia）在內的各種視覺扭曲經驗，第三部分將身體的解離及失控感納入參照。所有這些作用影響最強的時間都介於 1-4 小時，大多數使用者都出現強烈的幸福感。有些針對 LSD 的動物實驗研究報告指出後期階段出現的行為活化，而有些人類使用者也表示有一種躁動的感覺。

LSD 類迷幻藥的臨床效果模式 [03]

時間	臨床效果
0-30 分鐘	頭暈、噁心、四肢無力、抽搐、焦慮
30-60 分鐘	視力模糊、視覺反差增強、看見各種圖樣、出現虛幻感、肢體不協調、說話結巴
1-4 小時	視覺效果增強、看見物體擺動、距離感變差、出現愉悅感、感覺時間變漫長
4-7 小時	上述作用逐漸消失

7-12 小時	恢復正常
後期作用	頭痛、疲倦、沉思

使用者通常很快就對 LSD 產生耐受性，也許是因為此點，加上藥物經驗造成的疲憊感常久久不散，LSD 使用者大多隔很久才會再次服藥（每週一次至每月兩次）。LSD 的耐受性很快就降低，因此通常只要停用一個星期，就足以恢復對藥物的敏感性。

裸蓋菇鹼類

迷幻蘑菇大概是美國第二常見的迷幻藥。家庭工業的風潮帶動家庭植栽套組的銷量，提升了這類藥物的知名度。然而，爆炸蘑菇的不實傳言之多，可能跟 LSD 不相上下。

用藥者所謂的爆炸蘑菇，包括某幾個屬的蕈類：裸蓋菇屬、花褶傘屬以及錐蓋傘屬。在美國最常用的菇種是墨西哥裸蓋菇及光蓋裸蓋菇。這些蘑菇含有兩種構造相近的化合物：裸蓋菇素及裸蓋菇鹼。儘管許多人認為，裸蓋菇鹼是迷幻蘑菇的活性成分，但實情可能並非如此。裸蓋菇鹼分子必須先在肝臟去除多餘的化學基（磷酸基），變成裸蓋菇素分子之後，才能夠進入大腦。儘管也有謠傳血清素或 DMT 經過磷酸化之後會變成另一種迷幻藥，能提供新的快感，但這類磷酸化的化合物實際上會減緩藥物進入大腦的速度，因此只會抑制精神藥物，而不是激發。在乾燥蘑菇及結晶化合物的白色粉末中，都能夠找到裸蓋菇鹼的成分。一般使用的劑量為 4-10 毫克（約當二到四朵光蓋裸蓋菇）。

使用蘑菇的歷史由來已久，在墨西哥及中美洲有許多蘑菇雕刻，創作年代在公元 100 年至 1400 年之間，而在瓜地馬拉中部還有一群更古老的雕像（約在公元前 500 年），一般認為是依蘑菇傘柄的形象而製，與祭拜蘑菇的儀式

03　資料彙整自 R. M. Julien, A Primer of Drug Action, 11th ed. (New York: Worth, 2008)

有關。在西班牙人到來並試圖加以杜絕之前，墨西哥一直都有使用神聖磨菇（teonanact，或稱「聖肉」）的風俗。在 1930 年代，包括戈登・瓦森（R. Gordon Wasson）、理查・舒爾斯特（Richard Schultes）在內的多位民族植物學家曾在墨西哥中部識別了近二十種當地人用於治療及宗教用途的磨菇，包括裸蓋菇屬（占多數）、錐蓋傘屬、花摺傘屬及球蓋菇屬。

裸蓋菇鹼最早是被原住民謹慎用於宗教儀式中，然後在大學生的春假及週末派對中用於娛樂消遣，接著又因為對精神的持久助益，勾起當今科學界及宗教界的興趣，因此被列為研究對象。就某方面來說，裸蓋菇鹼可以說是繞了一圈，回到原點。一般認為，這種藥物的藥效比 LSD 來得溫和，且時間更短。在低劑量時，裸蓋菇鹼帶來放鬆、身體變沉重或輕盈的簡單感受，以及某些知覺扭曲（尤其是視覺方面）。劑量較高時，會導致更多的身體知覺變化，包括頭昏眼花，舌、嘴或嘴唇發麻，發抖或出汗，噁心以及焦慮。

裸蓋菇鹼的精神作用與 LSD 類似。前述研究 LSD 的瑞士研究員曾用同樣的行為量表說明裸蓋菇鹼對人體的影響。結果跟 LSD 非常類似，不過比較溫和。1960 年代中期，一群科學家讓大學生服用 LSD、裸蓋菇鹼及 PCP，研究的紀錄正好展現了當時的人以怎樣的用語描述藥效。這群科學家出版了其中三個學生用藥經驗的逐字紀錄，以下文字摘錄自一個大四女學生描述自己接受裸蓋菇鹼實驗時的逐字記錄，（這個大學生當時不曾用過迷幻藥）。

服藥約一小時後：「當我閉上眼睛，有趣的感覺全出現了。各種色彩美麗的有趣圖像，綠色和紅色，還有咖啡色，看起來就像畢卡索的畫。門以三角形的角度打開，到處都是這些顏色……一個虛幻的世界。這一定是我的潛意識或什麼東西。當我張開眼睛，看到的景象是宿舍變暗了，彷彿有東西在外面沿著邊緣移動，有些還在扭動著。還有某個人物，其實也不是人物，是巨大的翅膀，像是老鷹，老鷹的頭，但卻是一個人的雙腳，在床的下方。現在它不見了。」

服藥大約兩小時後：「呵，呵，我不知道我是否可以跟以前那樣唱歌，但有一些花的藤蔓正在向上長，從一個點開始，好像是在球莖上，然後向上長，越過一座拱門還是什麼東西。藤蔓還長出了花，藤蔓是綠色的……我感

覺，有人正把他們的高跟鞋戳進我右手的棉花裡，但我感覺不到，那不存在。當我移動我的手，我的手非常濕。我身體的下半部，身體，嗯，我的身體彎起來了。弗洛伊德，我覺得他太過分了。喔，我正在移動，我看起來是正在移動，我只是低頭看著我的身體。我希望我有一面鏡子，我想這可能也沒辦法幫我看見……現在，我可以看到火，看起來像個鑰匙，上面還有裂痕。有一個籠子，有人打開籠門，裡面有一隻蜘蛛，但是我不會進去，我可以永遠待在這裡。這實在很愉快，慢慢地上下移動，往上、往下，往後、往前，起起伏伏，搖搖擺擺。現在我持續閉上眼睛，我看到一朵紫色的花……」[04]

用藥經驗並不一定都是快樂的，有時可能非常可怕，以下某個朋友描述的經驗就非常不愉快。

「那是深夜，我跟兩個朋友從下午就混在一起。我們都疲憊不堪，不過還是決定吃一些迷幻蘑菇。我記得藥效剛發作時，我只要閉上眼睛，眼皮後方就好像有非常巨大、色彩逼真的植物在黑暗中迅速生長，我覺得很有趣、很愉快。每一次我閉上眼睛都會發生，不過整個過程及出現的圖像卻完全不是我所能控制。」那夜稍晚，我們笨手笨腳地前往一場派對，並短暫失去意識，之後我們的朋友「躺在那裡，向黑暗望去，感覺這黑暗開始緩慢地以繞圈的方式移動著。這感覺與嚴重酒醉時的那種頭暈目眩、彷彿房間在移動的感覺不一樣。那天我沒有喝很多酒，在我的印象中，正在移動的是黑暗。我因為才昏倒過，已經感到相當不安，而黑暗在移動的感覺更是嚇人。當我瞪著黑暗看的時候，黑暗開始稍微加速旋轉，我感覺黑暗似乎朝著我移動，壓在我身上。一開始很輕微，但這種力量似乎隨著旋轉加速而逐漸增強。不久，我開始有意識地對抗這個旋轉的黑暗力量，努力把它從我的思緒推開，不讓它靠近。這過程持續著，旋轉的速度越來越快，黑暗好像決定要壓過我。再這樣下去，我會死，這樣的念頭壓倒了我。於是，我集中我所有的注意力，讓自己對抗下去，我掙扎了一段時間，但黑暗似乎以一種非常緩慢的速度制服了

04　資料來源：J. C. Pollard, Drugs and Phantasy: The Effects of LSD, Psilocybin and Sernyl on College Students (New York: Little, Brown and Co., 1965)

我。

「我記得當時還在想，黑暗要贏過我了，我就要死了。我集中我所有的意志力對抗，最後卻筋疲力盡，於是我心想，對抗是沒有用的，我應該就讓黑暗把我帶走，放棄吧。我確實放棄了，我放鬆下來，覺得至少我能平靜面對死亡。這個旋轉中的壞東西似乎進入了我的身體，在我肚子的中間，然後一切再度變得平靜及安靜，我真的以為我已經死了。過了一會兒，我記得突然感到有一道強烈的白光從我體內爆發出來，向外移動，就好像一道白色雷射光束，閃耀著，穿過我皮膚的每個毛孔。後來，我記得我把這個經驗解讀為我對死亡的恐懼及掙扎。不過，在事情發生的當下，我其實比我所能記得的還要恐懼。」

有關迷幻蘑菇的注意事項 ｜裸蓋菇鹼蘑菇並不是唯一能影響心智的蘑菇，不過卻是北美洲唯一廣泛使用的蘑菇。其他有迷幻作用的蘑菇可能相當危險，我們在本章開頭提到的毒蠅傘就含有一些令人產生幻覺的化合物，包括蠅蕈醇及鵝膏蕈氨酸，這些化合物能引起明顯的中毒症狀，包括說話含糊不清、肢體不協調以及噁心等，且經常會嘔吐。過了這個階段之後，接下來是朦朧（或昏昏欲睡）的狀態，然後就是強烈的迷幻經驗。然而，毒蠅傘還含有毒蕈鹼，能刺激體內的乙醯膽鹼受體，這種化合物的作用類似副交感神經系統受到刺激，能造成大量的唾液分泌、噁心、嘔吐、支氣管痙攣，並降低心跳率，使血壓大幅降低。雖然毒蕈鹼的藥效通常很溫和，但上述的最後兩種作用，理論上可能導致休克及死亡。毒蠅傘鮮少用於娛樂用途，因為用藥經驗往往並不愉悅，且這種蘑菇也不是很普及。

對西洛西賓致幻特性及治療潛力的基礎科學研究目前正捲土重來，瑞士科學家沃倫威德（Franz Vollenweider）運用量表，對西洛西賓對行為的影響進行量化研究，證實了 5-HT2 受體在迷幻作用中扮演的角色（見下文），並對正處於藥物迷醉作用下的受試者進行腦部掃描。美國的葛里弗（Roland Griffiths）研究了西洛西賓對某些臨床狀況的功效，例如臨終照護、創傷後症候群以及偏頭痛的治療，實驗室研究也正在進行中。這些研究確定了能產生顯著效果

的劑量範圍（20-30 毫克），受試者也表示用藥後感受到持續的透徹洞察。這些都是過去數十年來美國首度展開的研究，設計了嚴謹的實驗對照，受試者含括致幻劑的使用者和非使用者，且發表於經過同儕審查的科學文獻中。這些研究多半報導該藥物對於 PTSD 患者及需要安寧照護的癌症患者能有重要助益，沒有重大不良反應。大多數研究人員在以迷幻藥進行治療期間都會透過訓練有素的心理學家進行藥物前諮詢及監督，他們也建議未來在臨床上使用致幻劑時應該採取這種策略。對於憂鬱症和創傷後症候群的治療，LSD 已展現相當潛力，相較於此，偏頭痛不太可能列入 LSD 的臨床治療目標。沒有致幻作用的 LSD 藥物變體也能發揮相同效用，該研究或許也指出了未來對這類疾病的治療方法。

其他 LSD 類迷幻藥

■ DMT

　　DMT（商務快餐）是北美常見的血清素類迷幻藥。這種化合物最初來自大果柯拉豆樹（Anadenanthera peregrina，有時也指 Piptadenia peregrina）的種子，這種植物生長在南美洲的北部及中部，南部也有相近的品種。南美洲的原住民部落很早就把這種植物製成從鼻腔吸入的迷幻藥，稱為 yopo 或 cohoba。不過，目前最常見到的是純化的化合物，沖泡成茶湯或與大麻一起使用，方式是先將大麻葉泡在 DMT 的溶液中，乾燥後當成菸來吸。這種藥物的藥效作用相當迅速，整段用藥經驗從發展到結束不到一個小時。或許也是因為藥效非常快速，DMT 比 LSD 更常引發焦慮症，但兩者帶來的用藥經驗基本上非常相似。

　　某些蟾蜍（包括科羅拉多河蟾蜍）的皮膚含有別種血清素衍生化合物，如 5 - 甲氧基二甲基色胺（5-MeO-DMT，臺灣俗稱「勾妹喔」、「媚藥」）或蟾毒色胺。美洲原住民很早就懂得擠壓蟾蜍背上的腺體來取得這些迷幻藥，然後吸食或口服，這種老伎倆現在再度流行起來，連華爾街日報都有報導。這種藥物的藥效非常短暫，副作用比大多數的迷幻藥都還要糟糕，包括血壓升

高、心跳加速、視力模糊、肌肉抽筋及暫時的癱瘓。這些副作用主要來自蟾毒色胺，某些生長在加勒比海地區、中美洲及南美洲（在南美洲為 Piptadenia peregrina）的樹木種子也含有相同的化合物。當地原住民用這些種子的粉末製作從鼻腔吸入的迷幻藥粉，這些粉末也是巫術粉末的成分之一。

■ 仙人球毒鹼

仙人掌毒鹼也是墨西哥原住民使用了數千年的迷幻藥，北美洲的原住民部落也有使用仙人掌毒鹼的歷史。在美國，這種迷幻藥通常來自一種生長在墨西哥西北部的仙人掌：威廉斯仙人球（Lophophora williamsii，或稱烏羽玉），這種植物含有迷幻成分麥斯卡林（mescaline）及許多化合物。這種迷幻藥通常是以乾燥的「仙人球」形式使用，不過也有其他形式，如粉末或茶。迷幻仙人球也可以吸食，但通常是以不咀嚼直接吞下的方式服用，其活性成分會被胃及小腸吸收。其他某些種類的仙人掌也能製成迷幻藥，包括生長在安第斯山脈的聖佩德羅仙人掌（Trichocereus pachanoi）。

仙人球毒鹼的化學結構與 LSD 或裸蓋菇鹼等血清素類迷幻藥不大相似，倒比較像安非他命，對人體的作用也比較類似安非他命，包括使瞳孔放大、心跳加快、血壓升高。但令人意外的是，根據儀式使用者及娛樂性用藥者描述，仙人球毒鹼對心智的影響反而與 LSD 相似，噁心及嘔吐都是常見症狀，尤其在服用不久後。用藥者吃下一些仙人球後，通常會覺得對影像的感受更加敏感，看到絢麗的色彩，接著是幾何圖案，有時還會看到人及動物的圖像。對時間及空間的感知則受到扭曲。就如同 LSD，仙人球毒鹼會扭曲用藥者對時間及空間的感知，有時也會使用藥者覺得彷彿脫離了自己的身體。吃下純化的仙人球毒鹼及直接食用仙人球，產生的效果相似，但不會完全相同，因為仙人球中至少還有其他三十種化合物。

在一些原住民部落中，如墨西哥的惠丘爾（Huichol），巫師在儀式中使用這種仙人球的風俗一直持續到近代，並在十九世紀末期傳入北美的原住民部落。而後，一些美國的原住民教堂又把這種部落儀式使用的迷幻藥結合到基督教儀式中。在教堂及宗教儀式中使用仙人球是受到美國憲法第一修正案及

1993 年《恢復宗教自由法》所保護的。後者規定，政府只有在「能夠促進重大且迫切的政府利益，且採用約束最少的方法來促進該利益」時，才能夠限制人們行使宗教自由。雖然在 1997 年，美國最高法院宣布 1993 年所制訂的這項法案違反美國憲法，之後還是有一些州制訂了宗教保護法案代替聯邦法律不再提供的宗教保護。

■「設計」仙人球毒鹼類藥物

許多經人們刻意改變結構的仙人球毒鹼變異產物，最初都是在仙人球毒鹼的化學研究過程中「設計」出來的。這些化學名稱就像餐桌上的字母湯：DOM（2, 5 dimethoxy-4-methylphenyl isopropylamine，又名 STP）、MDA、DMA、MDMA（或稱快樂丸）。這些藥物的效果都不如仙人球毒鹼明確，且除了幻覺之外，也產生類似安非他命的強烈藥效，毒性往往比仙人球毒鹼強，因此目前在街頭上也比較少見。不過，2CB、25I 迷幻藥等藥物反倒越來越容易取得。這類藥物的毒性很強，可能致死，或許是其興奮劑的特性所導致。快樂丸的藥效比較獨特，因此另闢專章討論。

肉豆蔻核仁及肉豆蔻皮也是值得一提的仙人球毒鹼類迷幻藥。如果能夠克服肉豆蔻核仁的嗆人氣味，吃下幾茶匙，有可能進入非常輕微的幻覺狀態，包括知覺扭曲、愉悅感，有時會有輕微的視幻及虛幻的感覺。肉豆蔻核仁與肉豆蔻皮的活性成分為肉豆蔻醚及欖香脂素，這些化合物的結構有點像仙人球毒鹼，迷幻作用非常弱，足以影響知覺的劑量也會導致不愉快的副作用，包括嘔吐、噁心及焦躁悸動。此外，藥效過後還有嗜睡或虛幻感等後遺症，可能持續到第二天。

■ 死藤水

死藤水（又名 caapi、yage、vegetal）是一種以植物為基本原料的迷幻藥，由各種植物製品混製而成，供使用者飲用。儘管配方各不相同，但最重要的成分是卡皮藤（Banisteriopsis caapi）的樹皮及綠九節木（Psychotria viridis）的葉子。這種組合飲料的活性成分是 β-咔啉類（beta carboline）的哈爾明鹼、駱

駝蓬鹼，以及 DMT（見上文）。這種組合能造成劇烈的噁心及嘔吐、持續一段時間的焦慮或恐懼，接下來是強烈的幻覺及解離經驗。幻覺主要是視覺方面的，不過使用者也表示感官刺激變得更加敏感。使用者也常經歷迷幻藥帶來的解離經驗，並產生深刻的洞察感，這樣的經驗會持續數個小時。

理查・舒爾茲等民族植物學家都記錄了亞馬遜原住民使用這種藥物的情形，這可能已經有好幾百年歷史。垮世代作家威廉・布洛斯在《麻藥書簡》（The Yage Letters）中記錄自己使用這種藥物的經驗，而 1960 年代的美國則透過卡羅斯・卡斯塔尼達的《巫師唐望的教誨》來認識這種藥物。過去，南美洲原住民巫師經常把死藤水應用在各種巫術中，包括治療及占卜。南美洲的宗教團體如 União do Vegetal 及 Santo Daime 等讓這盛極一時的死藤水捲土重來，並將之傳到美國。跟許多迷幻藥不同的是，死藤水幾乎從未用於娛樂用途，主要是運用藥效來輔助自我洞察及啟蒙。2006 年，美國決議合法化宗教用死藤水。美國藥物管制局將 DMT 列為附表一藥物，但對於含有此迷幻物質的植物管制則比較不明確。

■ 墨西哥鼠尾草

墨西哥印第安人把一種稱為墨西哥鼠尾草的植物（薄荷家族中罕見的一員）用在各種宗教目的上，這種植物在美國引起某些人的好奇，主要是因為還未列為非法藥物。印第安人咀嚼鼠尾草的葉子，但在美國通常是將葉子捲成菸吸入。墨西哥鼠尾草會造成劇烈的幻覺經驗，持續大約一小時，有時會不甚愉快。使用者報告道，墨西哥鼠尾草帶來的經驗相當獨特，既不像 LSD 也不像其他迷幻藥。墨西哥鼠尾草的活性成分可能是一種稱為丹酚 A（Salvinorin A）的化合物，引發幻覺的效果僅次於 LSD，吸食 200-500 微克就足以產生幻覺。

■ 顛茄生物鹼類

顛茄生物鹼是一群能影響中樞神經系統的植物性化合物。顛茄生物鹼的主要的來源是曼陀羅及其他相近的茄科植物。曼陀羅的英文名稱為 Jimsonweed，源

自一起維吉尼亞州殖民地詹姆斯鎮（Jamestown）的著名中毒事件。當時的人不清楚新大陸有哪些植物可以食用，誤將曼陀羅的葉子混入沙拉，引起嚴重的中毒。這種植物因而被稱為詹姆斯鎮雜草（Jamestown weed），後來便訛化為 Jimsonweed。曼陀羅植株的任何部分都可製成茶飲用，也可單獨嚼食種子，在非常高的劑量下，能造成一種奇特的睡夢狀態。這種藥物會導致失憶，大多數使用者不會記得藥效發作時的經驗。攝取量高到足以導致這種精神狀態時，也會對心跳、呼吸及體溫產生危險的影響。

曼陀羅的活性成分是顛茄生物鹼中的阿托平及東莨菪鹼。阿托平主要影響大腦以外的器官，在低劑量使用時，這種化合物或類似藥物可用來治療氣喘及胃部不適，也能治療某些眼疾。然而，高劑量使用可能致死。會強烈影響思考及感知的，則是東莨菪鹼。與阿托平不同的是，東莨菪鹼能輕易進入大腦，這也是曼陀羅影響使用者行為的主因。

顛茄生物鹼的效用，類似於將副交感神經系統完全關閉，造成口乾、瞳孔放大、心跳加速、支氣管擴張、消化速度減緩。這類藥物也會影響大腦中負責調控體溫的區域，可能使體溫上升到危險的程度。最後，顛茄生物鹼能阻斷神經傳導物質乙醯膽鹼的某種受體，而這種受體在記憶中占有重要地位，因此使用者往往不會記得藥效發作時的情形。

這些化合物及相關物質也存在於顛茄及毒參茄等植物中，若使用得宜，是重要且有效的藥物。這些植物在許多文化中也用在占卜等宗教用途上。也有青少年用在娛樂上，卻因為不清楚藥性而導致相關醫療案例增加，甚至偶有死亡案例。毒參茄也用作草本藥的藥方成分，曾造成意外中毒。

顛茄生物鹼類的作用與血清素類迷幻藥大不相同。前者會引發奇特的譫妄狀態，但使用者只會記得自己作了場奇怪的夢，在這些夢境中，通常有飛行的感覺。

人類使用這些化合物的歷史悠久，不僅作為迷幻藥，也常當毒藥使用。顛茄（belladonna）一詞也有「美麗的女人」之意，因為中世紀的女人會用顛茄來放大眼睛瞳孔，以求看起來更美麗，故有此名。據說在基督教信仰興起之初，歐洲及歐亞大陸信奉女性神靈的術士也使用這些藥物，早期教會稱這

些藥物的使用者為「女巫」。這些化合物在當時是用於醫藥上，而女巫騎掃帚的著名傳聞，可能便源於施藥者從陰道施用藥物以治療婦科疾病。最近有新聞報導，在哥倫比亞及泰國有不肖分子以「burun dunga」對遊客下藥，這是植物製成的飲料，含有能造成解離狀態的東莨菪鹼，受害人不會記得事發經過，這也顯示人類對這些植物的使用仍歷久不衰。幸好，雖然美國也有「burun dunga」的毒害傳聞，但都沒有獲得證實。

■ 苯環利定（PCP）及氯胺酮（K他命）：迷幻麻醉藥

PCP（又稱天使塵、Love Boat）向來惡名昭彰，這其來有自。PCP 及氯胺酮最初是作為全身麻醉劑販售，商品名稱為「Sernyl」及「克太拉 Ketalar」。除非病人也服用煩寧等鎮靜藥物來抑制幻覺產生，否則醫生不再用於人體。目前，氯胺酮主要用作動物的麻醉劑，只有在為了避免麻醉抑制心臟功能時，才會用於人體。市售 PCP 有許多形式，例如像快克（crack）一樣製成塊狀、注入大麻菸中、製成白色粉末或藥丸等，攝取方式包括吸食、口服、鼻腔吸入或靜脈注射。一劑 PCP 的主要藥效可持續四到六小時，不過整體藥效可維持兩天。氯胺酮的來源大多是醫療院所，使用時通常採取注射方式，或將溶液製成乾粉從鼻腔吸入。

PCP 和氯胺酮是本書所討論藥物中最複雜的一類，會對大腦活動產生許多作用。服用 PCP 可能產生類似喝醉且同時服用安非他命及迷幻藥的狀態。用藥者追求的往往是刺激與吸食安非他命般的興奮感。PCP 的許多不良副作用也與安非他命相似，如造成血壓及體溫升高。PCP 也會造成一種「酒醉」狀態，特點是協調性變差、口齒不清及嗜睡。人體在 PCP 作用下，對疼痛可能變得比較不敏感。最後，服用較高劑量的 PCP 會導致解離狀態，此時用藥者似乎與所處的環境完全脫節。常有觀察報告指出，受 PCP 藥效影響的人往往眼神空洞，似乎完全抽離周遭環境。

不難想像這些人常在事後發現自己因為違規或犯法而惹上麻煩。PCP 會讓用藥者駕駛技術變差，判斷力減弱，對身旁環境毫不注意，對疼痛不敏感。這讓用藥者有時看來就像用藥成癮，甚至有暴力傾向，許多不明就裡的人因

此將之歸咎於藥物濫用。以 PCP 的情況來看，這種刻板印象不是完全沒有道理，很少有其他藥物會讓人呈現如此抽離、凶狠好鬥及激動不安的狀態，這也令急診救治變得更加困難。高劑量 PCP 會造成肌肉僵硬及全身麻痺，極高劑量則可能導致昏迷、抽搐、呼吸困難、體溫過高及超高血壓。

氯胺酮不像 PCP 那麼惡名昭彰，也許是因為作用雖然有些類似 PCP，但刺激比較不明顯。只要服用低劑量的氯胺酮，就能達到酩醉狀態，用藥者會有一點呆滯及不協調，但較為和善。劑量較高時，酩醉狀態、解離感與身體不協調的情況會變得更加嚴重，有些人用「掉進 K 洞裡」來形容這種脫離現實的感覺。也有用藥者提到靈魂出竅及瀕死經驗，這種解離狀態可能與 PCP 非常相似。PCP 及氯胺酮都會導致失憶，使用者往往無法清楚記得藥效發作的情形。

令人訝異的是，一劑 K 他命竟能快速緩解憂鬱症狀，這使人們再度燃起在臨床上使用此藥物的興趣。K 他命的效果可持續數天至數星期，但仍需要一再投藥。這樣的治療必須在醫院進行，因為為了達到抗憂鬱的效果，必須服用的 K 他命劑量可能導致解離症狀，危害自身安全。儘管如此，K 他命作為抗憂鬱藥物的效果仍讓研究圈感到振奮，並開始積極尋找更安全的替代方案。

■ 右旋性美蘇仿

右旋性美蘇仿是許多非處方咳嗽藥的主要成分，適量使用（1-2 茶匙）能減緩咳嗽，且沒什麼副作用。但右旋性美蘇仿的結構與 PCP 及氯胺酮非常相似，因此腦筋轉得快的用藥者（通常是青少年）發現只要喝下大劑量（相當於一整瓶，約 300 毫升）止咳糖漿或吞下 10-60 顆含右旋性美蘇仿的藥物，便能夠產生輕微的解離狀態。輕微過量（吃下 10 顆左右）的反應較溫和，但若吞下大量藥丸（60 顆），便可能導致嚴重的幻覺和解離症狀。有病例顯示，服用高劑量右旋性美蘇仿會產生精神病行為。新近研究證實，右旋美蘇仿的藥效確實與 K 他命類似。右旋性美蘇仿也被做成假快樂丸出售，是常見的 MDMA 替代品。用藥劑量達到中毒程度時會導致精神錯亂、失去方向感、體溫升高、高血壓、嘔吐或噁心。有些用藥人養成了長期服用的習慣，不過目

前沒有科學文獻指出右旋性美蘇仿有耐受性、依賴性或成癮性。雖然具有以上毒性，但致死劑量遠高於一般娛樂用劑量（大約兩倍以上）。然而，止咳糖漿的其他成分可能會增加毒性。止咳糖漿若含有緩解充血的成分，可能令使用者血壓飆升。某些含 DXM 和抗組織胺藥的止咳糖漿，可能會產生類似血清素症候的毒性。大量攝取（吃下 30-60 顆藥丸）含有乙醯氨基酚的止咳糖漿，則可能危害肝臟。DXM 雖然不合法，但大多數的州都有限制十八歲以下者不得購買。這項限制使毒物中心收到的通報案例自 2015 年達到頂峰之後，逐漸下降。

迷幻藥的作用方式

神經科學家對迷幻藥的了解，遠不及其他多數精神藥物，部分原因在於研究幻覺必須用人體來實驗才能得到最準確的結果。沒有人會為了釐清藥物作用在哪個重點部位上而自願擔任腦病變研究的受試者，不過活體人腦的影像學檢查倒是幫了一些忙。除此之外，我們確實也從動物實驗得到許多神經傳導系統的資訊。由於迷幻藥種類繁多，因此可以預期引發幻覺的神經化學途徑不會只有一種，而且每種藥物因為作用機制各異，產生的狀態也多少有些不同。

LSD、裸蓋菇素及仙人球毒鹼

自從 1940 年代科學家首度提出 LSD、裸蓋菇素與血清素在化學結構上的相似之處後，LSD 等藥物的作用機制與血清素（即 5- 羥色胺，5HT）有關便成了重要假設。不過，從最初的假設走到以分子結構觀點了解藥物作用，卻是漫長而曲折的過程。血清素是重要的神經傳導物質，有助於規律睡眠、調節情緒與行為、維持正常體溫及內分泌狀態，可能也有助於減少癲癇發作。能

夠全面增強血清素作用的藥物，對於治療憂鬱症及抑制暴飲暴食也相當有用。那麼，這些藥物是如何對知覺產生奇妙影響，卻又不干擾血清素的其他作用？

　　迷幻藥之所以不易了解，部分原因在於科學家使用 LSD 來進行研究。早期的試驗系統設計都包含大腦以外的器官，舉例來說，血清素能使蛤蜊的心跳加速，因此蛤蜊心臟常見於早期的試驗系統。科學家以細線懸吊蛤蜊心臟，線的一端與筆相連，心臟肌肉收縮就會牽動筆，而血清素滴上心臟時，心臟便會收縮。由於 LSD 能抑制血清素作用於心臟及其他試驗系統中的器官，因此多年來人們一直認為，迷幻藥是透過抑制血清素來發揮作用，而日後科學家有能力對大腦血清素的作用進行更精細的試驗，所得的結果似乎也支持這項觀點。科學家測量血清素神經元的活化率，顯示 LSD 能抑制神經元活化。然而，這項觀察不全然正確，因為血清素神經元受到如此強烈的抑制，其他需要血清素的身體機制應該也會受影響，但 LSD 並未造成這樣的影響。此外，以仙人球毒鹼進行的相同試驗並未得到相同結果。不過仙人球毒鹼的結構與血清素並不相似（這點與其他藥物不同），因此科學家假設，仙人球毒鹼的作用方式不同。

　　想要了解這些藥物如何影響血清素，科學家必須先找到血清素能夠啟動不同受體的證據。事實證明，血清素受體主要分為兩大群（血清素第一型受體及血清素第二型受體）。有關 LSD 作用的問題，至此得到合理解釋。LSD 對這兩種類型的受體都能產生作用，但卻是阻斷其中一種，刺激另一種。事實證明，受 LSD 刺激的受體（第二型）是產生迷幻作用的關鍵。到目前為止，每個經實驗測試能刺激第二型受體的藥物都會引發幻覺。我們不知道背後的原因，但相當確定的是，刺激這些受體確實能夠達到效果。這些受體大多分布在大腦皮層，正是我們認為迷幻藥發揮主要作用的區域。

　　血清素神經元真正教人驚奇之處在於受體。上文我們提到兩組血清素受體，其實有一點過於簡化。我們目前已經辨識出至少十三種血清素受體，其中某些受體似乎對行為有相當特殊的影響，而只有一種能夠引發幻覺。這 13 種受體可以區分成幾大類別（1-7），每一類別可再細分。基本上所有類血清素致幻劑都是兩種 5-HT2 亞型受體（5-HT2a 和 5-HT2c）的促進劑，研究人員

認為其致幻作用是透過刺激 5-HT2a 所引起。到目前為止，每一種能刺激血清素 -2a 受體的受試藥物都能引發幻覺，雖然還不知道作用機制，但非常肯定的是，藉由刺激這些受體能引發幻覺。這些受體大多位於大腦皮質層，我們認為這是藥物的主要作用區域。5-HT2a 受體密度最高的區域正好與處理視覺刺激有關，這與藥物帶來戲劇性視覺效果的結果相符，針對大腦該區域神經活動的研究也開始深入探討視覺幻象形成機制。

目前血清素藥物的奧妙仍留有未解之謎，那就是能夠提高突觸中血清素含量的抗憂鬱藥物通常不會引起幻覺（關於突觸，請見第十三章〈大腦基礎知識〉）。這類藥物會增加大腦各區域的血清素，包括血清素 2C 受體所在的部位，儘管曾有患者在服用其中一種藥物後出現幻覺（此事相當罕見），當血清素 2C 受體所受的刺激與其他血清素系統達到平衡時，通常都不會產生迷幻效果。

顛茄生物鹼

顛茄生物鹼的作用機制與其他藥物完全不同，能引起不同迷幻狀態的原因或許也正在此。這類藥物藉由阻斷乙醯膽鹼的某種受體來發揮作用，乙醯膽鹼是神經刺激肌肉、帶動肢體活動的神經傳導物質，而尼古丁與這種神經傳導物質有些相似。乙醯膽鹼的受體分為兩類：一類會受到尼古丁刺激，另一類則能減緩心跳，且可能有助記憶形成。後者稱為毒蕈鹼受體，因為研究人員發現毒蠅傘中的毒蕈鹼能刺激這種受體。我們將在第八章〈尼古丁〉中詳述。

PCP、K 他命及右旋性美蘇仿

這三種藥物都能夠阻斷神經傳導物質谷氨酸對某種受體的作用，不過 PCP 及氯胺酮的效果遠比右旋性美蘇仿來得強。無論在娛樂使用或醫療用途的麻醉使用中，這些藥物的大部分藥效（包括與自我身體或環境的疏離感）都來

自這種阻斷作用。當人們發現這些藥物能治療中風造成的腦病變時，曾因此燃起希望，藥物帶來的解離現象卻讓這個希望破滅。在臨床試驗中，接受這些藥物的患者會產生幻覺。不難想像身罹重病的患者在醫院醒來時，還要憂心自己的幻覺是中風所引起還是藥物作用，確實相當可怕。

PCP 的作用與安非他命相似，氯胺酮則有少部分作用與安非他命相似，這些藥物都能釋放神經傳導物質多巴胺，這正是吸食 PCP 的人神經局部活化的原因。科學家一度認為這兩種藥物會直接影響多巴胺神經元，現在則認為 PCP 的作用機制是阻斷谷氨酸的受體。兩種作用機制都會產生愉悅感，因此這兩種藥物都有點容易上癮。

這些藥物也能降低疼痛感，效果則強弱有別，作用機制應在於阻斷 NMDA 受體。但這些藥物也可能活化一群稱為 sigma 的受體，啟動這些受體將帶來許多影響，包括引起幻覺及失去疼痛感。這些受體曾被歸類為鴉片類受體，如今則否，我們還不知道這些受體對調節正常大腦功能有何貢獻。這個受體系統近年來受到越來越多關注，因為研究人員發現，專門刺激這個受體系統的藥物能夠引發幻覺，卻不影響其他鴉片受體系統。右旋性美蘇仿對這種受體也有微弱的刺激作用，這可能也影響了該藥物的藥效。

最能夠選擇性作用的藥物通常也最實用，但 PCP、氯胺酮、右旋性美蘇仿正好相反，因此並不理想。這些藥物阻斷大腦中主要神經傳導物質的作用，而這些神經傳導物質也能活化其他神經元，因此這些藥物會影響許多重要的大腦功能。

墨西哥鼠尾草

最後，墨西哥鼠尾草具有獨特的作用機制。其活性成分可能是丹酚 A，而針對丹酚 A 的研究顯示，這種成分的作用很像 kappa 鴉片受體的致效劑。Kappa 鴉片受體活化會造成煩躁不安，而非興奮（見第九章〈鴉片類藥物〉）。這能解釋大多數使用者之所以出現興奮感消減及必須持續用藥的原因，它確實也開啟了另一個、有關於這些受體在幻覺當中扮演之作用的嶄新研究領域，因

為這是人們發現鼠尾草的生化特性前不曾想過的部分。

是開悟還是娛樂？

原住民使用迷幻藥的場合大多受到部族文化嚴格約束，只能用於治療、開悟（enlightenment）或占卜等儀式，且通常只有某些特定人士才能使用。

迷幻藥的用途是否從滿足靈性的目的逐漸演變成當代社會的娛樂消遣與濫用？如果你和用藥的大學生聊起這件事，他們會給你各式各樣的理由。有些人明確而單純地追求新奇與刺激，然而，從習慣性用藥及重度用藥者的訪談中，你會發現有相當比例的用藥者是為了尋求開悟。他們覺得從自己的肉體抽離，可以得到許多啟示。

追求新奇與尋求開悟的用藥者之間，差別可能只在於如何表達用藥經驗。例如，許多使用者表示在藥效作用下感受到自我邊界的消融，像是坐在地上，感覺身體與地面之間已沒有界線。這樣的感覺可以想成身體被地球吸入的刺激感或不安感，也可以想成與地球母親「合一」的平靜感。

提莫西・李瑞博士（1920-1996）提供了看待 LSD 的不同角度，他原本是哈佛大學教授，以傳統學術方式研究迷幻藥可能的醫療用途，但研究對象告訴他的故事，讓他確信 LSD 具有相當高的心靈價值。他因為倡導解除 LSD 的管制而成名，同時也失去哈佛教職。如今，李瑞博士所提出的 LSD 可使人「打開心扉、同流、脫出」（turn on, tune in, drop out）的口號，反而比他的研究成果還要出名。

現在的社會氛圍越來越能夠接受將精神藥物用於醫療，或用來「改善健康狀況」，有越來越多的消費者認可 LSD 的這些功能。就連文化圈的大人物賈伯斯也推崇 LSD，表示這種藥物讓他在工作上更有創意和遠見。此外還有許多關於服用「極小量」LSD，用以改善健康狀況、工作效率和創造力的討論。許多具有開創性的研究員也積極實驗，探索服用極小量迷幻藥，使人陷入近

乎迷幻狀態，對人類健康有何益處。

對 LSD 倡導者來說很不幸的是，他們的主張挑戰了這類藥物的非法性，而大多數美國人仍傾向管制這類藥物。

危險與迷思

針對迷幻藥的研究

我們希望駁斥一個不實說法，那就是目前對於迷幻藥還沒有任何可靠的科學研究，在美國和歐洲都可合法進行迷幻藥研究（包括 LSD）。但無可否認，迷幻藥的研究史豐富而多彩，卻不完全可信，因為其中包括了軍方對不知情受試者施行的各種實驗，乃至 1960 年代李瑞博士盲目的自我實驗。然而近年來，可信的生物醫學研究人員進行的研究日漸增加，主題包括從迷幻經驗探討精神疾病，以及這些藥物具有怎樣的特定機制，為何長久以來能夠持續影響宗教的覺察。

鑑定

使用者可能永遠無法確知自己所服的是哪種迷幻藥。吸附在吸墨紙上的製劑最有可能是貨真價實的 LSD，因為其他迷幻藥的效力都不足以讓用藥者以這種方式吸服，而以藥丸／膠囊／粉末形式販售的迷幻藥，成分可能是其他物質或多種物質的組合。研究人員把自承因 LSD 中毒而送醫的患者血液拿來分析，發現在都會地區，認為自己服用的是 LSD 的中毒者之中，只有大約 50% 的血液樣本真正驗出 LSD。此外，任何由非法實驗室合成的藥物，都可能因為化學合成過程粗糙而帶有各種副產物。

鑑定迷幻蘑菇也不容易。在野外辨識蕈類需要一定的訓練，而且這向來很

危險。許多蘑菇品種（如前述的毒蠅傘）含有具精神作用的化合物，往往非常危險，甚至可能致命。有些品種（如毒鵝膏）的毒素則會嚴重傷害肝臟及腎臟。儘管一些簡單的「居家」測試方法往往講得煞有介事（如「如果梗變成藍色，那就是裸蓋菇鹼」），但沒有一種方法保證不出錯。許多郵購業者宣稱自己寄送的蕈類含有裸蓋菇鹼，但要鑑別這些供人「自己動手培養」的孢子，是非常困難的。

生理及精神問題

　　LSD、裸蓋菇鹼、仙人球毒鹼通常不會造成危險的生理反應，使用者的血壓、體溫等生命徵兆，基本上都能維持穩定，除非出現嚴重的焦慮反應。用藥者發生癲癇或昏迷的機率很低，此外，少有證據顯示這些藥物能刺激愉悅中樞，也不曾致癮或產生生理依賴性，如此看來，這些藥物非常安全。然而，這些藥物對某些使用者心理造成的效果可能非常極端，最常見的情況是，不好的用藥經驗讓吸毒者感到嚴重焦慮，甚至擔心自己無法恢復正常。還好，這種反應會隨著藥物排出體外而結束，嚴重焦慮通常也能利用苯二氮平（benzodiazepine，如煩寧等，見第十章〈鎮靜劑〉）排除。藉由談話持續安撫陷入焦慮的用藥者也許有助於排除焦慮，但並不一定總是可行。精神病用藥氯丙嗪（如「穩舒眠 Winsumin」）一度非常流行，但對於不好的用藥經驗不一定有效，而且有可能使狀況變得更糟。既然我們已經知道許多迷幻藥是作用在血清素第二型受體上，未來就有可能使用拮抗劑來阻斷迷幻經驗。目前美國已經有這種藥物，但尚未針對這方面的應用進行研究或取得核可。同樣的，麻醉拮抗劑納洛酮（naloxone）應該能阻斷墨西哥鼠尾草的迷幻經驗，但目前仍未經測試。

　　服用 LSD 真的會讓人發瘋嗎？迷幻藥會加重精神病患的病情，但我們不知道會不會引發精神病，機會肯定不大。然而研究顯示，精神科住院病患中，使用迷幻藥的人數比例並沒有特別比一般人多，此外，每一千名迷幻藥使用者中，約有一到五人出現急性精神病症狀。

解讀這項統計數據，就好比研究「雞生蛋，蛋生雞」的問題。因為迷幻藥而引發精神病症狀入院治療的人，往往不曾到精神科就診，因此，我們不可能得知這些人在用藥前是否完全健康。我們確實知道，少數人對於 LSD 及類似藥物有非常嚴重的反應，包括出現長期精神病症狀。此外，家族有精神病史或有其他精神病傾向的人也應特別小心。迷幻經驗有可能引發這些人的精神病症狀。

幻覺重現

對於幻覺重現，現在已經有了更清楚的了解。幻覺重現是指在未服藥的情況下，再次體驗到某些方面的迷幻經驗。最常見的形式包括看見不存在的變異影像、影像搖晃扭曲、視覺邊緣扭曲或有光影飛掠。使用一次藥物就可能發生幻覺重現，而且會隨著迷幻經驗的增加而越來越常發生。使用大麻、酒精等其他藥物，甚至極度疲勞時，也可能觸發這種現象。我們很難判斷整體的發生率，因為必須先排除患者使用其他藥物或患有精神疾病的可能。我們猜測，一般用藥者發生幻覺重現的比例相當低。

每個人對幻覺重現的反應不一。有些用藥者會產生焦慮及憂鬱，有些則把幻覺重現當成良好用藥經驗所帶來的副作用，而且是可以接受的。戒藥後，幻覺重現通常會跟著減少，不過也有症狀持續多年的案例。

症狀持續實際上可能反映出大腦處理感官印象的方式已發生長久變化。針對 LSD 習慣用藥者進行的視覺研究顯示（受試者在實驗中未受藥物影響），受試者的大腦在視覺刺激消失後仍可能持續產生反應。這種反應顯示，反覆使用 LSD 可能造成神經可塑性 [05] 的長久改變。在〈大腦基礎知識〉一章，我們將討論大腦記憶各種經驗的能力，包括反覆用藥。

05　指大腦根據行為、環境變化與身體傷害而重塑神經迴路與突觸的能力。

染色體傷害

最後要討論的，是 LSD 會破壞染色體的迷思。這個疑慮最早在 1960 年代提出，研究基礎相當薄弱。儘管懷孕期間使用 LSD 的婦女會生下先天缺陷的嬰兒，但發生率並不高於總人口的發生率。此外，這些婦女在懷孕期間多半也使用了其他藥物。大多數動物研究並未指出 LSD 對於胎兒發育有顯著的影響。早在人們廣泛利用麥角生物鹼類物質來誘導流產的年代，已有這類疑慮，然而，LSD 本身並沒有這樣的作用。儘管如此，孕婦或可能懷孕的女性都應避免使用藥物。

死亡

LSD 類迷幻藥不大可能嚴重影響生理，但本章討論的其他藥物卻有可能。顛茄生物鹼尤其危險，這類藥物能阻斷主要神經傳導物質（乙醯膽鹼）對突觸的作用，在足以引發幻覺的劑量下，便能使心跳率及體溫攀升至危險程度，甚至導致死亡。我們必須知道，能對行為產生重大影響的藥物劑量，必然帶有毒性，而諸如譫妄等行為影響，都是劑量過高的跡象。這些作用都容易處理，只要醫療人員知道是何種藥物引發中毒，因此，一定要立即就醫。

PCP 具有危險的副作用，過量服用（一次娛樂劑量的 2-5 倍）甚至可能致死。當使用者增加劑量，可能產生全身麻醉（這正是此種藥物發明的本來目的）。然而，高劑量服用將帶來數種危險效應，且每一種都可能致命。例如，體溫升高到 42℃，血壓可能會上升到導致中風的程度，也可能是呼吸停止，或發作時間較長的癲癇。PCP 也可能引起類似偏執型精神分裂症的狀態，通常發生在 PCP 長期使用者，但也可能一次使用便造成持續數日的精神狀態失常。PCP 或氯胺酮引起的急性譫妄，可用苯二氮平類藥物（如煩寧）緩解。

與其他藥物的交互作用

很多嘗試迷幻藥的人會併用其他藥物，服用 LSD 或迷幻蘑菇並同時吸食大麻的情況並不少見。藥物併用產生的效應因人而異，也受到用藥者過去的藥物經驗、用藥劑量及藥物種類等因素影響。例如，重度 LSD 使用者吸食大麻往往會觸發幻覺重現。藥物併用常會造成奇特、讓人焦慮（但不至於危險）的狀態。

最棘手的情況是，連用藥者也不知道自己吃下了哪種藥。這種情況下，PCP通常是罪魁禍首。用藥者可能不知道自己吸食的大麻摻了 PCP，並因此進入恐慌或其他危險狀態。

這些藥物與處方藥的交互作用又是如何？不難想像，其他同樣能影響血清素系統的藥物會與迷幻藥產生交互作用。已有報告指出，LSD 重度使用者在服用血清素回收抑制劑「百憂解 Prozac」（氟西汀）後引發幻覺重現。相反的交互作用也可能發生：有些服用血清素回收抑制劑的憂鬱症患者表示對 LSD沒有反應。併用血清素回收抑制劑與死藤水，理論上可能產生更危險的交互作用。血清素回收抑制劑能夠增加血清素濃度，死藤水所含的單胺氧化酶（MAO）抑制劑則會進一步強化該反應，導致危險的「血清素症候」，在第三章〈快樂丸〉中已有討論。

第五章
草本藥

135 草本藥是什麼？│**136 草本藥不像一般藥物受到管制**│**137 麻黃鹼及其替代品**│**141 聖約翰草及其他草本抗憂鬱劑**│**142 褪黑激素**│142 褪黑激素是什麼？│143 褪黑激素與睡眠│143 褪黑激素與生育│144 褪黑激素與老化│144 褪黑激素與其他健康效益│144 褪黑激素安全嗎？│**145 草本藥與認知功能**│**145 人參**│**146 銀杏**│**147 草本製成的聰明藥**│**149 草本藥的危害**

草本藥

藥物類別｜草本藥。本章中所有藥物並未列入美國緝毒局制定之附表。但部份草本藥仍受法律規範。麻黃鹼需持有處方才可擁有。

藥物種類｜聰明藥、人參、褪黑激素、Herbal X-tacy（類似搖頭丸的草藥）

迷醉作用｜這些藥物多半無法列入本書其他章節，或者不具迷醉作用（效用不顯著，或用途在於增進大腦功能，而非迷醉）。

過量及其他不良影響｜這類藥物最大的危險在於，有許多都未經測試且不受管制。某些草本藥的效用及安全性可能有一些研究背書，或在其他文化已有數百年的使用傳統。但是，大部分草本藥往往只根據一些薄弱的研究就宣稱有效，不見得做過可信的臨床試驗。即便是真正有效的藥品，例如麻黃鹼，也無從得知實際的草本成分。此外，藥品說明書提供的安全及有效使用資訊也不值得信賴。最壞的情況是，有些藥品說明書的建議用量已達危險劑量，某些藥品則根據薄弱的研究結果估算出建議用量，而這已經算是最比較好的狀況了。

與其他藥物併用的危險｜將麻黃鹼與治療憂鬱症的單胺氧化酶（MAO）抑制劑併用，可能使血壓或心跳率攀升至危險程度。麻黃鹼與咖啡因併用比單獨使用任一種更有可能引發心血管亢奮、神經緊張、焦慮及興奮。

草本藥是什麼？

　　草本藥就是以植物製成的藥。這個定義包羅廣泛，囊括了本書討論的許多藥物。想想看，常見的麻醉藥大都來自植物製品，尼古丁來自菸草，各種酒精飲品也都是穀類的發酵產物。從裸蓋菇鹼到顛茄生物鹼，許多迷幻藥都可說是草本藥。許多天然興奮劑也都屬於草本藥，包括咖啡因、麻黃鹼與古柯鹼。有些草本鎮靜劑的作用非常類似酒精，如卡法椒做成的安眠藥。本章所討論的草本藥指的是被認為具有減重、改善記憶力、增進免疫系統功能的一般成藥。

　　草本藥往往宣稱成分「天然」、「存在於人體」，標榜安全有效。這種藥物分類其實只是行銷手段，而且效果確實很好：2012 年一項研究指出，草本藥在美國的市場規模高達 128 億美元。這些製劑多半作為營養補充品而非藥物出售，不受 FDA（美國食品藥物管理局）管制，在安全性與效用上都沒有經過任何政府認定的科學檢驗。這不代表這些藥物都沒有效，其中有些的確有效。此外，我們也不應忽略安慰劑效應，對治療的正面預期心理可帶來強大的療癒作用。請謹記，草藥仍然是藥物，只要具有效果，就會改變人體運作方式。也就是說，就醫時一定要提到正在使用的任何補品。本章將說明這些草藥可能干擾你所服用的處方藥作用。

　　在各種廣泛用於改變大腦功能的藥物中，本章談及了其中一部分——無論是用於改善功能或治療精神疾病。這個主題足以寫成一整本書，因此我們只專注於眾多補充劑中一些最常見的成分。重要的是，請謹記這些藥物通常由複雜的混合物組成，且很難得知每一種特定成分產生預期效果所需的劑量（或是否有助於產生此效果）。有一項針對網路販售的能量補充劑的粗略調查，顯示成分種類從 3 到 50 種以上不等！

草本藥不像一般藥物受到管制

在美國，草本藥不像一般處方或非處方藥品一樣受到管制。1994 年，美國國會通過了「膳食補充劑健康與教育法 」（Dietary Supplement Health and Education Act，DSHEA）。根據條文，FDA 不規範任何天然產品（定義為任何作為飲食補充品的食品，包括維生素及礦物質，草本藥、植物及其他源自植物的物質，氨基酸及其濃縮物，代謝物，組成物，以及這些物質的任何萃取物）。符合以上定義的藥物都可以在市場上銷售，無需證明安全性及效用。FDA 需證明某藥物有害健康，才能勒令下架，這項要求十分嚴格，也把舉證責任從藥商轉移給食品藥物管理局。並非所有草本藥都是無效或危險的，但購買者應考量幾個問題。首先，藥品宣稱有效的根據是什麼？有些草本藥已經過可靠且管控完善的科學研究測試，有些則是在其他文化中沿用數百年，且有詳細的紀載。不幸的是，許多藥物宣稱的功效幾乎毫無根據。此外，人們對東方醫學的興趣大增，有時就因此毫不懷疑某些草藥療法。雖有許多有效的藥物源自草本，但也有許多草本藥是無效的。

第二個要考量的是配方是否安全、可靠。1990 年代初期就曾發生一起與色氨酸有關的可怕案例。色氨酸是人體的組成成分，用於製作所謂的聰明藥，宣稱能增強心智機能及助眠。許多食品都含有色氨酸，當作營養補充品食用在過去並沒有什麼危害。然而，某廠商所調配的色氨酸補充品卻遭到不明物質污染，使消費者感染嗜伊紅球增多肌痛症候群，這是一種可能致命的嚴重疾病。此外，食品污染的案例時有所聞，原料有本國出產也有國外進口，因此絕對有必要謹慎使用含「草本 」製劑的產品。最近一項針對褪黑激素產品的研究顯示，有些產品的褪黑激素實際含量僅達標示含量的一半，或者高達兩倍。最後，越來越多複方「草本藥 」實際上帶有一種效果較強的合成藥物——最常見的問題，是帶有西布曲明（sibutramine，諾美婷成分）的減肥藥和含有西地那非（sildenafil，威而鋼成分）的「草本 」增強劑。最近對草本減肥產品的一項調查顯示，有 50％草本減肥藥含有西布曲明，這種成分原本

是處方藥，但因為使用者出現心血管問題而使 FDA 撤回核准。一方面，這些製劑的使用者可能因為服用了藥效成分而感到滿意；另一方面，廣告的草本藥成分有可能帶給使用者未預期的健康風險，這類替代成分可能造成遠超出預期的結果。

使用草本藥的人多半必須依靠自我實驗來找到沒有副作用的有效劑量。在歐洲，草本藥和自製配方的用途範圍更廣，而藥劑師也較具備相關知識，但在美國很少有具資格的專業人士能提供有關草本藥的知識與建議，因此使用者必須依賴非正式（且通常也不具備相關知識）的倡導者網絡——通常是販賣這些草本複方的人。

1998 年，美國國會在國家衛生研究院下成立新部門：國家輔助及另類醫療中心（The National Center for Complementary and Alternative Medicine），負責研究各種另類及輔助醫療，包括草本藥。該機構目前正積極進行相關研究，讓我們更清楚這些藥物的安全性及有效性。

美國 FDA 在 2019 年初指出，將對那些宣稱能治療阿茲海默症等疾病的膳食補充劑進行審視，如此看來，當局可能正朝向加以監管的方向發展。

麻黃鹼及其替代品

麻黃鹼分子出現在許多植物當中。一般認為這些植物能夠增強運動表現，用於提升健身效果、減重，更棒的是，還能燃脂。麻黃鹼有時也被當成快樂丸（MDMA）的草本替代品販售（雖然麻黃鹼安全許多）。FDA 在 2004 年明令禁止將麻黃鹼當成膳食補充品出售，該禁令在法庭上爭議許久，終究在 2007 年 3 月再次獲判有效。目前市面上仍可見麻黃鹼以草藥茶、中藥配方等形式販售，還有化學合成的麻黃鹼，用來治療氣喘，種種變化都來自同一種化合物。適當劑量的麻黃鹼有治療氣喘的功效，用在醫療上已有數千年歷史，對交感神經有溫和的興奮作用，能使支氣管擴張、心跳加快、血壓升高，並提

高血糖。然而，這種藥物不容易進入大腦，在治療氣喘的適當劑量下頂多造成令人尷尬的焦躁悸動。較高劑量的麻黃鹼會引起令多數人不甚愉快的興奮及焦慮狀態，不過也有使用者表示這種興奮的感受頗為良好。相較於其他興奮劑，這些作用算是相當溫和。

這些特點說明了麻黃鹼（尤其是高劑量使用時）為何被用來提高運動表現，以及為何被誤認為 MDMA。麻黃鹼有些效果類似 MDMA，如迷醉作用或增強運動表現，包括使心跳加速、血壓升高等。麻黃鹼使用者會有一種體能增強的感覺，因此以為麻黃鹼能夠提升運動表現。如果攝取劑量夠高，這些作用加上興奮及焦慮感是有可能讓使用者「感受」到藥效。但事實上，麻黃鹼對肌肉發育一點幫助也沒有。

標榜麻黃鹼能幫助減肥，是有那麼一點點道理，這主要是因為麻黃鹼有促進脂肪分解、產生能量的作用，但效果不強。科學家利用肥胖者測試麻黃鹼及麻黃鹼／咖啡因製劑，結果差強人意（體重可減輕 2.25 至 4.5 公斤）。

FDA 已禁用麻黃鹼，原因是有多起（成千上萬）不良反應報告，包括輕微的副作用如顫抖、頭痛、失眠、噁心、嘔吐、疲勞及頭暈等，還有一些案例是年輕體健的使用者因心肌梗塞或中風而死亡（特別是在運動時使用這種藥物）。

目前市面上已有許多麻黃鹼的替代品，其中一些是麻黃鹼的同類化合物，如 p- 辛弗林（p-synephrine），有些則是活性成分未知或未列出的植物製品如蝴蝶亞仙人掌、巴西纖體能量草。三種常見成分是 β- 苯乙胺（PEA）、p- 辛弗林（苦橙中的活性成分）和二甲基胺。

β 苯乙胺是一種作用原理類似於麻黃鹼的藥物，因此作用也非常相似，能刺激正腎上腺素釋放而使血壓和心率上升。除了刺激交感神經之外，也能刺激「第一型痕量胺受體」，這種受體遍佈全身，能造成動脈收縮，且可能有其他作用。PEA 與麻黃鹼不同之處在於能夠進入大腦，若劑量夠高，還能導致多巴胺和正腎上腺素的釋放，引起類似興奮劑的效果。通常，由於肝臟和大腦中的單胺氧化酶能快速代謝 PEA，因而能抑制這些作用。人們攝食這類補充劑達到藥理劑量時，PEA 濃度會有多高，目前我們並不清楚，因為幾乎沒

有人對此做過研究調查。

PEA 還有另一個特質：PEA 是大腦的天然成分（儘管非主要成分），近幾年來科學家測量了各種疾病患者尿液和血液中的 PEA 濃度，包括注意力不全過動症（ADHD）、精神分裂、憂鬱症和帕金森氏症，以瞭解 PEA 與這些疾病是否有關。這些研究結果好壞參半，有些認為有益（在運動後解除憂鬱），有些認為有害（在單胺氧化酶治療後加速多巴胺神經元的死亡），因此我們不知道 PEA 到底是一種天然療法還是危險的模擬交感神經藥物。根據少數研究，PEA 確實對生理和行為有作用。然而，PEA 也跟其他許多補充劑一樣需要謹慎使用：你不一定能吃到廣告宣稱的劑量，有時藥劑中根本不含有廣告所宣傳的分子。

p- 辛弗林的故事較為單純，它與鼻腔消腫劑 m- 辛弗林（更為人熟知的名稱為去氧腎上腺素）非常相似。p- 辛弗林在 1920 年代被用作藥物，但多年來並未上市。不過，p- 辛弗林也做為膳食補充劑，成份通常取自未成熟的（綠色）苦橙。p- 辛弗林的用途主要是減肥及做為運動補充劑的成分，傳統中醫用 p-辛弗林來治療消化問題。從交感神經系統研究過去的動物實驗結果可知，p-辛弗林最為人熟知的效用為升高血壓，作用機制可能是透過刺激正腎上腺素的 α- 腎上腺素受體，再加上輕微抑制正腎上腺素回收來升高血壓，一些（但非所有）人體研究也已觀察到這種效果。p- 辛弗林的減肥效用也受到一些旁觀者的注意：與市場銷售有利益關係的人，對該藥物的評價，比那些沒有利益衝突的人看法更正面，認為 p- 辛弗林能「適度」減肥且無有害副作用。大多數有關其減肥效果及對心血管作用的研究，都是以含有咖啡因的補充劑混合物為測試對象，因此很難知道市場上廣泛販售的這些 p- 辛弗林混合物究竟功效如何，但我們可以合理假設，其利益 - 風險特性類似於麻黃鹼。最後，「苦橙」製劑是可能含有純 p- 辛弗林的產品，而非植物製品，因此使用時可能產生比預期更強的效果。

DMAA 以玫瑰天竺葵的成分行銷上市，但配方中可能含有天竺葵萃取物或合成 DMAA 的藥物目前正在接受美國 FDA 的審查，因為 FDA 質疑 DMAA 並非天竺葵的天然產物，因此未能像其他天然產品一樣受立法保護而自由銷

售。在 1970 年代之前的數十年來，純化的 DMAA 分子一直被用作為鼻腔消腫劑，DMAA 能收縮血管病升高血壓，但幾乎沒有科學證據顯示可以減重或增加肌肉量。此外，目前已開始傳出一些年輕體健的使用者在重量訓練期間使用 DMAA ／咖啡因複方產品後中風的案例，這正好與麻黃鹼的狀況相同。

這些藥物通常製成含有咖啡因成分的複雜混合物上市，舉例而言，最近的一個配方包含了藤黃果、大豆磷脂、紅景天、綠茶、白茶及烏龍茶萃取物，還有咖啡因，你要如何評估這些混合物呢？顯然，茶和咖啡因的組合顯示其主要活性成分是咖啡因，含量可能高於一杯咖啡。正如在〈咖啡因〉章節所探討，單獨使用這種成分能對運動表現產生可量測的影響。若想了解其他成分的影響，還需要深入鑽研生物醫學研究文獻，但大多數人無法取得這些文獻，且內容也需仔細解讀。雖然動物研究支持藤黃果能使體重下降的說法，但人體研究尚未完成。紅景天這種植物在北歐國家已有悠久的使用歷史，一項小文獻支持其具有抗憂鬱作用的說法，但尚未確定活性分子為何，相關文獻非常少。

最大的疑慮在於這配方結合了各種有升血壓效果的成分，包括咖啡因、麻黃鹼、PMAA 和先前提到的其他成分。對於正在服用單胺氧化酶抑制劑（Marplan、Nardil、Parnate）來治療憂鬱症的病患來說，藥物的作用可能被擴大，導致血壓升高，危及生命。然而，使用後可能發生與這些草本藥的主要功效無關的副作用。目前已傳出使用鉻、藤黃果、茶樹萃取物和蝴蝶亞仙人掌之後發生肝功能衰竭的案例，雖然屬於少數情況，但這些都是常出現於減肥／運動補充劑中的成分，且有些產品還檢出重金屬污染。

在眾多以燃燒脂肪和增強運動表現作為賣點的產品中，我們只能舉出三種是至少做過些許研究的。其他產品還包括辣椒素（辣椒的活性分子）、毛喉素（一種能顯著刺激 cAMP 生成的植物製品，是廣泛用於研究的化學物質）、綠原酸（生咖啡豆中的化學物質）和許多植物都帶有的異黃酮。上述每一種物質都有生物學活性，並有一兩項研究能支持其效果，但關於安全性或臨床療效的研究則完全闕如。製造商不需證明其有效性或安全性，如果你只是把錢浪費在無效的產品（但可能對你有安慰劑的價值），問題並不大。但是，服

用能模擬正腎上腺素對心臟和血管作用的藥物，就像這些補充劑，一旦服用過量，很可能導致危險後果。

聖約翰草及其他草本抗憂鬱劑

聖約翰草（又譯金絲桃草）可能是目前市場上使用最廣泛的草本藥製劑，是同名植物聖約翰草的萃取物。經歐洲臨床試驗指出能改善輕度憂鬱症後，被認可為有效的抗憂鬱劑。由於聖約翰草適用的法規跟其他天然製品一樣，因此製造商無需證明藥效即可販售。許多人服用聖約翰草來化解低落情緒，或單純提振心神。大部分研究指出，聖約翰草對治療輕微憂鬱症有其效用，但效果不如一般抗憂鬱藥，對重度憂鬱更是幾乎沒有療效。目前科學家也不清楚是哪些生物活性分子讓聖約翰草具有抗憂鬱效果。

那麼，為什麼聖約翰草不能隨便亂吃？聖約翰草本身並不危險，但已證實會與其他藥物（包括一些重要藥物）產生許多負面的交互作用。聖約翰草能刺激肝臟製造其他藥物的分解酶，加速某些藥物的分解，造成這些藥物在正常劑量下無法發揮作用。像避孕藥就會受到影響，曾有女性吃了避孕藥仍舊懷孕的案例，就是因為聖約翰草導致避孕丸太快分解失效。不當服用聖約翰草甚至會引發更嚴重的狀況，有超過十起組織移植病患產生排斥反應的案例，是因為病患服用聖約翰草，使得免疫抑制藥物的作用急遽下降。

最後，聖約翰草若與血清素回收抑制劑類的抗憂鬱藥交互作用，會發生相當危險的反應。併用這兩種藥物可能導致血清素症候群，因為抑制血清素活性的作用速率減慢，導致神經突觸的血清素濃度偏高。症狀較溫和的使用者只會臉部潮紅、感到緊張，最壞的情況則是體溫、心跳率及血壓攀升，甚至可能致命。

除此之外，還有一些植物也被認為可以當做草本藥來治療憂鬱症，像是番紅花、薑黃、人參、薰衣草，以及紅景天（*Rhodiola rosea*）。這些藥物雖

然都各自經過動物或人體實驗，但仍不符合西方藥物對安全性和有效性的測試，無法真的用來治療憂鬱症。憂鬱症是非常嚴重，有時甚至可能導致死亡的精神疾病，現階段不建議自行用藥。

褪黑激素

褪黑激素（N-acetyl 5-methoxytryptamine）通常以膠囊或錠的形式在健康食品店銷售，主要用來治療時差及其他睡眠障礙，也被當成具有抗老化、防癌等各種功能的萬靈丹。褪黑激素可說是一種原型草本藥（prototype herbal drug），是人體組成的一部分。褪黑激素的相關科學研究由來已久，所標榜的主要效果便來自這些研究。事實上，有兩種 FDA 認可的助眠藥正是在模仿褪黑激素的效果：柔速瑞（Rozerem）、Hetlioz。然而，問題在於科學家還沒有定出安全及有效劑量，長期使用的安全性也未經確認，此外，目前褪黑激素製劑仍缺乏管制，產品的成分差異相當大。

褪黑激素是什麼？

褪黑激素是一種神經傳導物質，結構與血清素相似，主要來自松果體（位於大腦頂端的微小腺體）、視網膜、腸胃道及一些免疫細胞。褪黑激素只在夜間分泌。視覺訊號從眼睛傳遞至大腦中主掌晝夜節律的區域，然後經由神經傳導至松果體，使松果體釋放褪黑激素進入血流及腦脊髓液並產生作用。褪黑激素也會進入大腦，並對特定部位的受體產生作用。科學家已掌握 MT1 和 MT2 兩類褪黑激素受體的作用，另外還有以核激素受體作為中介，以及直接與細胞產生交互作用等運作方式。

褪黑激素與睡眠

褪黑激素與睡眠息息相關，因此釋放過程也具有非常明顯的晝夜節律。一般來說，刺激褪黑激素分泌的神經細胞會在晚上活化。

越來越多研究顯示，在正常就寢時間前服用褪黑激素（例如傍晚或下午），能幫助人更快入眠。科學家針對時差失調者、夜班工作者、失眠患者，甚至太空梭上的太空人進行褪黑激素研究，發現褪黑激素有助於克服時差失調。搭乘飛機的旅客可在抵達目的地後，於預定的就寢時間服用褪黑激素。褪黑激素對患有睡眠周期延遲症候群（delayed sleep phase disorder，很晚才睡得著，且早上睡得很晚者）的人來說特別有效，但對純粹難以入睡（失眠）的人而言，效果就沒那麼好。

褪黑激素與生育

褪黑激素可以幫助其他身體機能產生晝夜節律，也可能是人類體溫在夜間下降的原因。對於人類以外的物種來說，褪黑激素應是動物得以在適當季節繁殖的重要因素。冬天晝短夜長，會使褪黑激素的分泌增加，對某些物種來說（如綿羊），冬季的短日照會觸發繁殖活動，褪黑激素分泌增加則能增進生育能力。相對的，對於在長日照的夏季繁殖的物種（如倉鼠）來說，褪黑激素則會降低生育力。褪黑激素對於人類繁殖活動的影響就不是那麼明確，人類的生殖並沒有季節性，一年四季都有生育能力。人體褪黑激素在夜間上升的情形不像其他動物那麼顯著，也與此點符合。那麼，假使褪黑激素在夜間邊增，會不會影響生育？有科學研究指出，褪黑激素會降低人類的生育力，不過這方面的研究非常少。也有人試驗褪黑激素在十倍以上正常劑量下的避孕效果，但由於可能影響睡眠，因此跟測試更完善的藥物相比，就多出了一些實際缺點。

褪黑激素與老化

在動物模型試驗中，褪黑激素具有顯著的抗氧化作用，不過我們無法確定人體攝入褪黑激素補充品能否有相同作用。許多與老化相關的組織損傷及疾病，可能是由破壞組織的有氧代謝副產物（氧自由基）所造成，而維生素 E 等特定化合物便能在這些產物與蛋白質、DNA 交互作用並傷害組織之前加以清除。褪黑激素分子可直接清除自由基，實驗動物服用褪黑激素，能夠防止 DNA 被那些會產生氧自由基的化合物所傷害。然而，這項研究才剛起步，尚未經過低等靈長類動物實驗及人體測試。同樣的，為了延緩老化而攝取可能抑制生育力的神經化合物，似乎得不償失。

褪黑激素與其他健康效益

有人宣稱褪黑激素能夠提高免疫功能、降低血壓、防止因老化造成的骨質流失、促進胃腸道蠕動，甚至逆轉頭髮變白！ 雖然有個別的研究支持這些說法，但這方面的研究並不多。

褪黑激素安全嗎？

褪黑激素對付某些情況可能相當有效，但安全嗎？ 如今已有動物實驗證明褪黑激素非常安全。但是，我們並不知道什麼樣的劑量對人體有效，科學研究採用的劑量範圍是 0.1-5 毫克，但大部分健康食品店所販售的褪黑激素產品，劑量卻在 1-5 毫克之間。此外，褪黑激素不受管制，製造商不需在包裝上註明「過量」的警語，使用者也可以無限量購買及服用。然而，過量攝取可能會影響生殖或其他身體機能。最後，我們無法確知這種藥物的長期影響，甚至也不知道長期使用是否仍然有效。大多數助眠藥物在服用一段時間之後會逐漸失去效力，而褪黑激素有可能也是如此。假設情況屬實，一旦使用者必須增加劑量才能達到相同效果，狀況就不妙了。

草本藥與認知功能

隨著嬰兒潮世代逐漸老化，阿茲海默症和其他失智症的發病率持續攀升，人們愈加關注這些疾病的療法。現有治療選擇不多，更刺激了對於可能減緩失智症病程的草本藥製劑的興趣。人們確實迫切需要能延緩阿茲海默及其他失智症引發之記憶喪失的藥物，然而，儘管經過多年努力，只開發少數勉強有效的藥物（相關討論見〈尼古丁〉章節）。科學家已針對一些前景看好的選項進行了許多研究，包括人參和銀杏，然而其中只有少數試驗能符合現代標準（安慰劑對照組、雙盲、隨機分配治療條件）。此外，至少有三分之一的此類研究是由生產這些製品的公司贊助（所有本章引用的研究，由廠商贊助的占比都差不多）。因此還有許多研究的可信度尚待評斷，一如下文之討論。

人參

中醫使用人參已有數千年，用以治療多種病痛，包括疲勞、壓力、高血壓，甚至癌症等。傳統用法是作為日常補品，在美國可見到人參以各種形式販售，包括參茶及嚼食用的人參根。廣義的人參包含五加科下的幾種植物，美國、韓國及日本的人參屬於人參屬，而西伯利亞人參則屬於五加屬。人參在美國應用廣泛，主要用途包括提高運動表現、降低焦慮，以及作為補品提高抗壓能力。

人參是否具有生物活性？愛用者的見證為這種藥物強力背書。人參成分中最具生物活性的人參皂苷對大腦能產生一些作用。動物研究顯示，受藥物影響，或腦部曾經受傷的老鼠，可藉由人參改善記憶力。此外也有少數動物研究指出，人參對緩解阿茲海默症有所幫助。儘管這類研究的數量越來越多，但人參對人類記憶的影響仍不明確。這可能是因為我們對人參和其他營養品的

測試方法不同。有些研究是在管理良好的實驗室環境下探索單一劑量的效用，有些則是針對使用營養補充品來自我治療的人進行群體調查。要了解既有製劑的效力，後者可能是最好的測試方式，不幸的是，這種研究方式常不如前者成功。解讀這些研究結果時，往往面臨一個問題，那就是用草本藥來自我治療的人通常健康意識也較強烈，可能會採取很多措施來增進健康，保持良好的大腦功能。在實驗室中，人參對培養細胞發揮了多種功效，包括影響細胞生長及免疫功能，在糖尿病動物模型實驗中也發揮了降低血糖的作用，因而引起注意，如今已有人展開人體實驗。

健康食品店所販售的人參製劑，建議劑量大致與實驗使用的劑量範圍（以正常成年男性來說，大約是 700 毫克）相同。然而，各種配方的實際內容物並不清楚，且不受任何機構管制，因此功效可能有很大的差異。此外，目前對於單次劑量的效果也還不清楚，在某些研究中，單一劑量使用並無顯著成效，除非反覆使用。幸運的是，目前並未發現單次高劑量服用導致危險副作用的案例，不過我們還不知道反覆使用的安全性。停經婦女使用人參導致子宮出血的案例報告使我們得知，人參具有類似雌激素的作用。正如同許多古老的草本藥療法，目前有許多研究正在探索人參治療疾病的功效及安全性。人參也許是新的潛力藥物，但我們還沒有足夠的資訊來判斷。

銀杏

一般認為銀杏葉萃取物能促進大腦微血管的血液循環，從而增進記憶及警覺性，銀杏因此蔚為流行。銀杏和人參一樣擁有很多支持者，而動物研究顯示，銀杏萃取物跟 FDA 認可的其他藥物很類似，都能減緩神經傳導物質乙醯膽鹼流失。至於針對健康成年人記憶力的研究，則得到相衝突的結果，有些研究認為有用，有些則認為沒有。這方面的研究非常盛行，一項新近整合分析指出，對某些族群來說，銀杏對改善記憶力有微小的效果。銀杏的潛在問

題是可能減緩血液凝固，若與抗凝血處方藥一起使用，可能造成危險的出血。
銀杏經常與人參組合銷售，宣稱能減輕壓力，但實際效果還有待證明。

草本製成的聰明藥

　　稱呼這類僅有些許效用的藥物為「聰明藥」，是十分高明的行銷手段。如
〈咖啡因〉章節所談，最近能量飲料異軍突起，顯示這風潮並無減弱跡象。
為了增進心智而吃下一顆藥物，總好過為了讓自己昏頭轉向而去嗑藥，但聽
信藥商的宣稱，以為可以增進一般人的記憶力及整體精神敏銳度，也不免過
於盲目。

　　聰明藥通常由各種氨基酸及類似化合物調製而成，能量飲料及號稱「聰
明」的草本補充品中，最常見的營養補充成分是含硫氨基酸牛磺酸、肉
鹼，以及酪氨酸、苯丙氨酸、膽鹼等神經傳導物質的前驅物。到底該不該為
這些營養成分服用補充品呢？首先，如果你依循一般的美國飲食，就會攝入
過量蛋白質，微量營養素也會綽綽有餘，足以維持血液及大腦中的最適濃度。
其次，這些化合物的作用時間從數小時到數天不等，根本不會產生廣告所說
的立即性「能量提升」。最後，就算藥品提供了足夠的氨基酸來促進某種神
經傳導物質生成，也不表示神經元會釋放更多神經傳導物質來加強效果。新
合成的神經傳導物質只是儲存下來，等到神經衝動出現才會釋放。所以，服
藥只是讓我們準備更多存量，只有在存量真正耗盡時，這樣的補充才是有效
的，而這通常只發生在我們遭遇危及生命的重大壓力之後（這不是工作不順
可以比擬的）。

　　來看看一些例子。苯丙氨酸標榜為「L- 酪氨酸、L- 多巴及 L- 多巴胺的前驅
物，而這些是人體的愉悅物質及情緒調節器」，這種說法有一定的道理，酪
氨酸與苯丙氨酸都是合成蛋白質必需的氨基酸，酪氨酸是多巴胺與正腎上腺
素這兩種神經傳導物質的基本構成物，因此認為增加酪氨酸可能改善情緒，是

頗合邏輯的想法。然而，美國人的蛋白質攝取量通常便足以維持這些氨基酸的濃度，營養狀況良好的人補充更多氨基酸，並不會提高兒茶酚胺類神經傳導物質的產量。

大量服用其他神經傳導物質前驅物，也許更能影響神經傳導物質生成。補充膽鹼的確可以促進乙醯膽鹼生成，而乙醯膽鹼在許多大腦功能中占有重要角色，包括記憶。乙醯膽鹼神經元死亡可能便是阿茲海默症患者失能記憶喪失（disabling memory loss）的原因，而補充乙醯膽鹼製品能夠暫時稍微增進患者的記憶力。不幸的是，當攝取量足以促進乙醯膽鹼生成時，腸道內的細菌會將未吸收的膽鹼變成帶有「魚腥味」的化合物。缺乏葉酸或維生素 B12 的人，體內 S-腺苷甲硫氨酸（SAMe）的濃度可能較低，而有研究指出，SAMe 能夠使憂鬱的人心情好轉。

同樣的，高蛋白質食物（如牛奶）中的色氨酸能夠促進大腦生成血清素。科學家懷疑血清素增加能夠改善睡眠，因此溫牛奶有益睡眠的古老媽媽經似乎有些道理。以下說法也有些可信：服用快樂丸後額外補充色氨酸，有助於防止血清素流失。服用快樂丸會使大腦中的血清素快速流失，也許多補充前驅物便能緩解這情況。不過不幸的是，這麼做完全無法降低 MDMA 的危險副作用。

牛磺酸及肉鹼是能量飲料中最常見的添加物，牛磺酸是一種含硫氨基酸，在體內各部位包括大腦的含量都非常豐富。牛磺酸可以作為抑制性的神經調節劑，在局部缺血或中風等情況下，尤其能夠抵消刺激性神經傳導物質釋出所帶來的影響。牛磺酸也對神經系統發育具有重要影響。但是，能量飲料中的少量牛磺酸如何發揮這些功能？我們不知道，目前也完全不清楚膳食補充品對健康的年輕人有何影響。同樣的，肉鹼也是人體相當重要的正常組成，是粒腺體製造能量所需的營養素。遺傳缺陷引起的肉鹼缺乏，會對大腦功能產生極不利的影響。在某些已發表的研究中，科學家測試了肉鹼補充品治療神經系統疾病（包括阿茲海默症及帕金森氏症）的成效，但頂多只得到莫衷一是的結果。這就意味著膳食補充品能夠增進健康年輕人的記憶力嗎？同樣的，我們無法證明，而且許多對病痛者僅有些微效果的化合物，對健康成人

的效果甚至更微弱。那麼，當你準備考試時，能量飲料能為你提神嗎？或許可以，但原因可能在於飲料所含的 100-280 毫克咖啡因！

儘管如此，希望永在人心，我們終會發現能促進心智功能或延緩衰老作用的天然產物。學界最近發現紅酒中的白藜蘆醇能夠延長生命及增進年老小鼠的生理功能，這又激起另一波希望。然而，難處在於有效劑量非常可觀，相當於每天喝下 750-1,500 瓶葡萄酒！這代表沒有天然產品能減緩老化所造成的心智能力降低，或幫助因睡眠不足或其他狀況而記憶力下降的人嗎？這其實意味著，現階段的研究仍然不足，許多實驗都是製造商自己執行的，品質並不符合目前的標準。

草本藥的危害

一般使用的草本製劑多半無害，而且有些是有效的，不過，有些確實帶有危險。本章所提到的草本藥中，麻黃鹼的風險最高，因為使用者很容易吃進足以引起高血壓、中風或心肌梗塞的劑量。藥商往往建議超量服用，對於曾出現高血壓症狀或心血管問題的人來說，麻黃鹼顯然相當危險。

對於正在接受特定治療或服用特定藥物的人來說，有些營養補充品相當危險。能夠促進單胺神經傳導物質（如苯丙氨酸或酪氨酸）生成的草本藥，對正在服用抗憂鬱藥（單胺氧化酶抑制類藥物，如 Nardil 或「帕定平 Eldepryl」）的人相當危險。這些藥物能抑制單胺類神經傳導物質的分解，如果與增進這類物質生成的營養補充品一起服用，可能造成高血壓。此外，苯丙酮尿症患者若服用苯丙氨酸，也可能發生危險，因為患者無法正常代謝苯丙氨酸，會使血液中的苯丙氨酸濃度過高。健康的人長期大量服用各種草本藥會有什麼影響，目前尚不清楚。拜這股草本藥熱潮所賜，我們將會得到所需的數據，但不幸的是，這些數據可能是粗心大意的使用者犧牲健康所換來的。我們的建議是，隨時留意有關營養補充品與大腦功能的科學研究，因為科學界正在迎頭趕上。

第六章

chapter 6 | 吸入劑

154 吸入劑簡史｜**155 亞硝酸鹽**｜155 亞硝酸鹽是什麼，如何作用｜156 毒性｜157 耐受性及戒斷｜**158 氧化亞氮與其他氣體麻醉劑**｜158 氧化亞氮與其他氣體麻醉劑是什麼，如何作用｜159 氧化亞氮｜160 氧化亞氮的毒性與耐受性｜**161 溶劑類吸入劑及推進劑**｜**162 這些物質是什麼，如何作用**｜162 毒性

吸入劑

藥物類別｜多種

藥物種類｜亞硝酸鹽類：丁基或戊基；麻醉藥類：氧化亞氮（笑氣），手術用的氣體麻醉劑（氟烷、乙醚）；溶劑、油漆、噴霧劑及燃料：甲苯、汽油、強力膠、罐裝噴漆等

俗名｜更衣室（locker room）、rush、爆竹（poppers）

迷醉作用｜這些化學物質唯一的共同點是都採吸入方式，在化學結構、藥理作用、毒性等方面則少有相同之處。

亞硝酸鹽能放鬆平滑肌組織，影響平滑肌調節血管、膀胱、肛門及其他組織的大小和形狀。血管舒張會使血壓降低、心跳加速，產生溫暖及溫和的愉悅感，也可能扭曲視覺。

氧化亞氮是目前已知最溫和的麻醉劑，能產生輕微的愉悅感、減輕疼痛及降低壓抑感，隨著濃度增加，人會變得困倦欲睡。其他種類的麻醉劑也有相同效用，但只需些許劑量就能產生強烈效果。

溶劑類吸入劑的作用與酒精類似，能夠造成刺激、降低壓抑感、帶來輕微的愉悅感，接著便是憂鬱。也可能出現知覺扭曲及幻覺。

過量及其他不良影響｜吸入過量亞硝酸鹽致死的風險並不高。由於亞硝酸鹽能使血管擴張，導致血壓降低，因此可能造成心悸（快速而猛烈的心跳），以及從平躺站起身時喪失意識，還有頭痛。有心臟或血管疾病的人應在醫生指示下使用這些化合物。長期使用亞硝酸鹽會有負面影響，將在下文說明。攝入劑量過高可能會引起嚴重問題，包括死亡。

麻醉劑過量的風險可能很低（氧化亞氮），也可能非常高（現代外科手術用的麻醉劑）。氧化亞氮最大的風險，是使用者吸入該氣體時無法吸到足夠的氧氣。其他麻醉劑的風險則是干擾心臟功能及抑制呼吸，繼而致死。吸入足量麻醉劑而陷入昏迷是十分危險的狀態，應立即就醫。

嚴重溶劑中毒與喝醉酒的症狀類似，包括肌肉不協調、頭痛、腹痛、噁心及嘔吐。這些藥物有許多都是易燃品，因此也可能發生嚴重灼傷。吸入過量溶劑致死的風險相當高，死因通常是心臟節律受到干擾（心律不整）或缺氧，意外或自殺死亡的機率也相當高，因為使用吸入劑致死者，有相當比例都是初次使用。

與其他藥物併用的危險 ｜ 吸入劑與任何具助眠效果的藥物一起使用都非常危險。這些藥物包括酒精及其他鎮靜劑，例如鴉片類藥物（海洛因、嗎啡或配西汀等）、巴比妥類藥物（如苯巴比妥）、安眠酮、苯二氮平類藥物（如煩寧類）以及感冒藥，包括抗組織胺。

不同藥物合併服用，可能致命，即使是不會造成昏迷或呼吸困難的劑量組合，也可能大大損害身體的活動力，影響運動表現、開車及操作機械等。

吸入劑簡史

　　本書提到的所有化學物質與藥物當中，年輕族群最常使用的，通常也是毒性最強的，這實在令人感到不安。由於強力膠、汽油、有機溶劑、油漆及噴霧劑都很容易取得，許多孩子便從吸食這些常見的化學物質走上用藥一途。這些孩子獲得了迷醉，但也帶來令所有化學安全專家膽寒的毒性作用。在本書撰寫期間，大約 9% 的八年級生表示曾經使用吸入劑（「監測未來研究」資料）。但好消息是，這個數字自 1998 年，本書首次出版以來，下降了大約 20%。

　　雖然自希臘時代以來，人們就懂得吸入化學物質求取快感，但直到 1700 年代後期氧化亞氮首次合成後，人們才開始為了快感而使用特定化學物質。「笑氣」在英國相當流行，倫敦劇院甚至也曾供應笑氣。在《噢，這超棒的氣囊》（Oh Excellent Air Bag，PDR Press 出版）一書當中，有段關於氧化亞氮迷醉經驗的精彩描述。詩人索尼（Robert Southy）在 1799 年 7 月 12 日寫給兄弟湯瑪斯的一張紙條中寫道：「噢，湯姆，竟給戴維發現了這樣的氣體！笑氣！噢，湯姆！我吸了一些，讓我發笑且每根腳趾和指尖都感覺刺痛。戴維真的發明了一種語言無法形容的新樂趣。噢，湯姆！今晚我要吸更多——這讓人變得強大而快樂！極其快樂！且效用過後沒有任何疲累感，相反地，身體與心智變得更強更活躍——噢，這超棒的氣囊。湯姆，我相信天堂裡的空氣必定就是這令人愉悅的神奇氣體。」

　　隨著科學與工業發展，揮發性化合物如汽油等成為一般大眾相當容易取得的物質，在 1920 年代，嚴重濫用吸入劑及中毒事件比比皆是。從 1950 年代開始，吸食強力膠成為公認的嚴重問題，而隨著越來越多化學藥品上市，濫用藥物的種類也跟著增加。

　　由於本章所提到的化學物質相當多樣，我們分為三部分討論：亞硝酸鹽類、麻醉劑類及溶劑類。麻醉劑及部分亞硝酸鹽為供人體使用而製成，至少我們了解這些物質對身體機能的影響。溶劑類物質，包括汽油、噴霧劑、強

力膠、油漆及清洗劑，卻不是為人體使用而製造。我們認為這些溶劑類物質是所有娛樂用藥中毒性最強的一類，無論如何都不該用於人體。

亞硝酸鹽

亞硝酸鹽是什麼，如何作用

這類化學物質是黃色、易揮發、易燃的液體，聞起來有水果味。亞硝酸鹽是一大型藥物類別（這個類別包括亞硝酸異戊酯、亞硝酸丁酯、亞硝酸異丁酯，以及硝化甘油等的亞硝酸鹽）下的一部分，這類藥物能使平滑肌放鬆，這些平滑肌控制著血管直徑、眼睛虹膜，也保持肛門關閉以及防止漏尿。這些肌肉一旦放鬆，會導致血管擴張、血壓下降、眼睛接受更多光線，還有大便失禁。

自 1846 年硝化甘油合成出來之後，這些化合物便一直成功地用於醫療。沒錯，就是硝化甘油，我們熟知的爆炸物，同時也是非常重要的藥物。化學家先是注意到，舌頭沾到少許硝化甘油便會造成嚴重頭痛（他們並不知道這是因為硝化甘油使血管擴張）。不到一年，硝化甘油就運用在醫學上，放在病患的舌頭下以減輕血管阻塞引起的心臟疼痛。硝化甘油與所有這類化合物都能擴張血管，今日仍常用於緩解心臟病患者的心絞痛（冠狀動脈痙攣引起的疼痛）。電影不是常出現老人揪著心窩跌倒在地上，還掙扎著從口袋裡掏出藥物，然後總是有壞蛋拿走了藥，使老人就此喪命。那個老人需要的，十之八九就是硝化甘油。

亞硝酸鹽類藥物，包括娛樂使用的亞硝酸異戊酯（俗稱爆竹），基本作用與硝化甘油相同。亞硝酸鹽類最初在 1857 年合成並用於醫療，但不久之後，醫生發現藥效短暫且不可靠，因此舌下硝化甘油至今仍是醫療使用的首選。亞硝酸異戊酯目前在臨床上的使用，只限於某些需要藉由吸入方式迅速吸收的

心臟療程。

　　硝酸鹽與亞硝酸鹽的副作用非常普遍且一致，都與血管擴張有關。醫生開立處方時會告訴病患，服用這些藥物將出現頭痛、皮膚潮紅、頭暈、四肢無力等症狀，身體姿勢變得太猛甚至還會失去意識。

　　我們對絕大多數藥物的作用方式其實都所知不多，而對於亞硝酸鹽，我們確實也不了解為何這類藥物能影響心智、吸引人使用。使用者指出，用藥後身體會感到溫暖，還有頭暈及猛烈的心跳。精神上則感覺壓抑獲得解放、皮膚變得敏感，並感受到性高潮前的興奮及加速感。視覺障礙也是常見症狀，通常是看到亮黃色斑點與紫色放射狀線條[01]，這些作用可能導因於大腦血管擴張。最後，有些人不是為了精神作用而使用這些藥物，是為了放鬆肌肉以便肛交。

毒性

　　亞硝酸鹽類藥品中，唯一專為合法人體醫療用途而製造、包裝的，只有亞硝酸異戊酯。未經 FDA 核准的任何製品，即使經過純化，還是可能含有害污染物質，因此都應視為工業化學用品，而非供人體使用。

　　跟許多藥物相比，亞硝酸異戊酯只要依正常方法吸入，毒性是非常低的。當然，血液循環有問題的人還是有可能因為血管擴張而感到不適。就如同所有藥物，使用前都應該向醫生詢問。

　　然而，亞硝酸鹽如果是用吞食而非吸入，毒性就相當大。亞硝酸鹽吃進肚子後，可能會干擾血液輸送氧氣，引發嚴重的問題。血液中的紅血球將氧氣輸送到身體組織，紅血球含有血紅素，能夠與氧氣結合，再將氧氣釋放給人體細胞。血紅素一旦無法與氧結合，組織就會缺氧窒息並迅速死亡，這也是氰化物（納粹毒氣室所用的氣體）的作用原理，不過亞硝酸鹽與血紅素的交

01　有關亞硝酸鹽類藥品作用的描述，擷取自《揮發性亞硝酸鹽的性心理觀點》（The Psychosexual Aspects of the Volatile Nitrites）一文，作者為湯馬士・羅瑞醫師（Thomas P. Lowry），文章刊登在《精神藥品期刊》（the Journal of Psychoactive Drugs, Vol. 14 (1–2), pp. 77–79）。

互作用，與氰化物略有不同。

1992 年美國新澤西州一起不幸事件正可說明亞硝酸鹽的危險性。10 月 20 日，一所小學裡有 40 名兒童同時進了保健室，他們吃過午餐後，嘴唇及雙手變成藍色，並有嘔吐、頭痛等症狀。這些兒童因為亞硝酸鹽中毒而產生變性血紅素，中毒的原因並不是藥物濫用，而是更令人驚訝的事：學校的鍋子不知何故盛有大量亞硝酸鹽液體，混進了煮湯的熱水中，所幸這些孩子就醫後已經完全康復。

最後，有研究報告指出，亞硝酸鹽會抑制免疫系統。相關的實驗非常少，但一些研究人員重新檢視愛滋病患罹患的特定類型的癌症，發現這種癌症與使用亞硝酸鹽有關。作者撰寫本文的時候，還沒有充足數據可導出有效結論。

耐受性及戒斷

頻繁使用亞硝酸鹽及硝酸鹽可能產生耐受性，戒除時也可能出現戒斷症狀，炸藥工業的工人就是很好的例子。工人剛開始在含硝化甘油的環境下工作時，可能會出現頭痛、乏力及頭暈等症狀。幾天後產生耐受性，這些症狀就消失了。然而週末不工作時，工人可能會因為戒斷而產生頭痛及其他症狀。有些工人在戒斷之後出現心臟及循環系統的問題，並接受了硝化甘油的治療。針對心臟病患者持續給藥的硝化甘油貼片問世後，許多人因長期接觸硝化甘油，發展出耐受性。醫學界相當關切這問題，因為耐受性會降低化合物的效力，而戒斷又會產生心臟問題。

氧化亞氮與其他氣體麻醉劑

氧化亞氮與其他氣體麻醉劑是什麼，如何作用

手術中的適度麻醉，是每個人都可能經歷的重要藥物經驗。麻醉有三項重要功能：緩解疼痛、放鬆肌肉，以及使意識喪失，大多數手術都少不了適度的麻醉。所有氣體麻醉劑都能使人喪失意識，有些則能放鬆肌肉、緩解疼痛。緩解疼痛的需求再明顯不過：沒有人希望在痛覺不受抑制的情況下被刀切、被針刺。由於最常用的麻醉劑只能讓人喪失意識，並不能緩解疼痛，因此麻醉師必須加入止痛劑。手術過程中肌肉必須放鬆，才不會因不自主收縮而影響醫生工作。最後，病患喪失意識才不會對手術感到焦慮及厭倦，或許還可以忘記手術過程。以上特性或許正是氣體麻醉劑遭到濫用的原因。

過去的外科手術並不像現在這麼容易，直到 1847 年都還是在沒有麻醉劑的情況下進行。酒精、鴉片或許能派上些許用場，但通常是由一群壯漢固定患者，手術就在病人的尖叫聲中進行。1847 年，美國麻薩諸塞州總醫院首次使用乙醚，情況自此有了轉變。當時乙醚才剛合成出來，而牙醫師注意到這種物質的麻醉效果。一位名為莫頓的牙醫師宣稱，他能利用這種神奇的化合物進行手術所需的麻醉，並將在麻省總醫院證明這一點。當天，觀察廊道上擠滿了人，病人一如往常被一列壯丁固定住，這位牙醫帶著他發明的乙醚麻醉機出現了。這是首次有病患在接受重大手術時安睡，而心跳及呼吸都保持正常。消息在一個月內廣為流傳，從此乙醚成為醫療手術中的重要角色[02]。

乙醚是良好的全身麻醉劑，能滿足我們對麻醉的需求，但乙醚相當易燃，可能造成手術室火災。新型麻醉劑如氟烷沒有易燃的問題，且效果強大，吸入含有少量氟烷的氣體就能帶來麻醉效果。這些新型麻醉劑對手術幫助很大，卻

02　參考自古德曼與吉爾曼（Goodman and Gilman）的《治療的藥理學基礎》（The Pharmacological Basis of Therapeutics, 11th ed., edited by Joel G. Hardman and Lee E. Limbird (New York: McGraw-Hill, 2006)）第十三章《麻醉學歷史與原理》（The History and Principles of Anesthesiology）。

因為很容易攝取過量，帶給藥物濫用者相當大的傷害。隨著麻醉程度加深，使用者的三項重要身體機能將會受損，即呼吸、血壓及心臟收縮。

呼吸是由大腦深處一群神經細胞啟動，這群神經細胞對麻醉劑有些許抗藥性，但麻醉劑濃度增高時，活性會被抑制，於是呼吸也受到抑制。此外，維持血管直徑的平滑肌細胞也會放鬆，造成血壓下降。最後，麻醉劑也會直接影響心臟收縮，使心臟活動減弱，節律便容易受到干擾。鹵乙烷特別棘手，因為這種藥物的有效濃度與可能造成問題的濃度相差無幾。

許多化學藥品及氣體都能當麻醉劑使用，從氙氣等惰性氣體，到最現代的化合物。科學家仍不了解麻醉劑的作用機制。我們知道麻醉劑能抑制神經細胞活動，有些則能夠放鬆不同肌肉。目前我們只知道麻醉劑能藉由增加神經傳導物質 GABA 的活性而降低意識，因為 GABA 會抑制具興奮作用的神經活動。（關於 GABA，詳見第十三章〈大腦基礎知識〉）

無論吸入哪一種麻醉氣體，所引起的系列反應大多相同，首先可能是短暫的興奮或刺激，如同喝下第一杯酒後的感覺。接下來是疼痛緩解、頭暈、乏力、身體機能受到抑制。濃度更高時，各種生理反射可能完全喪失，如眨眼、吞嚥及嘔吐等。最後則是心臟功能與呼吸功能喪失，導致死亡。過量服用某些藥物（如恩氟醚）會產生更強的刺激效果，但可能引發癲癇。有些藥物不會產生太大的刺激作用，只會抑制神經系統。

達到麻醉效果與致死的濃度差異相當小，醫療人員會小心混合麻醉氣體與氧氣，並持續監測各種身體維生功能。麻醉師必須完全掌控病人的呼吸，並在必要時給予心臟興奮劑。即使這麼小心地關照，還是可能出現問題，如果沒有仔細監測，受麻醉者很可能不幸死亡或遭受永久性腦損傷。

氧化亞氮

氧化亞氮是無色、近乎無味的氣體，1700 年代晚期首度合成後，人們立刻發現這種氣體的麻醉與止痛功效。有相當長的時間，氧化亞氮被排拒在主流醫學之外，主要用在日常消遣及嘉年華會的娛樂上。1800 年代中期，牙醫師

發現這種氣體是抑制疼痛的良方，才首度用在醫療上。

單憑氧化亞氮無法使人進入手術所需的深度麻醉，除非是在大氣壓力較高的環境。今日氧化亞氮在醫學上的用途，主要是強化其他麻醉劑及鎮靜劑，或用於患者可保持清醒的小手術。吸入劑量足以緩解疼痛時，也會帶來愉悅感。「笑氣」一名，就是來自氧化亞氮帶來的暈眩狀態。與其他娛樂用的吸入劑相比，氧化亞氮毒性沒那麼高，因為不太會影響呼吸、大腦血流量等重要身體功能，以及肝、腎、消化作用等。

氧化亞氮的藥理機制還沒有完全確定。當然了，氧化亞氮的作用就像一般的麻醉劑，而且濃度升高時，可能使人喪失意識，因此我們懷疑氧化亞氮也跟其他麻醉藥一樣，可能會增強 GABA 對神經細胞的抑制作用。氧化亞氮可能也有一部分是作用在大腦的類鴉片系統上（這也是嗎啡及海洛因的受體），支持此一推測的最佳證據是，在動物實驗中，鴉片拮抗劑納洛酮能阻斷這種氣體的止痛效果。

最新研究顯示，氧化亞氮也作用在神經傳導物質麩胺酸的受體上，也就是 N- 甲基 -D- 天冬氨酸（NMDA）受體。酒精及 K 他命同樣也作用於 NMDA 受體，造成解離狀態。

氧化亞氮的毒性與耐受性

如上所述，氧化亞氮在臨床環境中沒有什麼毒性。然而，用在娛樂上可能就有四種危險：無法獲得足夠氧氣、因氣體供應裝置運作異常而受傷、反覆使用將干擾體內維生素 B12 的作用而引發相關問題、與 NMDA 拮抗劑類藥物合併使用會對大腦產生毒性。

首先，請記住，氧化亞氮是麻醉氣體，可導致昏迷，輕則使人混亂、失去判斷能力。假如使用者是利用面具或袋子吸入純氧化亞氮氣體，並因此失去意識而只能吸入氧化亞氮，會發生更嚴重的問題：因缺氧而窒息。

第二，身體組織暴露在任何正在膨脹的氣體下，都會產生生理傷害。曾經把手放在噴出的空氣或氣體之前的人都知道，膨脹中的氣體會冷卻，這是空

調設備的基本原理。有些使用者會嘗試直接吸入罐口的氣體，卻沒有控制流速，讓嘴巴、氣管及肺遭到冷卻氣體的嚴重傷害。此外，這些氣體以高流速、高壓力的狀態進入人體，也會使肺部過度膨脹，帶來直接的生理風險。

第三，長期使用氧化亞氮會造成奇怪的併發症，類似維生素 B12 缺乏症。氧化亞氮會使一種依賴維生素 B12 的酶失去活性，導致神經纖維受損（即某種神經病變），造成神經系統的問題。這些症狀可能包括虛弱、刺痛感，或感覺喪失。醫學文獻中有幾個氧化亞氮造成嚴重神經損傷的案例報告，有些常使用氧化亞氮的牙醫師也發生了相同的神經病變。

第四，動物研究顯示，氧化亞氮等 NMDA 受體阻斷劑可能對大腦某些區域產生神經毒性。K 他命與氧化亞氮一起使用時，特別容易出問題。在動物實驗中，兩者能夠協同作用，產生的殺傷力遠遠超乎意料。氧化亞氮的娛樂使用者應深切警惕，千萬不要併用氧化亞氮與其他 NMDA 受體拮抗劑（如 K 他命及乙醇）。

使用者可能對氧化亞氮產生耐受性，獲得的快感會因反覆使用而降低。然而，如果是不常使用的娛樂用藥者，不太可能產生耐受性。

溶劑類吸入劑及推進劑

如果說有哪一類藥物是絕對不能碰的，那麼一定非溶劑類吸入劑莫屬。任何你想得到的溶劑，只要是容易取得又能揮發讓人吸食的，都屬於這類，包括各種工業化學藥品如甲苯、苯、甲醇、氯仿、二氯二氟代甲烷，以及其他冷媒、油漆、強力膠與各種氣體。我們認為這些化合物對於首次使用者與長期使用者都有很大的毒害，無論如何都不應使用。但是，我們都知道，還是有人在吸食這些化學物質，因此我們將在以下段落介紹比較常見的幾種，並討論其毒性。

這些物質是什麼，如何作用

這些化合物除了都具有毒性以外，只有兩個共同特徵。首先，能形成可吸入的氣體，其次，或多或少能產生像酒精或麻醉劑的作用。

溶劑濫用者常以簡陋的方法吸入這些化學物質，通常稱為「哈氣」（huffing）。使用者讓化學物質浸濕抹布，然後以抹布掩住口鼻呼吸，或把化學物質放在罐子或杯子中，吸入煙霧。就如同吸入麻醉藥，使用者吸氣幾分鐘後，血液中的化學物質濃度便達到高峰值，而大部分的化學物質會被身體脂肪吸收。血液中的濃度上升後，使用者會頭暈、神志不清，初期可能有一段刺激感，隨後轉為憂鬱及頭昏眼花的感覺。有使用者表示，用藥時對物體或時間的感知也會產生變化，也可能出現妄想及任何感官幻覺。隨著藥物濃度提高，會出現肌肉不協調，還有耳鳴、複視、腹痛及潮紅等。最後則是化學物質抑制住中樞神經系統的標準症狀：嘔吐、反射作用喪失、心臟及血液循環異常、呼吸抑制，並可能死亡。

吸入劑最危險的作用，是導致「突發性吸入猝死症」（sudden sniffing death），通常發生在濫用冷媒及噴霧劑（如二氯二氟代甲烷），以及燃料氣體（如丙烷及丁烷）等可能引發心臟節律失常的藥品。死因可能是控制心臟跳動模式的心臟細胞的興奮性受到抑制，其他心臟細胞對於腎上腺素的敏感性則獲得增強。除此之外，也一再傳出有人吸入電子產品清潔噴霧（經常含有二氟乙烷推進劑）致死及重症的案例。使用者也可能出現心臟毒害、腎臟受損、骨骼病變、呼吸道凍害等症狀。

我們不知道這些化合物究竟如何影響心智，然而，基於這些化合物對身體的作用，我們推測其機制與麻醉劑相似。

毒性

這類化合物種類繁多，我們不可能一一列出各種化合物的所有毒性作用。

此外，長期吸用這些化合物的人幾乎都會使用其他藥物，因此很難歸納哪些毒性作用是屬於哪種藥物或哪些藥物的組合。但這些化合物都有一個共通的脈絡：許多使用者不是直接受到藥物毒害，而是在使用時造成意外傷害。失去方向感及肌肉不協調都增加了發生事故的風險，而且這些化學藥品大多是易燃性物質，因此容易導致嚴重灼傷。一項嚴謹的研究指出，與吸入劑有關的死亡事件中，有 26% 都是意外事故。

此外，人們會在吸入劑的影響下自殺。在同一研究中，與吸入劑有關的死亡事件中有 28% 是自殺。到底是吸入劑引發憂鬱症及自殺傾向，還是有自殺傾向的人往往使用吸入劑來減輕痛苦？正如同許多其他藥物，兩種情況都有可能。

首次使用吸入劑便可能致死。英國針對一千個使用吸入劑致死的案例進行研究，得出約有五分之一的案例是初次使用。死因有很多，也的確都與使用吸入劑有關。這項統計相當驚人，應該足以讓任何有心嘗試這些化學藥品的人心生警惕。

長期使用吸入劑又會帶來什麼影響？這項課題已有許多研究發表，但幾乎所有研究對象都有其他健康問題，以大量沒有健康問題的吸入劑使用者為對象的廣泛研究，目前還付之闕如，因此我們無法從統計角度得知長期的毒性作用。然而，針對這些有健康問題的個體所進行的醫學研究也相當發人深省。有一項神經學研究以轉介入院治療的濫用者為對象，經臨床檢查及神經影像學檢查後，確知 20 名研究對象當中，有 13 人（65%）的中樞神經系統受到傷害。另一項針對不同群體的研究則顯示，中樞神經系統受到損傷的人占55%。

甲苯是目前研究最透徹的化學藥品之一。這是常見的工業溶劑，也是強力膠的成分之一。一項針對長期吸食甲苯者的研究顯示，24 名患者中有 11 人出現小腦損傷。小腦主掌精細、複雜肌肉動作的控制，根據新的研究結果，可能也對學習有重要影響。小腦損傷在停藥後會不會回復，目前尚未確知。一些研究認為長期吸食甲苯會讓小腦細胞死亡，大腦的部分區域也都會受到影響，包括視覺及其他神經迴路等。但我們也必須留意，要以人體進行完整的

對照研究是不可能的。

　　智商測驗的結果顯示，濫用者的記憶、注意力及專注力都出現問題。如同人體的研究，這些研究也只針對少數有健康問題的人，因此在解讀這些結果時要特別謹慎。然而，毫無疑問，有些長期使用吸入劑的人確實出現嚴重健康問題，中樞神經系統都遭受嚴重的損害。

　　吸入劑也會影響其他身體功能，我們很難一一列舉不同化學物質對身體功能的影響。每天都有新的研究結果出爐，這份列表也不斷增加。不過我們可以說，長期使用吸入劑，可能傷害心臟、肺、腎、肝、血液及許多身體部位，當然還有神經系統，這些化學物質真的完全不適合用於人體。

chapter 7 /

第七章
大麻

168 大麻簡史│**168 大麻植株及其製品**│**170 藥品製劑：從「頭痛大麻」到「醫院大麻」**│**172 THC 如何在人體內代謝**│**174 對大腦的影響**│174 大腦的 THC 受體│175 海馬迴│177 大腦的其他區域│**177 對身體其他部位的影響**│177 免疫系統│178 心臟│178 肺部│179 胃腸系統│180 生殖系統│**180 主觀效應：「內部」經驗**│**182 耐受性、依賴性及戒斷**│**184 對記憶及其他心智功能的影響**│184 急性效應│185 「殘留」及長期效應│**190 大麻會增強攻擊性嗎？**│**191 對運動機能及駕駛的影響**│**191 醫療用途**│193 噁心│194 青光眼│194 癲癇│195 痙攣│196 醫療與娛樂用途的最新立法行動│**197 合法化的問題**│198 美國對待大麻的態度及相關法律│200 列為非法的後果│200 除罪化的聲音│201 擺盪的鐘擺│201 未來如何發展？│**202 「合成」大麻**

大麻

藥物類別｜無特定類別，但在法律上，大麻在聯邦法上被列為附表一的麻醉劑（由美國緝毒局認定，代表濫用可能性高且沒有公認的醫療應用價值）

藥物種類｜低等級大麻（THC〔四氫大麻酚〕含量約 1~3%）；高等級大麻——無籽大麻（含量 7~8%，最高可到 20%）；印度大麻（含量 7~20%）；哈希油（含量可達 70%）；「酊劑」或其他用於霧化裝置當中的填充劑（含量最高可到 90%）、大麻蠟（一種像蠟一樣的大麻物質，利用丁烷萃取製成）

俗名｜大麻、大麻菸、大麻脂、草、飯、麻仔、老鼠尾

迷醉作用｜每個使用者的用藥經驗都有很大的不同，且取決於所用大麻的藥性強弱。通常，剛開始吸食大麻或霧化大麻會讓人放鬆、情緒昂揚。藥效通常幾分鐘就會浮現，隨後約半小時內即顯現嗜睡及鎮靜的作用。有些人認為這是刺激後的鎮靜所帶來的放鬆感。使用者可能時而心情雀躍，時而陷入出神的沉默，但這種情緒波動往往取決於使用者的狀態。

吃下印度大麻或高等級大麻時，需要較長的時間才能感覺到這些藥效（最長可達一到二小時），而且跟吸食比起來，直接食用所產生的反應可能更偏向迷幻。商業化生產的大麻食物藥效也相同，不過製造商可能會加強這類大麻的吸收力，使用藥人更快感受到藥效（比直接食用大麻植株更快）。

在愉悅感結束之後，大麻對學習及記憶等心智功能的影響還會持續很長一段時間。因為人體需要很長的時間才能完全清除 THC 及其副產物（其中有些也會影響大腦功能）。一劑大麻對使用者認知功能的影響，可能持續一天，甚至更久。

過量及其他不良影響｜吸食過量大麻致死幾乎是不可能的，偶有使用者表示，在一般劑量或大量吸食後，不久即感到焦慮或恐懼。發生這種情況，最好的處置方式是與使用者聊天，讓對方感到放鬆及安心。

儘管從來沒有人因為吸食過量大麻而死亡，但是大麻確實會降低判斷力，損害開車時所需的各種複雜協調能力。因此，吸食大麻最大的風險，是導致交通意外及危險事故。然而，患有心臟疾病或高血壓的使用者也可能面臨危險，因為服用大麻會使心跳加速，增加心臟的負擔。使用、保管不慎也可能發生危險，過去曾有幼童誤食大量大麻餅乾而昏迷的報導。近年來，越來越多可食的大麻產品（有些看起來就像是糖果）進入合法及非法市場，誤食的風險也隨之增加。

有證據顯示，青春期反覆使用大麻，可能對某些大腦系統（如視覺控制等）產生長期影響。此外，THC 損害青少年學習與記憶能力的風險高於成人，在青春期階段長期使用大麻，也會提高將來發生精神問題的機率。

與其他藥物併用的風險｜大麻可能與心臟用藥、血壓用藥，或抑制免疫系統功能的藥物發生危險的交互作用。此外，一項研究顯示，大麻與古柯鹼併用將對心臟造成相當大的危險。此外，由於 THC 會影響專注力和資訊處理能力，若搭配酒精或其他鎮靜藥物服用，將對前述心智功能造成更嚴重的傷害。

大麻簡史

　　所有具精神活性的大麻製劑都來自大麻植株。關於大麻種植最早的文字記載出自中國的典籍[01]，年代可追溯到公元前 28 年。但是大麻的種植歷史很可能比文字記載還早了幾千年。典籍記載，人們種植大麻以取用纖維，但也了解大麻的迷醉效果及藥性。事實上，在大約公元前 950 年的埃及木乃伊內臟中就有 THC（還有尼古丁及古柯鹼），到了公元 1000 年左右，用大麻植株達到迷醉效果的作法，已經流傳到地中海東部。歐洲探險家遊歷此地，把印度大麻藥效的迷人故事帶回了家鄉。

　　大麻引進東歐的時間還要更早（約公元前 700 年），但直到十九世紀初，拿破崙遠征埃及之後，歐洲才算完全認識印度大麻。到了 1840 年代，大麻製品（以及其他數種藥品）的娛樂用途已經蔚為風尚，並成為法國藝術家及知識分子圈的時髦玩意兒，許多人在尋求提升創造力及審視世界的新途徑時，都會藉助大麻的藥效。

　　儘管第一批歐洲探險家將大麻種子帶到新世界，生產大麻纖維作為繩子及布匹的原料，但直到二十世紀初，大麻才開始直接衝擊美國社會。

大麻植株及其製品

　　大麻的用途相當廣泛。大麻莖幹的纖維相當強固，一直是製造繩子、布料及紙張的原料。乾燥後的大麻葉及大麻花具有精神活性及醫療作用，大麻的根也能入藥。中國古代也把大麻種子當作食物，而大麻種子至今仍用於榨油及作為動物飼料。

01　應該是指漢成帝時代的《氾勝之書》。

火麻及印度大麻是最常見的兩種大麻。過去人們種植火麻以生產大麻纖維，在自然環境下，火麻會長成五到七公尺高的瘦長植株，而且目前仍是美國南部各地常見的野生植物。印度大麻則廣泛種植於世界各地，主要取其樹脂製作精神活性物質。印度大麻的植株通常不高於三公尺，但長得比火麻還要粗厚、濃密。

大麻植株含有四百種以上的化合物，其中有些具有精神活性。到目前為止，精神活性最強的是大麻樹脂中的 THC。大麻花是樹脂濃度最高的部位，在大麻花未受精之前，樹脂會形成黏稠的外層，保護大麻花免於太陽的高熱，並增加受粉機會。大麻的葉及莖含有少量樹脂，但濃度相當低，因此沒有什麼迷醉作用。

目前有許多為藥物用途而栽種的大麻植株品系，但植株花朵的 THC 含量差異極大。除了植物本身的基因組成之外，生長環境、收成時間、乾燥處理環境以及儲存環境等，都會顯著影響最終產品的藥效。植株成熟後，樹脂中各種化學物質之間的平衡跟著改變，花頂所分泌的樹脂含量也隨之改變。剛成熟時以大麻二酚酸的成分居多，大麻二酚酸會被轉化為大麻二酚，而後隨著大麻進入花期高峰轉換為 THC。

每株大麻的「迷藥品質」主要取決於大麻二酚轉換為 THC 的比例多寡。當植株成熟進入開花末期及衰老階段時，THC 會轉化成大麻酚。在花期高峰收成的植株，THC 相對於大麻二酚及大麻酚的比率很高，通常我們會說這樣的大麻精神活性「很純」、「很乾淨」、很高，鎮靜效果相對較低。然而，有些種植者會過了高峰期才採收，以得到鎮靜效果較強的大麻。根據使用者描述，在高峰期及高峰期之後採收的大麻會帶來不同的感受，前者是「快感」，後者是「恍惚」。

燃燒大麻會產生數百種化合物。因此，吸食一劑大麻也等於吸入這數百種化學物質。我們知道其中有許多化合物會對人體多處器官及系統產生作用，卻不了解主要影響為何，無論是急性或長期使用。因此，許多科學研究將焦點放在 THC，讓我們至少能評估大麻素對大腦與行為的影響。

藥品製劑：從「頭痛大麻」到「醫院大麻」

　　大麻植株製成的各種精神活性藥品，THC 含量差異極大，效力也差很大。低等級大麻是由雌雄兩種植株的葉子混製而成，這些葉子的 THC 含量比雌株的雌蕊及鄰近嫩葉少得多，做成製劑後 THC 含量可能只有 1%，甚至更少。使用者有時把這種製劑稱為「頭痛大麻」，因為吸食後所獲得的與其說是快感，不如說是頭痛。

　　中等級大麻是由雌株頂端已受精的開花部位乾燥製成。雌株與雄株種在一起受粉製成的大麻藥效有限，因為雌花在受粉後便不再分泌含有 THC 的樹脂。雌花在受粉後不再需要具保護作用的樹脂，並開始結種子。

　　高等級大麻是由未受粉的雌花製成，雌花必須與雄花隔離種植，製成的大麻稱為無籽大麻。由於雌花在成熟過程中並未受粉，因此會持續分泌樹脂，包裹嬌弱的花朵及周圍的嫩葉。這些雌花生長密集，樹脂含量相當高。這些「苞」經收成、乾燥後，THC 平均含量為 12-16%，有些樣本檢驗出的含量甚至高達 24%。跟四五十年前比起來，今日的大麻效力更強，但在最近十年，大麻中 THC 的平均含量並沒有顯著的增加。

　　這種效力強大的大麻被稱為「醫院大麻」，因為偶爾會有不知情的使用者預期獲得中等級大麻的溫和快感，卻被無籽大麻快速而強烈的藥效所驚嚇，陷入恐慌，最後被送進急診室。其實，治療恐慌最好的辦法是朋友平靜而令人寬心的「安撫」。恐慌來自無預期的失控感受，發生恐慌的使用者只需要旁人給予安全感，並了解自己不受威脅。

　　在美國，有些種植者在嚴密控制的室內培植出 THC 含量高達 24% 的大麻，但美國大部分大麻的 THC 含量都只有 15% 左右。近年來，美國大麻的藥效據稱已經躍升至 1960 與 1970 年代的十倍以上，但這種說法不完全正確。自 1970 年代以來，美國執法單位查獲的大麻都交給密西西比州的「藥性監測計畫」（Potency Monitoring Project，由美國政府資助）檢測 THC 含量，初期檢驗出來的濃度一般都很低（在 0.4-1% 之間），但這些樣本通常來自效力

弱、產量大的墨西哥「大麻磚」，而這些大麻磚的 THC 含量可能比當時大多數人吸食的大麻來得低。此外，一直到 1970 年代後期，市面上藥效較強的大麻產品才列入藥性監測計畫的分析樣本中，包括大麻苞及無籽大麻。因此，在 1970 年代該計畫所測得的 THC 含量，可能低於當時實際吸食的平均含量。在那個年代，獨立實驗室分析的大麻樣本 THC 含量往往遠高過藥性監測計畫報告的數字，大約介於 2-5% 之間，與目前一般的大麻樣本差不多。1980 年以後，藥性監測計畫的檢測樣本便包括一般市面上販售的大麻，代表性較高。在 1981~2000 年間，該計畫測得的 THC 含量在 2-5% 之間，與 1970 年代獨立檢測所得的平均範圍相符。儘管如此，栽植大麻的技術已今非昔比，可以合理推測，娛樂用大麻的 THC 濃度或多或少也提高了一些。

印度大麻（hashish）是把大麻樹脂與植物原料分離取得，純度最高的印度大麻幾乎全由樹脂組成。在印度，這種純度極高的產品被稱為大麻脂（charas）。然而，大部分的印度大麻並不是純樹脂，或多或少含有植物原料。大麻脂通常製成深色的樹脂球，質地硬而不脆。印度大麻的 THC 含量平均為 8% 左右，但個別差異很大，最高含量可達 20%。印度大麻通常以煙管抽吸，或者混入菸草或較低等級的大麻，捲成菸一起吸食。較傳統的吸入方式是點燃一小塊印度大麻，以玻璃杯或杯子蓋住燃燒，然後使用者傾斜杯子，從下方開口吸入煙霧。

哈希油（hash oil）是大麻製劑當中藥效最強的，製法是將大麻植株放在酒精中煮沸，然後濾除固體，水分蒸發後，剩下的就是哈希油。哈希油通常是厚實的蠟狀物質，THC 含量非常高（20%-70% 不等），刮取一些抹在煙斗內緣，或塗抹於菸草、大麻菸上即可吸食。

隨著電子菸及電子菸主機等尼古丁蒸煙系統的引入（參見〈尼古丁〉章節），用於傳送含大麻素蒸氣的各種液體配方紛紛上市。與大麻、印度大麻或哈希油相比，這類配方功效如何？答案是應有盡有，各種不同效力任你選擇。有些「電子煙液」只含非常少量的四氫大麻酚，也有效力非常強的。但電子菸液的成分差異不只在於四氫大麻酚含量；不同大麻素的占比也可能差異頗大。不同的效力加上不同的大麻素混合物比例，能夠創造出無限多種組合

數，因此對使用者來說，為了避免發生超出預期的效果，知道蒸出內容物是什麼相當重要。許多大麻素蒸煙系統都有內置調節器，能在數秒鐘後切斷蒸汽，就好像在說，「你剛剛吸滿了一口煙，要不要等幾分鐘看看效果如何」。這可能是個好建議，即使是來自於可以放在口袋裡的蒸霧電子菸主機。

THC 如何在人體內代謝

人體吸入大麻後，供血充足的肺部便能迅速吸收 THC，吸食霧化大麻也一樣。雖然未經燃燒，但霧化器中大麻植株所提煉出來的 THC，或大麻霧化裝置中填充劑所含的 THC 也都經由肺部吸收。由於肺部的血液會直接經由心臟流入大腦，短短幾分鐘之內，大麻帶來的快感以及對心跳率與血管的影響就會立即顯現。大腦的 THC 含量會在數小時內大幅降低，然而，其他器官如肝臟、腎臟、脾臟及睾丸等，將累積高濃度的 THC。THC 很容易隨著孕婦的血液流入胎盤，進入胎兒體內。

人體實際攝入的 THC 含量因吸食方式而異。吸食大麻菸約能攝入 10-20%，煙管吸入的效果較佳，約可攝入 40-50%，水煙管（或大麻菸斗）的效果更好，因為水煙管能留住大麻煙霧，直到吸入人體為止。理論上除了吸食者呼出的二手菸之外，幾乎所有 THC 都能進入人體。電子蒸煙器運輸 THC 的效率極高，因為這種吸食方式不但充分利用了肺部的豐富血流，也不會產生對肺部造成刺激的氣體，因此不會讓人降低吸食量或咳出一大口過量吸入的煙氣。但這也可能造成問題，特別是對於剛開始改用蒸煙器的人。這些老菸槍已經習慣於煙氣在肺部的感覺，且常把這種感覺當成衡估吸食量的指標。這種蒸汽不像煙霧那樣刺激肺部，因此原本的衡估標準不見了，一些初用者會吸入超出預期的 THC，直到找到衡估攝入量的新方法。另一個要考慮的因素是電子煙液的 THC 濃度差異很大，因此在使用前充分了解電子煙中特定 THC 來源的效力是非常重要的。

儘管快感在吸食大麻或霧化大麻不久後便會消失，THC 停留在體內的時間卻長得多。吸食大麻二十小時後，約一半的 THC 會殘留在血液中，並經由血液進入肝臟，部分被轉換成其他化合物，並可能在肝臟存留數天。部分代謝產物仍留有精神活性，因此最初的快感雖在一到兩小時內即告消退，但大麻對心智及生理功能的部分影響可能持續數天。

THC 及其代謝產物不但能在血液中殘留數天，也可能在脂肪組織停留更長時間，因為這些物質具有高脂溶性，十分易於吸收並儲存於脂肪組織。脂肪組織中的 THC 會緩慢地釋放，需要相當長的時間才能夠排出體外。也就是說，吸食大麻之後，約有 30% 的 THC（及其代謝產物）會在體內滯留整整一週，並持續對心智及生理功能造成複雜的影響。事實上，使用者吸食一次高劑量大麻後，很可能在三週後還能從身上檢測出 THC。

如果是食用而非吸入大麻，上述規則也大致適用，只不過 THC 進入大腦的量較少，速度也慢得多。大麻（或任何藥物）經由胃部吸收後，含有 THC 的血液會先流到肝臟，然後才到身體其他部位（包括大腦）。這意味著兩件事情：首先，部分 THC 會先遭到肝臟分解，沒有機會作用在大腦上；其次，剩餘的 THC 由於是透過間接的血流路徑輸送，因此會更慢抵達大腦。然而，以口服方式攝入的大麻或其他大麻製品被人體吸收的速度更慢，THC 血中濃度的高峰值也會持續更長的時間（不過還是比吸入等量大麻的高峰值來得低）。

攝入方式不同，THC 在體內運送及代謝的方式就不同，而這些差異似乎也對用藥經驗產生重要影響。口服大麻不會體驗到快感急遽湧現，而是感受緩慢而漸進的改變，且持續時間較長。許多經驗豐富的使用者表示，吃下大麻的用藥體驗會讓人聯想到溫和的迷幻蘑菇或 LSD，那並不單純是「獲得快感」。高濃度的 THC 可能造成類似迷幻藥的經驗，口服大麻者若表示有這樣的感受，代表體內的 THC 濃度實際上比許多吸入者來得高（儘管肝臟已在 THC 進入大腦前代謝掉其中一部分），這是因為這些人吃進的劑量，比一般吸入的劑量更高。

對大腦的影響

大腦的 THC 受體

1990 年代早期大麻素的相關研究中，最引人注目的發現應屬大腦中的大麻素受體。近年來，大腦天生的大麻素受體以及內源性大麻素（大腦自行製造來與大麻素受體交互作用的化學物質）兩類主題的相關研究大幅增加，科學家對這些受體的作用機制及功能相當感興趣。相關研究仍持續進行，不過這些受體似乎會影響一些重要功能，如學習、焦慮控制，或許還有對其他藥物（如酒精）的反應能力。研究人員並非首度發現這類針對某種植物原料的大腦受體，科學家多年前發現的鴉片受體便與疼痛的調節有關，或者更廣泛來說，可能與壓力的調適有關。但是，儘管我們可以理解人類的大腦為何要演化出處理疼痛的化學系統，卻不太清楚為什麼人體要演化出 THC 受體，還有這項研究對人類有什麼樣的意義。由於針對內源性大麻素的研究已逐漸聚焦於探討這類化學物質如何影響神經元，許多研究開始證明，這些物質對於調節神經元在大腦迴路當中的彼此溝通，有著微妙但非常重要的作用。基本上它們做為神經元傳遞訊息時彼此之間的即時回饋系統，作用方式是改變傳遞訊號的強度，讓大腦迴路能對其傳遞的強度變化做出回應──這是一種細胞間傳遞訊息的自我調節。這很重要，因為這會影響單一細胞如何發送及接收訊息。顯然，神經迴路中的內源性大麻素濃度必須維持一種微妙的平衡，這樣的通訊系統才能正常運作。人體吸食大麻產品時，額外的外源性大麻素進入體內攪局，原本細微的大麻素濃度可能暴增，干擾神經元間的正常訊息傳遞。雖然這種干擾是讓使用者感到興奮的部分原因，但也會破壞神經迴路功能，干擾學習和記憶等方面的訊息處理功能。

由於大腦本身即具備大麻素受體，因此一定也能自行分泌化合物來刺激這些受體。大腦中自然存在一種名為 anandamide（來自梵文 ananda，意為「極樂」）的內源性大麻素，能與大麻素受體結合。還有一種會活化大腦的 THC

受體 2-AG，而且分泌量可達 anandamide 的 170 倍。大腦中可能還存在其他類似的天然化合物，因為科學家已經發現了好幾種不同亞型的大麻素受體。

海馬迴

雖然我們還需要人類學家及民族植物學家來幫忙解答為什麼人體具有大麻素受體，不過我們已經知道這些受體在大腦中的分布，這可能有助於我們了解大麻的作用機制。海馬迴對形成新記憶具有相當重要的作用（如第一章〈酒精〉所述），而該區域的大麻素受體密度相當高。在大麻對心智功能的負面影響中，目前最為確定的就是這種藥物會抑制記憶形成，這點並不令人意外。

動物實驗發現，THC 會嚴重損害大鼠的記憶形成能力，這裡指的不是回憶過去所得訊息的能力，而是儲存新記憶的能力。事實上，THC 處理過的動物，執行記憶任務的表現與海馬迴受損的動物一樣差。動物學習記憶任務時，海馬迴的細胞通常會被活化並彼此溝通。然而，動物的海馬迴細胞在THC 影響下，活化情形不如正常情況。這些實驗結果讓我們相信，大麻之所以造成記憶障礙，是因為 THC 抑制了海馬迴細胞的活性，因而阻礙了新記憶形成。一旦排出 THC 以後，實驗動物的記憶能力與海馬迴功能便恢復正常。大腦中另一種天然化合物 2-AG 同樣會刺激 THC 受體，也會抑制海馬迴執行某些與記憶有關的功能。

但事情沒有那麼單純，動物研究顯示，THC 對青少年與成人的影響在某些方面相當不同。例如，以學習與記憶來看，THC 對青春期動物學習能力的干擾，遠高過成年動物。這似乎是因為，比起成年人的大腦，THC 對青春期大腦的海馬迴更具影響力。此外，新近研究也發現，THC 所帶來的焦慮、厭惡感等不愉快的副作用，在青少年身上也較為輕微。使用者是否繼續使用某種藥物，往往取決於藥物所帶來的快樂是否大於痛苦，因此，如果 THC 帶給青少年的負面影響較為輕微，他們很可能發現自己能從大麻中獲得更多愉快感受，也就會更頻繁使用大麻，隨之而來的風險也就大為增加，就像酒精一樣。

無論研究對象是成人或青少年，只要是關於大麻對身體影響的研究，都會

引出一項重要問題：反覆使用大麻到底有何影響。大麻是否會殺死腦細胞？目前許多科學證據都顯示，無論使用劑量多高、期間多長，答案都是否定的。在一些研究中，研究人員長期給予大鼠高劑量的 THC，探究這種物質對海馬迴等不同大腦區域的影響。儘管其中某些研究指出可能造成損傷，但是這些研究所採取的實驗方法使人質疑其結果是否適用一般情況。這些研究讓動物幾乎每天暴露於高濃度的 THC，持續好幾個月（占了大鼠一生的大部分時間），給予的劑量往往相當於人類一般使用劑量的好幾百倍。當研究人員給予較低劑量時，儘管施藥期間長達兩倍之久，海馬迴受到的影響仍大幅減輕。這些動物研究即便給予低劑量的 THC，實際上也還是比大多數大麻製品使用者的劑量高得多，施藥次數更為頻繁，時間也長得多。有一項研究所採用的 THC 濃度確實比較接近實際情況，這項研究是利用年輕大鼠的海馬迴細胞（培植在人工培養液中，而非活體內的細胞）來研究 THC 是否降低海馬迴細胞的存活率。加了 THC 的培養液確實降低了腦細胞的存活率，另一項研究也顯示，在細胞培養液中加入類似 THC 的藥物，能降低海馬迴細胞互相溝通的能力。雖然這些研究讓我們對大麻的使用更加警惕，不過還是要對這些研究結果抱持保留態度，因為我們觀察到的這些作用，都出自非常不尋常的情況。

這類科學進展通常源於科學家在大鼠或小鼠的實驗中觀察到顯著的結果，而後科學家會觀察在恒河猴等靈長類動物（大腦構造與行為比較接近人類）是否也有相同反應。有些實驗運用恒河猴來評估連續一年每天吸入適量大麻煙霧所帶來的影響。實驗結束時，研究人員檢查這些恆河猴的大腦，並未發現神經元出現永久的顯著變化或死亡。我們不難想像，長期接觸 THC 可能對大腦組織或神經元的化學組成造成長遠的改變，但這種改變很難檢測。大腦若是在發展階段（童年或青春期）長時間暴露於 THC，造成的改變將更為重大。我們稍後將會討論到，人體研究顯示長期使用大麻可能對使用者造成長遠影響，甚至停止用藥後也不會恢復，原因很可能就在於大腦內部的細微變化。

那麼，我們要怎樣解讀動物研究的結果呢？動物研究並不完美，無法提供我們最後的答案，但有許多理由值得我們認真看待這類研究結果。海馬迴的相關研究尤其如此，因為無論就外觀或功能（產生記憶）而言，大鼠的海馬

迴構造都與人類非常相似。雖然在動物研究中觀察到的嚴重海馬迴損傷,不太可能發生在非重度大麻使用者身上,但中度使用者仍可能受到較輕微的影響。大麻使用者的海馬迴可能遭受細微且不致引起明顯記憶障礙的損傷,大腦的神經迴路可能不如正常人敏銳,我們還無法確定。

大腦的其他區域

大腦還有兩個區域的大麻素受體分布特別密集:小腦與基底核。這些區域輔助我們協調、調整肢體活動,而大麻也會影響這些功能。然而,科學家並未在腦幹中發現大麻素受體,而腦幹對呼吸非常重要,也許就是因為如此,幾乎不曾有人死於大麻過量。

對身體其他部位的影響

免疫系統

除大腦之外,THC 受體也存在於人體許多部位,並透過各種方式影響身體功能。其中之一是免疫系統,免疫系統由各種結構、細胞及化學物質組成,能對抗感染與疾病。事實上,目前已知的大麻素受體可分為兩種主要類別:其中一種密集分布於大腦,另一種則集中在特定種類的免疫細胞。

動物研究顯示,THC 會降低人體對感染的免疫力,不過這些研究所使用的劑量,遠大於人類可能使用的劑量。不幸的是,目前還沒有足夠的可靠研究能提出有力證據說明 THC 是否會影響人體免疫功能。1980 年代的一項早期研究採用了嚴格的雙盲、安慰劑對照組設計,並沒有發現使用 THC 者出現免疫功能的變化。但最近一項關於醫用大麻使用者的研究,顯示有幾種免疫功能指標降低了,並確認了幾種可能導致這種影響的化學路徑。儘管開始有更多

研究顯示 THC 會影響免疫功能，現在要歸納出具體結論尚嫌太早。雖說 THC 會對人體造成影響一事看來已很明顯，但我們還需要更多決定性的研究結果，才能明確了解 THC 究竟會對人體健康與疾病造成哪些影響。

心臟

吸食大麻會提升心跳率，實驗室研究指出，大麻使每分鐘心跳次數增加 20-30 次。頻繁吸食大麻的人確實會對這種作用發展出一定程度的耐受力，但即使是已經有耐受性的人，吸食大麻後的心跳仍然會大幅增加。有些設計良好的研究指出，大麻會加快心跳並降低運動時心臟的泵血效率，基本上這都會增加心臟的負擔。這些心臟方面的影響顯然會對某些族群造成危險，特別是心臟疾病或高血壓患者，或者正在服用會改變心臟節律的藥物的人。不過目前還沒有明確證據顯示吸食大麻會直接導致心臟疾病或心肌梗塞。

肺部

此處包含兩項重要問題：長期吸食大麻是否會損害肺部功能？長期吸食大麻是否會增加罹患肺癌的風險？

針對第一個問題，答案是肯定的。研究顯示，長期、重度吸食大麻的肺活量會不如未曾吸食大麻的人，也曾有研究發現，每天吸三到四捲大麻菸的長期使用者，罹患慢性支氣管炎的比率跟每天抽不止一包香菸的人不相上下。此外，也有可靠研究發現，跟無吸菸習慣或只吸菸草的人相比，重度吸食大麻的呼吸道往往呈現異常的臨床外觀，並出現異常的組織細胞。

吸食大麻對肺部的毒害據說比吸食菸草高上十倍甚至百倍，但事實上，兩者造成的肺部傷害非常相似。許多有毒化合物，如焦油、一氧化碳及氰化物等，在大麻菸與一般菸草中的含量都差不多。這兩種菸都含有稱為安息香比林的致癌物，但大麻菸的濃度較高，而亞硝胺則只存在於一般菸草。到目前為止，並沒有確切的證據能夠證實吸食大麻與肺癌的關係。有一項研究檢測

吸食大麻者、吸食菸草者與不吸菸者的肺部細胞，觀察 DNA 有無損傷（一般認為是癌症發展的前兆），發現大麻吸食者無論是否有吸菸習慣，肺部細胞往往出現 DNA 損傷。這項發現指出，光是吸食大麻就會提升罹患肺癌的機率。最近一項受試者超過 5,000 人的研究發現，吸食大麻菸和肺癌完全沒有關係，就算是長期使用者也一樣。此外，研究也發現，同時有吸食菸草及大麻習慣的人，罹患肺癌的風險比只吸菸草的人來得高，且罹病的年齡也較早。儘管如此，現階段的研究都顯示，單純吸食大麻菸並不會增加肺癌的風險。

　　無庸置疑的是，大麻的吸食方式和菸草是不同的。大麻吸食者一天內所吸入的大麻煙霧量，鮮少能與菸草吸食者一天所吸入的菸草煙霧量相比。每吸入一口大麻菸，進入肺部的煙霧量比一般吸食菸草還多三分之二。大麻菸的煙霧通常更深入肺部，停留的時間則是一般菸草的四倍。大麻菸的毒素有更多機會進入肺部。一項研究顯示，吸食大麻菸後，血液中一氧化碳濃度的某項指標為吸食等量菸草者的五倍，吸入體內的焦油量則比一般菸草高出三倍，殘留在受試者呼吸道中的焦油量，也比吸食一般菸草者多了三分之一。

　　這裡所提及的某些元素可能會傷害大麻菸使用者的肺部功能（如前所述），但罹患肺癌的風險並不會因此提升。

胃腸系統

　　2004 年，初次有大麻製品的長期使用者表示自己經歷了一種奇怪的症狀，特徵是反覆發作的噁心及嘔吐。患者經常因為持續噁心及嘔吐達數日或數週後急診就醫，出現脫水症狀，需要打點滴及用止吐藥治療。患者感覺相當難受，其中不少人發現唯有頻繁洗熱水澡或淋浴才能稍微緩解不適。從 2004 年至今，針對這種所謂的大麻素過敏症候群（CHS，cannabinoid hyperemesis syndrome，emesis 意為嘔吐），相關的研究並不是太多。CHS 造成的電解質失衡及脫水可能引發腎衰竭，因此相當危險。不幸的是，一般常用的止吐藥通常沒有效果，唯一已知有效的長期治療方法是停止使用大麻製品。由於這種症候群尚未受到廣泛研究，因此很難知道多少人受到影響，但許

多人認為由於近年來美國許多州已將大麻製品合法化，且使用量似乎正在增加，CHS 的盛行率也不斷增加。2018 年在紐約市一所公立醫院進行的一項研究，找了一群每月使用大麻天數超過 20 天的 18-49 歲患者進行調查，這群患者都不是因為胃腸道不舒服或發生任何與服用大麻相關的問題而就醫，但調查發現這些病患中約有三分之一曾經出現 CHS 症狀。美國有超過 800 萬人每天或幾乎每天吸食大麻，假如紐約的取樣能準確反映全美國 CHS 的盛行率，那麼可能代表美國有高達 200 萬到 300 萬人曾患有 CHS。引發 CHS 的原因目前尚不清楚，因此新療法的研發進展也很緩慢。目前，對於經常使用大麻的人來說，最明智的辦法就是注意噁心及嘔吐症狀，如果這些症狀持續，不要猶豫，趕快就醫治療脫水。

生殖系統

雖然大麻不如傳聞所言會讓人失去生育力，但是長期使用大麻確實對生殖功能有一些影響。大麻會抑制大腦分泌有助於調節生殖系統的荷爾蒙。對男性來說，這意味著精子數量減少，以及長期高劑量使用可能造成的勃起功能障礙（即陽痿）。長期吸食大麻的女性可能會有經期失調的問題，雖然以上這些影響幾乎從未導致完全不孕，卻可能降低受孕機率。

對於男性，大麻還有另一種荷爾蒙方面的影響，是促使乳腺組織發育（即男性女乳症），這是一般男性所不樂見的。造成這種現象的原因，是大麻能夠促進泌乳素分泌。

主觀效應：「內部」經驗

大麻是難以歸類的藥物，不像多數精神藥物那樣恰好落在某個大類別，卻與許多精神藥物有共同的特點。因此，與其勉強為大麻的作用歸類，不如先

描述大麻的各種作用，然後嘗試以務實的方法來歸納這些資訊。

直到最近，許多人，甚至是大多數人，頭幾次使用大麻時並未感受到快感。與過去不同的是，今日大麻及電子填充劑當中的 THC 濃度都比幾年前最常見的中等級大麻還要高。儘管如此，對那些從較低濃度開始嘗試的人來說，這種未獲得期待效果的特別現象可能來自使用者不了解吸食技巧，例如吸入適當的量，並使煙霧在肺部停留。使用者似乎也需要學習如何體會或感受這種藥物帶來的快感，這點與許多重複使用後便失去效力（產生耐受性）的藥物非常不同。不過，今日市面上可購得的超高濃度大麻製品，很可能輕易就能克服這種對 THC 藥效的初期抵抗力。

每個人使用 THC 的主觀經驗相當不同。多數人表示，大麻的快感能給人智識方面的趣味、愉悅的情緒，或兩者兼具。這種快感的「趣味」面，可能與許多人所說的增進感官知覺有關。有些使用者表示在語音或音樂中聽到一些微妙之處，那要使用大麻才能辨識出來。有些人則認為在大麻的影響下，某些視覺影像看起來會更強烈或更具意義。同樣地，用藥者的情緒往往較為強烈，或者跟沒有使用藥物時相當不同。使用者通常會正面解讀這些認知及感覺的變化，但是他們的解讀也取決於當下的情況。換個環境，使用者所感受的幸福情緒與智識刺激也可能不那麼令人愉快。

我們很難評估這些感知、認知或情緒洞察力增強的報告是否準確，因為快感很難以直接的語言描述。很多使用者表示自己曾試圖寫下大麻作用時所產生的微妙想法與感受，後來卻發現他們寫下的文字根本無法傳達那種經驗。即使在快感消失前便加以記錄，即使當下認為自己捕捉到了那一刻，但得到的結果仍然無法表現那經驗的本質。

無法準確描述這種經驗代表著什麼？是否這些人在快感當下所出現的感覺與想法其實不如他們以為的那麼深刻？會不會這些想法或感受其實不一定要吸食大麻才會出現，但卻被藥物過度放大了？也許這種藥物能讓人放鬆並變得開放，因此對一般的感覺及想法能更有深刻的體會。但是這種作用不會只來自放鬆，因為煩寧等藥物對知覺、思維及情緒的作用顯然與大麻不同，其中的差異可能來自 THC 對記憶及時間感知的影響。

一些初步研究報告指出，大麻會改變使用者的時間感知，讓人覺得時間變慢了。大麻使用者有時稱這種經驗為過著「大麻時間 」，即使是非常短暫的事件，在這「時間 」下也彷彿永無止境地延展。原因可能是注意力渙散或記憶脫節。也許是因為 THC 使人難以記住自己的想法及感覺，只有最突出或最重要的部分牢牢地留在記憶中，於是改變了使用者對於經驗的理解。大麻造成的記憶損傷也可能是許多使用者體驗到驚奇感的原因，當使用者的記憶以不同尋常的方式形成，所經驗的時間線便因而扭曲，平時不會注意到的事物也變得有趣。當記憶受損，一段樂句、一個想法或一幅畫都可能吸引更久的注意。這是件壞事嗎？一方面，我們似乎可以合理推斷，當人的大腦無法正常運作，所產生的感知就不會準確，因此可能並不真實。另一方面，我們也可以說，這種認知的「損傷 」反而使人有機會察覺到一些原本不會注意到的經驗面向。

耐受性、依賴性及戒斷

雖然大麻使用者確實會發展出耐受性，但發展情形不像其他藥物那麼單純或明確。根據使用者的描述，經常使用的人吸食大麻菸或口服 THC 所得的快感，往往少於較少使用的人。有趣的是，有些經常使用的人在吸食無藥效的安慰劑之後，竟表示有快感產生（不過還是比吸食真的大麻菸少）。這些研究結果顯示，使用者的主觀效應確實會產生耐受性，而且長期使用也會發展出顯著的學習效應。或許經常使用會把快感的感受與吸食時周遭的各種環境刺激連結起來，因此只要吸一根大麻菸（甚至是無效的假大麻菸）並預期得到快感，就會讓經常使用的人產生快感，即使並未吸食真正的大麻。

有幾種方式可測量對大麻的依賴性，但通常來說，即使是重度吸食大麻也不會發展出其他藥物使用者的任何一種藥物依賴。例如，有一種測量方式是判定吸食者是否極度渴望藥物，以至於許多行為都受控於此一渴望。依賴藥

物的人通常很難克制自己用藥，而且願意犧牲許多事物以換取藥物。但如此依賴大麻的人並不多見，而且大麻似乎也不會讓人產生如此強烈的渴求。同樣重要的，是清楚界定何謂「渴望」。在藥物成癮的範疇，「渴望」指的是對藥物不曾間斷且無可取代的衝動，而且用藥人通常都不會顧慮其中的風險和代價。單純想要感受快感的人，可能也會用「渴望」來描述他們的願望，但那完全是另一回事了。儘管如此，據說有些使用者對大麻產生心理依賴，但是這些案例很難評估，因為每個案例的情況都很獨特，且目前缺乏完整對照的研究。

長期使用者突然中止用藥可能產生戒斷症狀，並出現令人不適甚至危險的反彈作用。常見的症狀包括鴉片類藥物戒斷的躁動不安及不適，還有焦慮，有時也包括酒精戒斷的震顫及癲癇。即使是最深的大麻依賴，戒斷的影響也都還算輕微。在一項研究中，受試者每隔三到四小時口服 10 或 30 毫克的THC，最多持續二十一天。這樣的劑量相當高（以口服來說也算高劑量），給藥也持續一段很長的時間，可說是最極端的大麻用藥模式。受試者停藥後，最常表現出易怒及躁動不安，比較不明顯的症狀是失眠、冒汗及輕微的噁心感。一旦重新給藥，這些症狀就消失不見，顯示這些都是 THC 戒斷所造成。另一項研究發現，每天吸食大麻多次，持續約十四年的人，在停止吸食三天後出現許多顯著的臨床症狀，包括易怒、食欲下降、難以入睡等，而這些都是重度大麻使用者可能發生的戒斷症狀。這項研究記錄了突然停用大麻所產生的顯著臨床症狀，因此相當重要。上癮遠比戒斷還要棘手，但如果戒除大麻會造成不適的戒斷反應，使用者總是會想要再次吸食。

大腦有個區域與某些藥物的報償作用有關（可能還有成癮），稱為伏隔核。伏隔核中有許多神經細胞使用多巴胺作為神經傳導物質（參閱第十五章〈成癮〉）。直到最近，仍無證據顯示 THC 會影響伏隔核的多巴胺活性，因此許多人認為大麻沒有成癮風險。雖然還無法確定大麻是否具有成癮性，但也有動物實驗指出，THC 能使伏隔核的多巴胺濃度提高，因此，大麻是否會使人成癮目前還沒有定論。請記住，在科學中，只根據少數研究結果是無法下定論的，不過這些研究報告至少提高了 THC 影響大腦報償系統的可能性。如

果真是這樣，那麼大麻就加入了性、酒精、美食、尼古丁、海洛因等事物的行列，一同刺激我們大腦的報償系統。我們期望科學研究終將證明任何使人愉快的東西（甚至是美味的餅乾）都能夠刺激多巴胺分泌，而且如果這種愉快經驗的重複次數夠多，戒斷時便會產生不適感（誰會願意放棄美味的食物呢？）不過，關鍵就在於程度。美食、性與大麻也許能使報償迴路釋放一些多巴胺，但古柯鹼的效果更強，因此更容易上癮。一如我們不斷強調的，充分的資訊是做出健康決策的關鍵。我們不應該因為某人下了「大麻能刺激報償迴路」這樣的結論，就推斷這種藥物的藥理與古柯鹼、海洛因等藥物是相同的。

對記憶及其他心智功能的影響

急性效應

雖然研究人員無法把電極直接插入人腦去探究大麻如何影響記憶，但已經有研究證明了急性大麻中毒對記憶的影響。整體而言，這些研究結果與根據動物實驗所做的推測相同。人體吸食大麻並產生快感時，顯然比平常更不易儲存新訊息。事實上，對記憶的干擾，是大麻所有影響認知的作用中最常見且最可能再現的一種。此處必須強調，大麻跟酒精一樣，損害的不是回想既有記憶的能力，而是形成新記憶的能力。

例如，假設讓二十多歲的受試者吸食大麻菸，在產生快感的當下閱讀並聆聽故事，受試者記憶故事細節的能力會明顯受損。但如果是在吸食大麻的前一天，受試者就能夠毫無困難地記起故事內容。因此，大麻損傷的可能是學習新訊息的能力，而不是回憶既有訊息的能力。

「殘留」及長期效應

由於 THC 留在體內（及大腦）的時間很長，因此我們也應了解記憶（及其他認知功能）受到影響的時間有多長。研究人員已經進行了相當多的研究，但是大多數的研究都有缺陷，如無法控制受試者的吸食經驗或智力等影響因子。儘管如此，科學家綜合所有研究結果後發現，大麻殘留對認知功能（包括記憶）的影響似乎長達四十八小時。因此，在吸食大麻後一兩天內執行具挑戰性的測驗或駕駛飛機等，可能都不是明智的決定。此外，每隔幾天就抽大麻的人可能永遠無法完全脫離大麻的作用，他們會一直活在認知些微受損的狀態之下，思考及解決問題的能力因此受到影響。

在一項控制嚴謹的研究中，研究人員把招募來的大學生分成兩個群體：重度吸食者（研究展開前的一個月內，幾乎每天吸食大麻，且在加入實驗時血液仍可測出 THC），以及輕度吸食者（實驗開始前三十天平均只吸食一次大麻，且加入實驗時血液中並沒有測出 THC）。學生在研究人員監督下度過一晚，第二天早上接受一系列心理試驗。這份研究原本是為了評估重度使用者的認知功能，但研究人員在重度吸食與輕度吸食兩個群體的背景資料中，發現一些有趣的異同之處：重度吸食者往往來自收入較高的富裕家庭，以及兩個群體的精神病史並沒有什麼差異，有精神問題的人數比例相當。然而，研究人員評估受試者實驗當下的情緒狀態時發現，重度吸食者比較快樂（不過要記住，這時他們的血液中仍存有 THC）。

這項心理試驗揭示了兩項重要發現。首先，重度吸食者解決問題的心智靈活度比輕度吸食者差，經常在同一項測驗中重複同樣的錯誤，這顯示他們比較容易固守一定的解決策略，而且不懂得在既有策略不管用時開發新的策略。重度吸食者也表現出記憶受損，但不是在所有記憶能力測試中都出現這個問題。重度吸食者記憶他人朗讀短篇故事的能力，不輸給輕度使用者。然而，當研究人員展示圖形給受試者，並請受試者回憶圖形時，男性重度吸食者（女性重度吸食者則無此問題）的表現就沒有輕度吸食者來得好。在長時間學習大量詞彙的測試中，重度吸食者也明顯比較有困難。

我們從這項研究得知，自最後一次吸食大麻的隔天起，每天吸食大麻的人接受字彙及圖片記憶測試的表現明顯不佳，在需要一定心智靈活度的問題解決能力測試中，出錯次數也比預期來得多。但由於輕度使用者在參與實驗時血液中完全沒有 THC，我們無法得知吸食頻率低於每天吸食的人，在吸食大麻的隔天會受到什麼樣的影響。此外，我們也不知道大麻對重度吸食者的殘留影響會持續多久，或者是否有任何永久傷害是源於腦部受損而非 THC 殘留。

這項研究試圖解決上述的第二個疑問。研究人員更仔細檢視輕度吸食者的情況後發現，雖然這些受試者在參與研究前的一個月內只使用了少量大麻，但有些人過去的吸食量較多（有些人甚至是重度吸食）。研究者依據大麻吸食史將輕度吸食者分成兩個群體後發現，這些受試者的心理測驗成績與過去大麻使用量的多寡沒有關係。只要受試者接受測試時血液中沒有 THC，不管過去吸食了多少大麻都不影響結果，大麻並沒有造成顯著的永久影響。不過，將輕度使用者分成兩組後，每一組的人數變得相當少。因此，純粹從統計觀點來看，我們應該謹慎解讀這次實驗結果，直到有更多包含大量受試者的研究出爐。

有項計畫則研究了過去幾乎每天吸食大麻（平均每次兩根）、時間平均達十四年與二十四年之久的人，研究人員把這群受試者的心理測驗表現與一群不吸食大麻的人做比較，發現這些人有一些學習上的問題。但這項研究也有一些問題，首先，這些使用者都因為藥物相關問題正在尋求治療，許多人除了大麻之外也長期使用其他藥物。更令人懷疑的是，受試者最後一次吸食大麻到接受測試之間的平均時間，只有十七小時。這些結果反映的顯然是最近一次吸食大麻的殘留影響，不能歸咎於長期使用造成的永久影響。

另一項設計較良好的認知功能研究仔細檢視了兩組用藥習慣不同的受試者，並與不曾吸食大麻的對照組做比較。第一組受試者的年齡層約在四十五歲左右，過去曾大量吸食大麻（每天約五根）平均長度為三十四年。第二組較為年輕（平均廿八歲），過去每天平均吸食四根大麻，平均長度為八年。兩組吸食者的測驗表現都與年齡相當、不曾吸食大麻的對照組做比較。年齡

較長的長期吸食者在語言學習與記憶，以及分散性注意力[02]的測驗表現都比其他組別差。這項研究得出幾個重點，首先，長期重度吸食大麻的人出現了一些認知功能缺損，而且似乎是永久性的。但是持續八年重度吸食大麻的人，則沒有顯現出認知功能的損傷。兩個群體還有一項差異，那就是開始吸食大麻的年齡，年紀較長的一組從十二歲左右開始吸食，而年紀較輕這組約從二十歲左右開始吸食。這麼年輕便吸食大麻，可能與成年後的功能缺損不無關係。

這項發現是否也代表青春期重複接觸 THC 可能導致某些傷害，但如果在成年後才有相同程度的暴露，便不會產生這些傷害？目前我們所能給予的答案還是：「不知道。」不過也有一些研究值得我們思考。一項針對視覺功能的研究顯示，年輕時吸食大麻可能改變視覺系統的發育。研究人員要求定期吸食大麻的人與不吸食大麻的人做一項視覺測試，受試者必須掃視研究人員給他們看的東西並找出重要特徵。這種視覺掃描能力在 12-15 歲的發展相當迅速。研究人員發現有些大麻吸食者的視覺掃描能力已受到損傷，而原因推估與此人開始吸食大麻的年齡有關。這種能力損傷與十六歲前開始吸食大麻有關，十六歲以後才開始吸食的人便沒有這種損傷。但這項研究並非完全沒有問題，同樣地，這些大麻吸食者受測時可能仍受藥效影響，因為受試者從最後一次吸食大麻到接受測試之間平均相隔約三十個小時。儘管如此，研究結果顯示，在青春期早期開始吸食大麻的人，比較晚開始吸食的人更容易遭受長期傷害。

新近一項研究對英國近 2000 名年齡介於 5 到 18 歲的雙胞胎進行追蹤，分別在 5 歲、12 歲及 18 歲時測量其智商，並在 18 歲時測量決策能力（與額葉的成熟度有關）。結果發現，青少年期使用大麻者在 18 歲時的智商比不曾使用大麻者低，但他們在童年時期尚未開始使用大麻之前，智商也較低。即使是被診斷出對大麻有依賴性的受試者，也沒有證據顯示他們在 12 至 18 歲之間有智商下降的問題。但曾經大量使用大麻的受試者在 18 歲接受一項決策功能測驗時（「工作記憶」，測試處理不同任務時存取新記憶的能力）表現較

02　將注意力投注於多個目標的能力。

差。研究人員檢視大麻使用史不同的雙胞胎，發現使用大麻的成員表現遜於較少用大麻的成員。這顯示無論影響測驗表現優劣的遺傳傾向如何，青春期習於使用大麻會降低決策能力。其他研究顯示，年輕時大量使用大麻會導致一些認知功能缺陷，例如學習新訊息的能力、抽象思考的能力以及訊息處理速度。這些效果似乎能持續一些時日，但不會太久。這些研究與過去的研究結果一致，顯示大麻的效用能持續一陣子，但無法證明在青少年或青年時期使用大麻會產生永久性的認知缺陷。

使用大麻會不會造成永久性或至少長期影響，仍然有爭議，但有一些證據顯示，在青少年期大量使用大麻的人，可能比成年後大量使用大麻的人更容易發生長期的認知功能降低。要找出大麻會帶來怎樣的長期影響，所必須進行的研究相當困難，因為必須花費很長的時間才能完成，而且需大量受試者。一項周延的研究仔細評估了一群 1,037 名 13 歲兒童的智商及其他更具體的認知功能量測指標，然後追蹤他們在青春期及成年早期的發展。研究人員在受試者 18、21、26、32 及 38 歲時進行訪談，追蹤其大麻使用情況，他們還在受試者 38 歲時重新測試其智商和認知功能。在這段期間被診斷出對大麻有依賴性的受試者，他們的智商及許多其他認知功能，例如抽象思考和快速處理訊息的能力，都有顯著下降的情形。由於對大麻產生依賴的人往往教育程度也較低，因此很重要的是，這些研究必須能控制這種差異，但即使透過統計分析排除教育程度的影響，那些對大麻產生依賴的受試者表現也明顯遜色於沒有大麻依賴性的受試者。還有另外兩個因素也可能用來預測大麻使用者認知能力下降的程度——使用的固著程度及開始使用的年齡。受試者在 13-38 歲之間被診斷對大麻有依賴性的次數越多，其認知能力下降的幅度就越大。這當然不難理解，但真正驚人的是，只有在 18 歲之前就開始每週使用大麻（或接受大麻依賴診斷）的受試者才會出現嚴重的認知下降問題，成年之後才開始使用大麻的人並沒有嚴重認知功能下降。這個發現非常重要，且與其他研究結果一致：這些研究都顯示，高階認知功能及語言智商的缺陷，只出現於從青春期開始長期使用大麻者，而不發生於成年後才長期使用的人，且其差異相當顯著。對於在正式認知能力測驗中表現退步的受試者，熟知他們的人

若被問及，也會指出這些受試者曾出現認知問題。最後，重要的是，那些在青春期開始使用大麻的受試者，他們的神經心理功能並不會因戒除大麻而完全恢復，這顯示在青春期定期使用大麻確實可能對大腦造成長期傷害。

我們詳細描述這項新近研究，是因為認為這項研究做得很好，且結果非常重要。但同樣重要的是，我們必須認知到，這是一項地區性的研究，以及雖然總受試者人數很多，但在對大麻有依賴性的受試者中，有一些組別只有40-80 位受試者。人數不算太少，但也不是很多，因此要嘗試從研究中推論出結果時必須謹慎而為。另一個需要考慮的因素是，出現認知能力退步問題的受試者都是相當重度的使用者——在 18 歲之前至少有一次被診斷出大麻依賴性的記錄及／或有每週使用大麻的習慣。因此，這些結果可能不適用於偶爾使用大麻作為娛樂的人。無論如何，青少年和父母都應該正視這項研究的結果，我們認為這正是個很好的理由，說明為什麼年輕人在使用大麻前應該思考再三。

近年來有些報告指出，年輕時開始使用大麻，可能增加未來發生精神疾病的風險，報告所指出的各種疾病都相當嚴重，包括妄想及其他精神分裂症候群等，因此我們應該認真看待這種可能性。這些研究引發了一個疑問：在青春期大腦發育過程中接觸 THC 是否會改變發育軌跡，因而影響日後的心理健康？就統計上來說，可能性不是太高，絕大多數的大麻吸食者不會產生精神問題。因此科學家推測，罹患精神病的機率較高的人（如基於遺傳因素等）若在青春期經常吸食大麻，日後發展出精神疾病的風險較高。具體來說，由於特定基因表現導致兒茶酚 -O- 甲基轉移酶（COMT）分泌異常的人，若在青少年階段吸食大麻，將來發生精神病症狀的風險比一般人高。年輕時吸食大麻與後來發生精神症狀的關係，取決於多種因素，包括大麻的用量，開始使用的年齡及個體的遺傳易感性，非常複雜。但精神病非同小可，且可能危及生命，因此青少年必須了解這種風險。毫無疑問，我們需要透過更多研究來了解青少年使用 THC 對認知及心理的長期影響，但的確有愈來愈多證據顯示 THC 造成持久的不良影響，這應該可做為潛在使用者選擇是否用藥前的參考。

在青少年對吸食大麻的危害認知逐漸下降之際，這些新近研究彰顯了在青

少年階段使用大麻的風險。在 12 年級生當中，認為大麻完全無害的百分比已顯著增加——大約 21% 受訪者抱持這種想法。相對的，近年來有多項調查顯示青少年使用大麻的情況越來越多，這可能與他們對其危害性的認知降低有關，也可能與關於大麻醫療用途的公開討論越來越多，以及美國某些州將大麻的娛樂用途合法化有關（關於大麻法規近期改變的更多討論，參閱有關法律問題的章節）。

科學界還需要一些時間來填補這項研究的不足。我們目前的看法是，我們應該把這些研究結果當作嚴厲的警惕，勸戒青少年小心大麻。

大麻會增強攻擊性嗎？

一言以蔽之，不會。在 1920 年代後期到 1930 年代之間，美國社會開始注意到大麻的使用情形，有些報紙報導認為大麻與犯罪有關。當時某些政府機構也不斷宣傳吸食大麻會導致攻擊行為。連美國《科學人》雜誌編輯也在 1936 年寫道，併用大麻與其他迷醉藥物將使吸食者變得凶惡且有殺人傾向。（有趣的是，在當時的政治氣候之下，《科學人》的編輯選擇將逞勇好鬥的行為歸咎於大麻的作用，而不是其他迷醉藥物，如酒精。）大麻的作用在這個時期的形象完全不同於 1960 年代（在胡士托音樂節上，有著夢幻眼神的年輕女子手拿大麻菸對著相機鏡頭微笑）。大麻是否造成攻擊行為儘管仍有爭論，有個巧妙的研究已清楚指出，若說大麻對於攻擊行為有任何影響的話，那也是降低人被激怒時的攻擊行為。這項研究值得跟大家說明一下。

研究人員將年輕男子帶進實驗室，給他們看桌子上的兩個按鈕，並告訴他們，只要按下 A 按鈕就能累積點數，換取獎勵。研究人員們也告訴受試者，若按下 B 按鈕，在另一個房間接受相同測驗的受試者，就會被扣除點數，但其實並沒有其他受試者。這些受試者在接受測驗時，不時會看到自己的點數減少，並認為這是因為另一名（虛構的）受試者按了 B 按鈕。實驗者

能決定受試者被扣除了多少點數，讓受試者以為另一方對自己很有攻擊性，或者沒有。毫不意外地，當虛構的受試者較具攻擊性時，真正的受試者就會開始按下 B 按鈕來報復。然後，研究者讓受試者吸食大麻菸或味道像大麻但實際上不含 THC 的安慰劑，並繼續進行按鈕測驗。在吸食大麻菸之後，受試者對於「另一名受試者」的高度挑釁行為的反應明顯較為溫和。這項研究顯然不是針對真實情況，但卻擁有控制嚴謹的對照組以及定義明確的量測方式等科學優勢。此外，坊間傳聞大麻能讓人變得平和，這點與研究結果相符。

對運動機能及駕駛的影響

有些人認為大麻不會影響駕駛能力，但事實上，大麻的確會影響開車。大麻會降低注意力及專注力，讓使用者操作任何重型機械都變得險象環生。大麻吸食者的反射能力可能尚足以控制汽車，但如果無法專心路況，反射能力再好也是徒然。同樣地，大麻會改變感知及時間感，躺在沙發上的娛樂用藥者或許覺得有趣，然而一旦上了高速公路，卻可能帶來致命的危險。科學家在實驗室裡利用駕駛模擬器進行研究，結果顯示，大麻嚴重損害集中精神與修正錯誤的能力，在真實情況下似乎也是如此。一項研究顯示，表示自己常在大麻影響下開車的人，發生事故的頻率是不吸食大麻者的兩倍。開車時不使用任何損害運動機能或認知技能的藥物（無論是合法、非法或處方藥物），才是上策。

醫療用途

這在不久之前，可是個敏感的問題。不過，過去十年，我們累積了足夠

的科學證據，證明大麻製品確實有醫療應用的價值，爭論因此停歇。儘管如此，我們仍然能從過去的辯論獲得豐富的資訊。在 1900 年之前，大麻製品經常用於刺激食欲、鬆弛肌肉及止痛。在二十世紀早期，醫療院所仍使用大麻，但由於具有同等功效的其他藥物陸續問世，大麻變得比較不那麼流行。終於，在 1937 年，大麻稅法施行，所有合法的醫療用途跟著中止。根據 1970 年通過的「聯邦列管物質法案」（Controlled Substances Act），大麻歸類於附表一藥物，表示這種藥物被認為遭濫用可能性高、沒有公認的醫療用途，即使在醫生的監督下使用也不安全。1972 年，全國大麻法改革組織（Organization for the Reform of Marijuana Laws，NORML）開始大力遊說政府將大麻改列為附表二藥物，開放合法醫療處方。該組織要求麻醉品與危險藥物管制局（Bureau of Narcotics and Dangerous Drugs，現改名為緝毒局）重新歸類大麻製品。不過，緝毒局花了超過十年的時間，才在 1986 年召開依法必須舉辦的公聽會。經過兩年來多場聽證會，緝毒局的行政法官法蘭西斯・楊（Francis L. Young）終於寫下大麻是「已知對人體最安全的活性療法物質之一」（這雖然言過其實，但也充分表達了他的看法），於是大麻成為現行法律下可用於醫療的藥物。然而，楊法官將大麻改列為附表二藥物的命令，卻被緝毒局否決了。

隨著辯論持續進展，將大麻用在醫療上的聲浪也提高了。FDA 終於被說服，核發了少數特別許可給需要的病患，稱為「個人治療研究性新藥申請」（Individual Treatment Investigational New Drug Application，有時也稱為人道用途研究性新藥申請 Compassionate Use IND）。到了 1980 年代後期，愛滋病患及其醫師要求允許使用大麻來提高病患食欲，以對抗愛滋病造成的惡性衰弱，請求人道用途的人數也隨之大幅增加。然而，該計畫因為與老布希政府的禁毒政策相左，在 1991 年叫停。許多愛滋病患者不得不違法使用大麻來對抗惡性衰弱。舊金山有一群醫生及研究人員希望能針對大麻這項臨床效果進行對照研究，他們在 1997 年估計，光在舊金山就有二十萬名愛滋病患使用大麻促進食欲。1999 年，美國國家科學院醫學研究所經研究後得出結論，認為大麻同時具有潛在的治療價值及有害影響。特別令人憂慮的有害影響都與吸

食大麻有關。於是，人們把大麻與許多藥物放在一起，開始評估其醫療用途。該研究建議應多加研究大麻的作用，以及如何開發非吸菸式的給藥系統。該機構也呼籲進行更多有關大麻醫療用途的研究，並獲得 2001 年美國醫學協會相當大的回響。

吸食大麻用在醫療上有兩大疑慮，包括影響肺功能以及含致癌物質。雖然癌症病患可能每隔幾週才使用一次大麻，愛滋病患或青光眼患者使用的頻率卻可能高得多。最近，用於輸送大麻蒸氣的非燃燒性吸食系統，及可食大麻的迅速出現，降低了不少既有疑慮。雖然還不清楚蒸煙器對健康的長期影響（參見〈尼古丁〉章節），但造成的危害很可能遠低於吸食燃燒的大麻植株，這種吸食方式可能讓使用者免除燃燒過程產生致癌物質的擔憂。另一個關於醫療用大麻的顧慮則是可能毒害免疫系統，特別是免疫系統已經受損的愛滋病患。雖然醫學文獻對此議題仍爭論不休，但一項針對男性愛滋病毒感染者的大規模研究發現，沒有證據能夠證明大麻會加劇免疫系統異常，雖然大麻確實會影響健康者的某些免疫功能（很多東西都會造成這樣的結果），但這對健康是否有直接的危害，我們還沒有定論。

噁心

雖然長期重度使用大麻可能產生噁心反應（見「CHS」的段落），但在某些情況下，大麻產品卻能緩解嚴重反胃。癌症化療（用藥物殺死癌細胞）最令人不適的副作用，就是會讓許多人感到噁心，THC 顯然有助於控制這種副作用。事實上，從 1985 年起，以 Marinol 為商品名供癌症患者使用的 THC 膠囊（成分為屈大麻酚，dronabinol）上市，被藥物管制局歸類於附表二藥物。Marinol 已被證明有助於控制噁心症狀，也能幫助患者增加體重。然而有些醫生及病患認為，與大麻菸（為了抑制噁心症狀而非法使用的大麻）相比，Marinol 的劑量及藥效持續時間較難控制（因為是採取口服而非吸入），而且不那麼有效。這樣的看法不無道理，因為除了 THC 的止吐作用外，大麻中的天然化合物大麻二酚也具有抗焦慮的效果，能有效協助病患，但 Marinol 並

沒有這種成分。過去贊成大麻用於醫療用途的人認為，在 THC 合成製劑尚無法完全複製大麻中各種大麻酚化合物的作用之前，應允許大麻菸用在醫療上。但隨著電子填充劑和大麻食品的出現，藉由吸食大麻緩解噁心症狀的需求也大幅下降。此外，最近也出現了許多不含大麻，且能有效緩解化療患者嘔吐症狀的療法。大麻菸的兩種替代方案，大大紓緩了伴隨化療而來的副作用。

青光眼

1970 年代，研究者發現大麻能大幅降低青光眼患者過高的眼壓，避免可能的傷害。然而無論是大麻或 Marinol，目前並未用於這方面的治療，美國眼科醫學會（American Academy of Ophthalmology）也不建議將大麻產品用於青光眼的治療。大麻療法的一個問題是，一劑量的大麻降低眼壓的時效只有幾小時，但青光眼需要長期的治療。也就是說，為了達到真正的療效，青光眼患者必須二十四小時服用大麻。此外，大麻也會影響血壓，反倒可能讓青光眼症狀加劇。科學家正在研究，THC 類的化合物只使用於眼部，能否有效治療眼壓過高，但除此之外，治療青光眼還有其他的方法。大麻製品不太可能當做治療青光眼的普遍作法。

癲癇

以大麻成功治療頑固性癲癇的兒童病患（不能以常規抗癲癇藥治療的病例）時有所聞，其中，在 2013 年，夏洛特（Charlotte Figi）的病例引發了國際關注。她在約滿月大時開始癲癇發作，五歲時每週發作達 300 次，認知功能下降，她的父母被告知基本上已經無法醫治。在絕望之餘，他的父母嘗試使用大麻，成功控制了癲癇的發作。他們所使用的大麻品種其實對於以大麻做娛樂用途的使用者而言幾乎沒有吸引力，因為效果並不強。該品種的 THC 含量很低，但富含 CBD，而後者沒有振奮精神的效果。動物模式研究顯示，THC 和 CBD 都有抗癲癇特性，不過是透過不同的機制來控制癲癇的發作。結果，夏

洛特的案例很可能成了美國在醫用大麻論辯當中的分水嶺，從此之後，醫用大麻的合法化也愈加普及，且一些商業種植公司也正在培育無興奮作用的醫療專用大麻品種。大麻做為抗癲癇用藥的可能性還有賴更多研究深入探索，它有可能只適用於最嚴重的病例，或者可能只適用於兒童，但顯而易見地，癲癇症是許多疾病的表徵，藉由開發非常有用的大麻素製劑，就能治療這些疾病。

痙攣

痙攣是一種能導致失能的行動障礙，與多發性硬化症等疾病有關。通常用於治療的藥物（包括抗癲癇藥和苯二氮平類藥物）能有助控制症狀，但效果有限。最近，西班牙和英國的臨床醫生已開始使用一種名為 Sativex 的大麻素藥物，作為現有藥物治療成效不彰的成人患者之「補充」用藥。Sativex 與上述能有效治療兒童癲癇的大麻品種一樣，擁有的 THC 和 CBD 成分比例降低了 THC 的興奮精神作用。科學家正在進行研究，以評估其可能的益處及風險。初期報告顯示，對於沒有任何嚴重副作用的患者而言，這種藥物能提供長期的臨床助益。目前的最基本進展似乎是，某些特定的大麻製劑含有比例適宜的 THC ／ CBD，對患有痙攣症的人來說相當安全，且可能適用於痙攣的治療——儘管這些製劑確實有些副作用，適用性可能因此受限。

大麻絕不是唯一能有效治療上述病症的藥物，對於大麻作為藥物的價值，當然還有爭議。根據報告，多發性硬化症和其他可能造成痙攣的肌肉控制能力損傷（以大麻作為肌肉鬆弛劑）、癲癇、慢性疼痛和偏頭痛等問題都能夠藉由大麻製劑好轉。支持大麻醫用者指出，大麻的安全性難以匹敵。正如本書所述，過量使用大麻幾乎是不可能的事，且大麻成癮性相當低，因此比目前做為肌肉鬆弛劑或用於止痛的許多藥物更為安全。然而，為了減輕疼痛，患者必須服用足量大麻才能奏效，這會大大影響他們的工作或學習能力，而許多目前准許使用的止痛藥對心智功能並沒有這麼強烈的作用。而且，重要的是，由於兒童與青少年因為重複使用大麻素而導致長期不良影響的風險，似

乎明顯比成年人更高，因此給年輕患者每日服用大麻素製劑的構想並不可行，除非病情已極度嚴重。

醫療與娛樂用途的最新立法行動

1996 年 11 月，美國亞利桑那州及加州都通過有關大麻醫療用途的提案。加州於 1996 年以 12% 的得票差距（56% 對 44%）通過了「人道使用法案」（Compassionate Use Act，第 215 號提案）。基本上，根據該提案，經醫師建議而擁有或種植醫療用大麻的患者，或符合定義的照顧者，可擁有法律上的豁免權，除此之外，一般人禁止擁有或種植大麻。該提案也指出，建議患者使用大麻的醫師不須因此受到任何形式的處罰。該提案表明，只要有醫生「推薦」即可使用大麻，且並未對推薦條件提出特定規範。該提案也提到，因醫療目的使用大麻的人，如果從事危及他人安全的行為，或將大麻轉用於非醫療目的，仍可能被追究法律責任。儘管如此，從提案內容能夠清楚看出，加州選民支持從寬解釋「醫用用途」。

亞利桑那州在 1996 年以 65% 對 35% 的差距通過了「藥品醫療化、預防與管制法」（Drug Medicalization, Prevention, and Control Act，第 200 號提案）。這項提案同樣就大麻的醫療用途上設下底線，並且進一步讓醫師可以建議使用附表一的其他藥品。附表一的藥品包括 LSD、海洛因及其他惡名昭彰的濫用藥物，許多人認為大麻一開始就不應該列入附表一，理由是大麻不會致癮，作用強度也遠不如附表一上的大多數藥品。然而，姑且不論這項爭議，亞利桑那州的提案也引發了其他附表一藥物用於醫藥用途的強烈關切。

這兩項提案通過後的兩個月內，美國國會舉辦了聽證會，柯林頓政府也回應了這個議題。美國醫師若要開立核可的管制藥品，必須先取得緝毒局核發的許可證，否則開立的藥品種類就會受到限制。為了不讓加州及亞利桑那州的醫師推薦患者使用大麻，聯邦政府宣布將調查那些建議使用大麻的醫師，並可能撤銷其許可證。一些醫師、醫療機構及病患於是向聯邦政府提出訴訟。情勢已有很大的變化，截至 2018 年，美國 9 個州及華盛頓特區已將醫療和娛

樂用大麻合法化，另有 19 個州將醫用大麻合法化。這些舉措多少都違反了聯邦政府嚴格禁止使用或擁有大麻，做為醫療或個人用途的法律規定。影響所及，一連串的法律爭議仍持續糾結不清，州政府一方面與地方利益團體周旋，另一方面也要應付聯邦政府。這些難題最終將如何收尾還有待觀察，但也凸顯出許多重大問題，包括患者權益、國家權力以及科學在決定醫療政策及法律過程中的角色。美國歐巴馬總統明顯偏離過去政府的舊有政策，要求司法部在某些情況下，對允許持有大麻的州放寬大麻法的執行。2017 年，司法部（可以預見地）動作連連，試圖扭轉局面，儘管現任總統（可以預見地）對這個問題一直避重就輕。

　　某些人士與機構相信，醫療用大麻的提案只是掩飾毒品合法化的煙幕彈，他們擔心，一旦某種藥品（或某一類藥物）核准用在醫療上，接下來便可能出現非醫療用途合法化的聲浪。無論這項擔憂是否合理，大麻製品作為藥物的潛在用途及上述的倡議行動都是在對一個更情緒化的論辯上火上加油，那就是大麻完全合法化。

合法化的問題

　　有關大麻（以及所有濫用藥物）法律地位的課題，往往激起強烈的情緒反應。重要的是應把激辯的情緒放在一邊，並廣納藥理學、社會學及經濟學上的觀點，用寬廣的視角來審視問題。任何藥物的法律地位，都與該藥物在文化上的觀感以及當時所牽涉的主要社會習俗息息相關。例如，目前美國政府將大麻列為附表一藥物，不開放合法使用，卻允許尼古丁及酒精等致癮藥物的販售及廣告。有些社會則強力禁止飲酒，對大麻製品卻幾乎或完全放任。我們應體認，有三項主要因素能夠改變人們對於藥物的態度，以及藥物相關的法律，那就是文化、時間與金錢。目前將大麻製品合法化的二十七州（以及華盛頓特區）已漸漸開始能夠量化大麻所帶來的收益和工作機會。此外，他

們也慢慢能夠評估合法化是否真的增加了大麻的使用率、交通事故，並惡化國人對其他藥物的成癮狀況。不過這些問題的答案並非一時半刻就會浮現。

美國對待大麻的態度及相關法律

十九世紀藝術家及知識分子對大麻的迷戀，轉眼便因為美國對大麻的疑懼而蒙上陰影，人們擔憂大麻與犯罪（尤其是暴力和性犯罪）可能有關聯。雖然我們現在知道大麻與暴力或性犯罪並無關聯，但到了 1920 年代中期，大眾媒體仍有這樣的觀念，而且這份憂慮仍不斷加深。雖然當時跟現在一樣，沒有科學證據能證明使用大麻會導致暴力行為，但在 1930 年代中期，全美各州法律都規範大麻的使用。正如前文所述，當時連科學雜誌都跟著這股風潮起舞。《科普月刊》與《科學人》都在 1936 年發表文章，將大麻描繪成對美國社會，尤其是對年輕人的「威脅」。

將大麻提升至「全國性威脅」的重要推手，正是在 1930 年代擔任緝毒委員的海瑞・安斯林格（Harry Anslinger）。他掀起反大麻的聖戰，巧妙利用國會證言、醫療機構及大眾媒體，向美國社會警告大麻的危害。安斯林格贏了這場仗。1937 年，美國國會舉辦聽證會強調大麻與犯罪的關聯。此時局勢已十分明朗，國會打算限制大麻的持有及使用，並在 1937 年通過大麻稅法。該法案並沒有把大麻列為非法物質，卻針對大麻產品的種植、流通、銷售及購買創造了一個稅務架構，人們幾乎不可能在未違反該稅法的情況下種植或購買大麻。

有趣的是，大麻稅法甫通過，鐘擺便立刻擺向另一端。1940 年代初，許多公開發表的研究結果顯示，大麻的害處相當輕微，之所以與犯罪行為有關，很可能是因為使用者混用大麻與酒精，而酒精已證明為引發攻擊性的首要原因。這段期間發表的其他研究也指出，雖然吸食大麻會立即損害認知功能，但並不會改變吸食者的個性，且大麻對於思緒及情感的影響多於對行為的影響。到 1960 年代後期，美國最高法院裁定大麻稅法違憲，安斯林格所主張大麻與暴力犯有關是不可信的。儘管如此，大麻已被列為非法物質，對大多數人來

說，光是這個標籤就代表「危險」。法律主張大麻是危險的，而科學文獻不斷證明大麻（以正常方式使用）對成人相當安全，從那時起，這兩者的角力就一直相當有趣。

　　儘管在 1950 年代及 1960 年代，大麻的使用日漸廣泛，相關科學研究卻不多見。1960 年代的媒體逐漸把焦點放在 LSD（直到 1966 年前仍屬合法，1967 年起列入附表一）等「硬性」藥物，大麻則成為年輕人抵制「威權體制」的象徵。1960 年代後期到 1970 年代初期，大麻使用快速增加，美國國立心理衛生研究所估計，曾吸食大麻（至少一次）的人數高達兩千萬[03]。1970 年 12 月，蓋洛普組織估計有 42% 的大學生曾吸食大麻。儘管大麻在藥效上（及對個人的風險）與 LSD 及海洛因等藥品有著相當大的差異，但美國緝毒局仍將大麻與 LSD 及海洛因並列為附表一藥品，或許是因為 1960 年代的美國社會常把大麻與 LSD 聯想在一起。1980 年代，社會及政治上的保守主義高漲，大麻使用量隨之減少，但在 1990 年代，人們認為大麻並沒有那麼危險，使用量便再次成長。最近幾年，大麻的使用似乎維持平穩，某些年齡層（如國中與高中生）的使用則稍微減少。但最近大麻合法性的轉變，可能會對現況造成改變（可能變好或變壞）。最新的全國性調查出現了耐人尋味的結果。大麻的主要使用者為十八至二十五歲青年。其中有 33% 的人曾在過去一年使用大麻，21% 曾在過去一個月使用。年齡介於十二及十六歲，以及二十六歲以上的人，使用比率則大幅下降。其中 12% 的人曾在過去一年使用大麻，7% 曾在過去一個月使用。大麻合法化是否會改變這些人的大麻使用習慣？結果相當令人期待。

03　在 1970 年代之前，有關藥物使用的統計數字並沒有收集得很完整，但這個估計數字出自好幾個研究調查的結果，並出現在「國家心理衛生研究所聲明」中，由史坦利・優里斯（Stanley Yolles）在 1970 年 2 月 4 日於美國眾議院第 91 屆議會第 2 次會議中向國外商務委員會的公共衛生及福利小組委員會報告（U.S. Government Printing Office, Washington, D.C., 1970, p. 181）。這項參考資料及完整的議題討論出現在《合法與非法藥品》（*Licit and Illicit Drugs*）第五十七章，作者為愛德華・M・布雷徹（Edward M. Brecher）及《消費者報告》的編輯群（Little, Brown and Company, Boston, 1972, p. 422）。

列為非法的後果

由於在多數州，人們還是繼續吸食大麻，卻不能像購買咖啡、香菸、啤酒那樣隨意取得，非法的流通網絡便應運而生。這些網絡競爭激烈，因而衍生暴力犯罪，成了日常所見的新聞。同時，大麻吸食者也自然而然地被當成罪犯。美國每年花費相當可觀的經費來逮捕、起訴及監禁大麻相關的犯罪者。昂貴的法律顯然未能遏阻大麻人口（尤其是年輕人）。最新的「監測未來研究」調查發現，美國有 37% 的十二年級生曾經使用大麻，而且有 6% 的人每天使用。美國社會仍無法接受街角藥店販售大麻，但無論保守派或自由派，都開始呼籲徹底反省大麻法律及政策，呼聲不但日漸高漲，也出現在越來越多的州。

許多人覺得自己被肩負教育大眾之責的政府機構欺騙了，除了犯罪議題以外，在科學方面也是如此。1960 年代，嘗試過大麻的年輕人越來越多，他們發現大麻並沒有讓自己變成瘋子、暴力殺手，因此開始對營造這種印象的政府產生反感及不信任，政府對藥物相關議題的公信力開始流失。將近六十年過去了，流失的公信力並未完全回復，部分原因是在各項政治及道德討論中往往不見大麻（及其他藥物）的科學真相。

除罪化的聲音

1970 年，為檢視大麻相關法律而成立的委員會提出建議，持有少量供個人使用的大麻不該再被視為犯罪，但販賣大麻或在開車時吸食大麻仍應予以懲治。該委員會發表報告的同一年，美國醫學協會及美國律師協會建議降低或消除持有少量大麻的刑罰。不久之後，許多州紛紛採取措施為大麻的個人使用除罪化，1977 年，卡特總統及總統夫人也呼籲持有少量大麻的合法化。1970 年代許多支持大麻除罪化的人普遍認為，反對大麻的法律比大麻本身危害更深。

擺盪的鐘擺

然而在保守的「雷根八〇年代」，當局對非法藥物議題的態度再次變得強硬，除罪化的趨勢突然逆轉，取而代之的是向毒品宣戰。美國開始回歸到更嚴厲的藥物政策及罰則。在 1980 年代，18-25 歲的大麻使用者逐步減少，酒精使用卻日益增加，吸食白粉、快克、古柯鹼的情形開始大幅攀升。快克成為都會底層階級的一大禍害，無論是在藥理學還是社會學上，這種藥物一向都是城市暴力犯罪的重要因素。

不過，大麻的使用在 1990 年代初顯著增加，特別是年輕族群。從 1992 年到 1994 年，短短兩年之間，12-17 歲的使用者人數幾乎倍增。也許這只是鐘擺從保守、反動的 1980 年代再次擺到另一端，也或許是新一代的藥物使用者正在探索各種藥品。1980 年代是古柯鹼的年代，這十年也是許多金融作家筆下「精力充沛的八〇年代」（Go-go Eighties）。古柯鹼的確是「精力充沛」的藥物，大麻的作用則很柔和、引人進入冥想，也許這正反映了時代精神的變化。

未來如何發展？

美國社會有許多藥物問題比大麻更急需處理。政治傾向與專業領域互異的醫學專家、科學界人士、政治評論家、商業界成員等，共同形成一股理性且具說服力的聲浪，要求美國政府重新調整法律對待大麻及其製品的態度。大麻的法律爭論依然複雜，一方面，如今大麻的醫療用途已相當明確，大麻對於社會及醫療的危害，顯然不如擁有合法地位的酒精或目前正肆虐全美的鴉片類藥物。一份報告指出，大麻是美國最大的經濟作物，收益比玉米與小麥加起來還高。種植、銷售大麻所帶來的賦稅與收益將相當可觀，能夠把查禁、起訴行動所造成的資源消耗轉變成合法的經濟利得與政府收益。那些已經合法化醫療或娛樂用大麻的州，很快就會累積足夠的資料，讓我們細細檢視合法化所帶來的財政影響。目前我們已經知道，大麻為科羅拉多州、華盛

頓州和奧勒岡州（大麻合法化時間最長的州）帶來了 13 億美元的相關稅收。而更重要的或許是，合法化將能消弭人們對非法生產、販售網絡的需求，相關的暴力犯罪及社會亂象也會跟著消失。如前所述，隨著各州合法化大麻的時間越來越長，將來我們便能更了解合法化所帶來的社會影響。

另一方面，大麻並非如部分支持者所聲稱的完全無害。雖然大麻的危害程度不如某些合法藥物，但這不代表大麻不必受到管制。只要吸食一劑大麻就能帶來相當持久的效果，而且可能嚴重危害青少年吸食者。此外，吸食大麻菸是否會損害大腦或增加罹患肺癌的風險，目前尚未定論。隨著大麻霧化裝置的興盛，人們對煙霧中所含物質（除了 THC）對健康的影響也有所疑慮。

（請參考〈尼古丁〉章節關於霧化裝置的一般性討論。）最後，儘管跟其他毒品相比，大麻的形象相對良好，不過目前在許多州仍屬非法藥物，光是這樣的標籤就足以形成一般大眾心理（及政治）上難以克服的障礙。

因此，這場辯論仍未落幕，且相當激烈。但我們猜測，近二十年來大麻及其相關製品的去汙名化、合法化趨勢將延續下去。有鑑於許多州都已合法化醫療用或娛樂用大麻，這樣的趨勢從現在起，很可能更加顯著。

「合成」大麻

在本章最後，我們要討論的問題是關於一群泛稱為「合成」大麻的藥物混合物，其使用情況已愈加普遍。目前有近 200 種化學混合物被冠上「合成大麻」的稱號在市面販售，但從化學結構的角度來看，這些混合物絕非大麻，且具有許多大麻沒有的作用（大多非常不好）。這些化學混合物有許多名稱，包括香料、K2、假草、猶加敦烈火、臭鼬、月石、黑曼巴、微笑先生、薰香以及火焰。事實上，除了化學成分各不相同之外，這些化學物質擁有近 700 種渾名，因此根本不可能從產品名稱來判斷其安全性。這些藥物含有許多不同的精神興奮化合物，包括大麻素，但不含大麻，因此稱為合成。

實際上，這些藥物的問題有部分在於我們無法得知混合物中有何成分，且每一批產品中各種特定化學物質組成及含量也各不相同，因此每一種產品的實際化學組成一直在改變。使用這些藥物的人基本上就像是在買福袋，雖然藥物的包裝上通常寫著內容物為「天然成分」，也確實含有乾燥的植物原料，但其中的活性成分其實是合成化合物。另一個問題是，這些藥物混合物含有的大麻素，通常能與大腦的天然大麻素受體結合，其結合力可能更強，或作用方式不同於 THC 或其他天然大麻素，因而可能產生超乎預期的強大作用。正如我們對方興未艾的醫用大麻的論述一樣，我們才剛開始要了解大腦中大麻素受體，其中還有許多未知數。因此，當你開始把這些效用非常強大的新化合物用在這些受體時，有可能發生不幸，且可能讓自己落入狂亂而危險的處境。

這類藥物的使用者有時會表示自己經歷與吸食大麻類似的迷醉經驗，例如放鬆及感知的改變，但他們也常表示藥物造成非常危險的作用，如妄想、幻覺、極度焦慮、煩躁、自殺念頭及混淆；也曾有人出現嘔吐、心跳加快、血壓升高及心臟血液供應減少等症狀。媒體也曾報導多起案例，包括使用者出現極端症狀而送醫急診，更有人因使用合成大麻而死亡。最近的一項研究顯示，每年約有兩萬八千五百起急診病例與這類藥物有關，有趣的是，其中70％為男性，30％為女性，大多數（78％）急診案例是青少年及青年人（12-29歲）。然而，我們很難得知究竟是什麼原因引發這些患者的症狀，因為從這些藥物中發現的許多化合物都還非常新穎，非常不同以往，且新產品上市的速度又非常迅速，甚至尚未列入醫院的一般性毒性篩檢項目，往往必須等到病患情況穩定，或朋友提供資訊，才能得知病患服用了什麼。這樣的情況使急診部只好玩起猜謎遊戲，而這對任何人都沒有好處。對於這些藥物，最好還是避開為妙。

chapter 8 /

第八章

尼古丁

207 尼古丁簡史｜**208 尼古丁如何在體內代謝**｜208 進入人體｜209 在人體內輸送｜210 排出體外｜**210 尼古丁會上癮嗎？**｜210 增強作用｜211 耐受性｜211 戒斷｜**212 主觀效應**｜**213 對大腦與心智功能的影響**｜**214 吸菸與情緒功能**｜**215 對心臟的影響**｜**216 二手菸與側流煙**｜**216 對懷孕期及產後的影響**｜**217 無煙菸草的健康風險**｜**218 戒菸**｜**220 蒸霧器：MODS及ENDS**｜222 電子菸與青少年｜223 關於電子菸

尼古丁

藥物類別｜無特定類別，是戒菸用的處方及非處方藥，成人以任何形式使用皆屬合法。

藥物種類｜菸草、尼古丁口香糖、尼古丁貼片、口嚼菸草、鼻煙、香菸、雪茄、菸斗、電子菸、主機式電子菸

迷醉作用｜尼古丁是特別的興奮劑，能增加注意力、專注力，也（可能）有助記憶力。也有許多使用者表示，尼古丁具有鎮靜或抗焦慮效果。

過量及其他不良影響｜過量攝取尼古丁而發生危險的情況相當罕見，但仍有可能發生。嚴重過量會引起悸動（肢體不自主顫抖）及痙攣，可能麻痺呼吸所需的肌肉而導致死亡。較輕微的尼古丁中毒則會造成頭暈、虛弱無力及噁心，一旦藥物代謝排出，症狀便消失。許多第一次吸菸、使用電子菸或首次因戒菸療程而使用尼古丁口香糖（這種口香糖的尼古丁含量比香菸高）的人都會出現這些副作用。
跟許多藥物一樣，懷孕的母體會把古尼丁傳送給胎兒，而且可能造成永久傷害。如果母親吸菸，所有身體的負面作用也都會影響胎兒。

與其他藥物併用的危險｜尼古丁對心臟及血液循環具有強大的刺激作用，與其他能提升心跳率、血壓或者降低血液攜氧能力的藥物一起使用，可能造成問題。併用尼古丁與古柯鹼對心臟造成的壓力遠遠高過單獨使用其中一種，這種組合會增加心肌梗塞猝死的風險。

尼古丁簡史

尼古丁就如同今日的許多娛樂用藥，曾經用在醫療上。1500 年代，菸草用於治療許多疾病，包括感冒及頭痛，菸草的藥用價值在當時相當受尊崇，被奉為神草。1828 年，法國化學家分離出菸草的活性成分，命名為尼古丁，這個名字取自尚‧尼古特（Jean Nicot）這位將菸草從葡萄牙引進法國的法國外交官。菸草因為人們所認定的療效而一直在某些地區備受好評，但也開始有人提出菸草可能不利於健康的意見。到了 1890 年代，美國已經不再把尼古丁當成處方藥。

這一切都發生在吸菸席捲美國之前。1800 年代中期，絕大多數工廠生產的菸草都是用口嚼而不是吸食。到了 1900 年代初，吸食開始取代口嚼，菸草最初是製成可咀嚼也可吸食的雪茄（吸食者常將雪茄叼在口中，讓口腔也吸收尼古丁），提供過渡的選擇。

但香菸終究流行了起來，且在美國成年人市場的人均銷售量於 1960 年代初達到高峰，當時美國成年人的吸菸人口約有 40%，後來下降至約占總人口數的 16%。原因可能是具公信力的研究結果指出吸菸會造成癌症及其他健康問題，而這項結果也廣泛用於誠實、可信的戒菸宣導教育，再加上政府對香菸電視廣告的禁令。

但還有些因素與吸菸本身有關。我們現在知道吸菸行為與教育程度有明顯的關聯：教育程度越高的人，吸菸的比例越低，大學畢業者的吸菸比例約等於未接受大學教育者的三分之一，而男性吸菸的比率（18%）通常也比女性（14%）稍微高一些。根據最近的統計，有吸菸習慣的人數比率也隨著年紀穩定增加，從八年級生的 2% 增加到 12 年級生的 9% 以上。但高中畢業之後，吸菸比例的成長更為顯著，美國疾病防制中心的數據顯示，年齡介於 45 至 64 歲的人吸菸比例最高（18%），年齡介於 25 至 44 歲的人吸菸比例居次（17.6%）。諷刺的是，生活水平低於貧窮線的成人吸菸比例（25.3%）高於貧窮線以上（14.3%），而美國的菸價已經變得相當高昂，每包的價格高於 6 美

元，不免令人覺得有些可悲。

那麼，為什麼人們要繼續吸菸？為什麼吸菸往往是從年輕階段開始？我們不知道，或許是電視以外媒體的廣告效應，加上年輕人以為香菸對自身健康的影響不大。這些年輕人或許已從父母或親人身上見到香菸的危害，卻認為那是因為他們年紀大了。這項論點不容易反駁，因為吸菸對年輕人身體健康的負面影響遠不及年長者。但是年輕人遲早會老，在中學時代所做的攸關身體健康的選擇，此時將嚴重影響生活品質。尼古丁顯然會使人上癮，從青少年時期就開始吸菸，等於是讓自己暴露在成癮的高度風險中。事實上，幾乎所有菸槍都是從青少年時期開始吸菸。近來以大鼠進行實驗的研究發現，尼古丁會降低成年大鼠活動量，但對於青春期大鼠並未造成同樣效果。大鼠對於身體狀態相當敏感，遇到危險或可能帶來危險的事物時，活動力往往會變差，但青春期大鼠對這種藥物的嫌惡反應似乎不如成年大鼠強烈。另一項重要研究的結果也支持這樣的解讀。研究證明，只要有機會，青春期大鼠會比成年大鼠服用更多尼古丁。也許青春期大鼠比成年大鼠更喜愛尼古丁的刺激效果，或者對不良副作用的感受較弱，也可能兩者兼有。這項研究的重點在於，年輕的吸菸者往往在思考到未來或感受到吸菸的不良影響之前，就已染上菸癮。如此一來，戒菸就變得頗為困難，不是不可能戒除，但確實有難度。

尼古丁如何在體內代謝

進入人體

攝取方式會強烈影響尼古丁進入血流及抵達大腦的速度與效率。以吸食香菸、電子菸或電子菸主機方式攝取，尼古丁會快速被肺部吸收並進入血液，幾秒鐘便抵達大腦。一根普通香菸的尼古丁含量就足以造成孩童死亡或使成人嚴重不適，但並非整根菸的尼古丁都會經由肺部進入血液（大部分尼古丁都

跟著呼出或未吸入的煙霧流失），吸一根香菸還不至於過量。

跟吸菸相比，口服鼻菸（無煙菸草）的尼古丁可能吸收得更完整，但需要較長時間才能抵達大腦。舉例而言，透過香菸吸入的尼古丁劑量大約是 1 毫克，然而一份口嚼菸草經過 30 分鐘的連續咀嚼後，進入人體的尼古丁劑量大約在 3-5 毫克。口腔粘膜周邊有許多血流，是吸收尼古丁的絕佳管道，但吸收速度較慢。因此，儘管口嚼鼻菸一段時間後的總攝取量比吸菸還要高，但血液中尼古丁含量的高峰值則是兩者大致相同。

透過尼古丁口香糖攝取的尼古丁劑量比鼻菸低，就算持續咀嚼 30 分鐘，通常也只得到大約 1.5 毫克的尼古丁。有些菸草公司已開發出無菸草的口嚼尼古丁給藥裝置。其中一種稱為 Verve 的產品，是不須吐渣的口服「嚼片」，使用者可將藥錠放入口中咀嚼或口含 10-15 分鐘。這種產品含有尼古丁及薄荷調味劑，但不含菸草。由於過去數十年來美國吸菸人口已經減少，菸草公司調查研究發現大約有 30％的成年吸菸者對無菸產品有興趣，但許多人並不喜歡口嚼菸或鼻菸，因此這些公司正在設計更具創意的無菸草尼古丁產品，藉由口服方式攝入尼古丁。不管是哪一種口服給藥系統，只要是從口腔吸收，尼古丁進入人體的途徑都是一樣的。

透過雪茄攝入尼古丁的情況相當特殊，因為一般吸雪茄的人並不會深吸，除了部分煙霧會進入肺部之外，大部分尼古丁都由口腔及上呼吸道的黏膜吸收。藉由口腔黏膜進入體內的尼古丁量與雪茄的吸食方式大有關係。有些人會一直叼著雪茄，直到雪茄末端看起來就像老舊引擎的量油尺底部，相較於手拿著雪茄不時吸一口的人，前者從口腔吸收的尼古丁量比較高。

在人體內輸送

尼古丁被吸收後如何在體內輸送？這同樣與攝取方式有關。如果是以吸菸方式攝取，大約 10 分鐘後，肺部、血液及腦部的尼古丁濃度便達到高峰值，但隨著尼古丁重新輸送到身體其他組織，血液中的濃度將迅速下降。大約 20 分鐘後，血液及大腦中的尼古丁濃度會下降至 10 分鐘前的一半。以鼻

菸方式攝取，尼古丁在體內的輸送速度較為緩慢，但濃度的高峰值與吸菸非常相近。

排出體外

研究人員利用動物實驗深入研究大腦的尼古丁濃度，結果顯示濃度在給藥 5 分鐘後達到高峰，大約 30 分鐘之後便幾乎完全消失。尼古丁能迅速從肺部吸收的特性，加上大腦內濃度變化的模式，讓吸菸者能夠十分有效地控制體內的尼古丁濃度。以此而言，香菸是非常有效的藥物輸送系統。

這些特點也讓吸菸者很容易成癮，原因有二。第一，尼古丁會迅速傳送到大腦，快速而有效地提供刺激。第二，尼古丁會從大腦快速重新分配到身體其他部位，意味著大腦中控制吸菸行為的區域在吸完一根菸之後會很快準備好接受更多尼古丁。尼古丁被吸收並輸送到身體各部位之後，大部分會被肝臟分解掉，變成兩種沒有活性的代謝產物，可替寧及 nicotine-N-oxide。腎臟藉由尿液將這些代謝產物排出體外，而可替寧會在人體內停留數天，因此是以尿液檢測尼古丁的指標。

尼古丁會上癮嗎？

會。任何科學或醫學文獻只要對尼古丁做出誠實而透徹的評量，一定會得出如此結論：尼古丁會造成生理依賴並致癮。這項結論之所以成立，背後至少有三類相關證據。

增強作用

心理學上的增強物（reinforcer），指的是能驅使人致力於獲取更多的某種事

物。尼古丁會在大腦負責中介增強作用的區域中促進多巴胺分泌（請參閱第十五章〈成癮〉與第十二章〈興奮劑〉），因此不難理解實驗動物會為了尼古丁而賣力做某些事。只要給大鼠機會按下開關來自行施用小劑量的尼古丁，牠們就會這麼做，而且如上所述，青春期大鼠按下開關的次數遠比成年大鼠多。

　　人類一旦吸菸一段時間，也可能為尼古丁賣力。事實上，所有吸菸者都會，他們都肯花錢購買香菸。有一句舊香菸廣告文案是「我願意為駱駝香菸走一英里路」，正是人願意為香菸賣力的寫照。

耐受性

　　研究顯示，人體很快就發展出對尼古丁的耐受性。剛開始吸菸的人會經歷一些相當不舒服的症狀，例如頭暈或噁心。但只要繼續吸菸，過了數天或數週之後，這些症狀就不再出現。人體對於尼古丁的其他作用會更快發展出耐受性。例如，若給予一群吸菸者兩次（間隔 60 分鐘）同等劑量的尼古丁，第一次給藥所造成的心跳加速及受試者感受到的主觀作用，都比第二次給藥更加明顯。

戒斷

　　有個接受戒菸治療的病人在禁絕香菸一整天的隔日早晨表示，若以一句話總結當時的感受，就是「很想傷害什麼」。當我掃視房間裡的尖銳物體，我意識到他出現了尼古丁戒斷症狀。雖然不是所有吸菸者在戒菸不久就會出現這麼極端（或誠實）的感受，大多數戒菸者都表示，在戒菸最初的二、三週會感受到強烈菸癮且變得易怒，這些明顯都是戒斷症狀。

　　就如同耐受性，尼古丁的戒斷在長期及短期也有不同表現。例如，大多數吸菸者表示，每天的第一支菸給他們的感受最棒，這可以視為整夜未抽菸的短期戒斷結束所帶來的效果。

主觀效應

尼古丁雖然會讓人上癮（尤其是以吸菸攝入），但也明顯不同於許多致癮藥物。尼古丁改變心智的作用不像酒精、興奮劑或鴉片類藥物那麼強烈。人們使用尼古丁不是為了追求刺激或快感，相反地，大多數吸菸者表示，尼古丁能讓他們平靜並減少焦慮，但這些作用其實比表面所見還要複雜得多。

絕大多數使用者是藉由吸菸攝入尼古丁，因此我們應該把吸菸當成一種特定的給藥方式。許多人都會從個人的小習慣或儀式中得到安撫及平靜，例如點腳尖或對自己唱歌，而吸菸這種給藥方式就常與這類小習慣或儀式產生連結。從點菸、拿著香菸、就口、移開到呼出菸氣……這些小儀式本身往往便能使吸菸者冷靜下來，而這樣的效果後來卻被連向尼古丁的藥理作用。電子菸或主機式電子菸的使用者在吸食並將尼古丁攝取至肺部的過程中，也有許多和吸食香菸同樣的小儀式，只是前者不需要菸草。因此這種經驗和吸食真正的香菸非常相似，只是少了燃燒菸草所產生的煙霧以及超過七千種以上的化學物質。這樣的連結讓我們很難判斷，尼古丁在香菸的安撫效果上究竟扮演什麼角色。另一個思考點是，表示吸菸能抵抗焦慮及安撫心情的吸菸者通常已經吸了一段時日，因此，我們很難知道這種撫慰作用究竟是來自尼古丁，或者只是因為他們對香菸的渴望獲得了紓解。

也常有吸菸者表示吸菸使他們食欲減低，我們同樣無法得知這種效果究竟是來自尼古丁或是吸菸行為本身。不過有動物實驗顯示，給予尼古丁可使動物減少進食，且無需採用吸菸形式給藥。就人體來說，吸一根香菸便能夠減少胃部的飢餓收縮。另外，食欲減低的部分原因可能在於吸菸削弱了味蕾功能，而吸菸對能量代謝及血糖濃度的影響也是可能因素之一。事實上，我們並不知道為什麼吸菸能抑制食欲，但吸菸確實降低了某些人的食欲，這點無庸置疑。當然了，這件事是一體兩面的：吸菸者在戒菸時胃口往往也變好，體重也增加了，這可能是身體對尼古丁的戒斷反應，也可能是吸菸者需要別的口腔動作來取代吸菸。

對大腦與心智功能的影響

在 1980 年代之前，人類完全不了解尼古丁如何影響大腦。我們現在知道，尼古丁會刺激尼古丁乙醯膽鹼受體，這是乙醯膽鹼受體的一種亞型，廣泛分布於大腦各處的神經細胞，因此尼古丁會影響大腦的許多部位。一般來說，尼古丁會刺激神經細胞，增進神經細胞之間的訊息傳遞。已經有幾個研究指出，尼古丁能活化大腦中與記憶及其他心智功能有關的區域，以及與肢體活動有關的區域。

大腦的乙醯膽鹼受體一旦被阻斷，動物（及人類）將難以記住新的訊息。相反地，也有報告指出刺激這些受體能夠稍微提高記憶力。由於尼古丁能夠促進乙醯膽鹼分泌，也能活化與尼古丁有關的乙醯膽鹼受體亞型，因此有研究者推測，尼古丁具有增強記憶功能的效果，許多動物實驗結果也都證實了這一點。目前科學家正在研究尼古丁是否能治療受記憶障礙所苦的人，例如早期的阿茲海默症患者。在這類研究中，研究人員施用尼古丁的方式通常是注射，或採用能夠緩慢給藥的貼片。雖然目前仍無法確定尼古丁是否對阿茲海默症患者有效，但已有具信服力的研究顯示尼古丁確實能改善心智功能，至少在施用後的短暫時間內是如此。一項使用尼古丁貼片的研究顯示，讓輕度至中度的阿茲海默症患者暴露於尼古丁，能提高患者的注意力。

然而，這不表示我們可以用吸菸或嚼尼古丁口香糖來應付讀書、考試或其他需要專注力與記憶力的活動。香菸中的一氧化碳加上吸菸造成的肺部氧氣交換不足將導致頭暈等副作用，而這會一下子就蓋過尼古丁提升注意力或記憶力的潛在作用。此外，尼古丁口香糖的尼古丁含量較高，即使是老菸槍，頭一兩次咀嚼也都可能感到噁心。

尼古丁另一項可能的醫療用途，是治療成人的注意力缺失過動症。雖然相關研究仍相當新，已有研究指出尼古丁貼片療法能降低減輕症狀，無論患者是否有吸菸習慣都可發揮效用。患有注意力缺失過動症的兒童與成人在使用尼古丁貼片四週之後，注意力都獲得了改善。

尼古丁可能也對精神分裂症患者有益，但並非在於治療病症，而是協助促進認知功能。精神分裂症患者往往有學習及認知功能的障礙，這很可能是因為海馬迴的尼古丁受體受損。科學家假設，給予患者尼古丁能彌補海馬迴的部分功能缺損，從而改善病患的認知功能。但已有一些具有說服力的證據顯示了尼古丁確實能夠減輕成年精神分裂症患者的認知功能損傷。

雖然這些研究看似前景光明，頗有機會找出更有效對付這些疾病的治療方式，但有三件事是絕對不可忽略的。首先，以上所提到的都是還很新的研究，而目前尼古丁的醫療用途仍限於戒菸，尚未開放其他醫療使用。其次，這些研究有部分是以注射方式給予尼古丁，因此絕對不能在沒有醫生指導的情況下擅自進行。第三，這些研究結果不應該成為吸菸的理由，吸菸的健康成本遠超過尼古丁所有潛在的醫療功效。

吸菸與情緒功能

憂鬱症是青少年族群的常見問題，高達 15-20% 的人都可能在青少年階段的某個時期出現憂鬱症狀。一般認為青少年吸菸是憂鬱傾向所造成，但也可能是吸菸導致憂鬱症。事實證明，有吸菸習慣的青少年出現嚴重憂鬱症的可能性是無吸菸習慣的青少年的兩倍，長期受憂鬱症所苦的青少年也比沒有憂鬱問題的青少年更可能成為吸菸者。我們也知道，十四歲時患憂鬱症預示了孩子可能在十四至十八歲間，逐漸染上菸癮。這也代表，青少年吸菸狀況若越趨嚴重，很可能表示孩子把菸當做緩解憂鬱症的藥物。雖然研究結果無法告訴我們這些事實背後的成因，卻提供了可貴的警戒訊息。由於有憂鬱症問題的年輕人比一般人更容易養成吸菸的習慣，因此應避開誘人吸菸的環境。同樣的，有吸菸習慣的青少年罹患憂鬱症的可能性更高，因此應時時注意是否有憂鬱症的早期跡象，並適時展開治療。我們尚不清楚這些與青春期和憂鬱症有關的因素，是否會驅使青少年吸食尼古丁。就像許多吸菸相關問題一

樣，目前的研究尚不足以做出任何結論。

對心臟的影響

眾所周知，吸菸會導致肺癌及其他慢性肺部疾病，但比較少人知道吸菸也會導致心血管疾病。在美國，每年死於心血管疾病的人數多過死於癌症。尼古丁以數種方式影響心臟。心臟是強而有力的肌肉組織，跟所有肌肉一樣需要豐富的氧氣供應，才能將血液輸送到身體各部位。尼古丁一進入血液循環系統就會促進腎上腺素分泌，並加速心跳、提高血壓，接下來心臟就會需要更多氧氣來應付增加的工作量，但氧氣供應卻無法增加，因此心臟必須在沒有額外幫助的情況下做更多苦工。

更糟的是，香菸的一氧化碳也會降低血液的攜氧能力，對心臟而言對於是雪上加霜。一再處於這樣的壓力之下，會造成心臟受損及功能損傷。香菸的煙霧也會直接傷害血管內壁，其中的某種物質會使血管硬化、失去彈性，加劇心血管疾病。據估計，心臟及血管疾病的死亡案例中，高達 30% 與吸菸有關。

除了對心臟及血液循環系統的各種負面影響之外，吸菸可能還有一個不那麼危險但吸菸者絕不樂見的影響：使皮膚變薄。距今超過 20 年前，有項研究以同卵雙胞胎為對象，其中一人吸菸，另一人不吸菸，結果顯示，吸菸者的皮膚比另一個還要薄。研究人員認為這可能就是吸菸者往往有較多皺紋、看起來也比實際年齡還要老的原因。吸菸使皮膚變薄，可能的解釋是吸菸會減少最上層皮膚的血液供應，因而傷害膚質。

二手菸與側流煙

　　吸菸會產生兩種煙霧：吸菸者呼出的煙霧（二手菸），以及從點燃的香菸、雪茄或煙斗本身飄散出的煙霧（側流煙）。值得留意的是，側流煙的致癌物質濃度比二手菸或經由濾嘴進入吸菸者肺部的煙霧都還要高，但不論是哪一種煙霧都會引發疾病。依據這方面的眾多研究結果，美國環保署認定二手菸本身也屬於致癌物，而且是美國每年許多肺癌死亡案例的一大原因。當然，二手菸暴露量是導致肺部病變的重要因子，就如同吸菸者本身的罹病風險也取決於煙霧暴露量。偶爾出席幾次菸霧瀰漫的派對不至於讓人死於肺病，然而，長時間待在菸霧瀰漫的場所（如酒吧），或與吸菸者同住，顯然都會增加罹患肺部病變的風險。

　　二手菸影響心臟疾病生成的效果更是令人驚心，過去二十多年來，我們已經得知，經常暴露在二手菸環境中，將使罹患心臟疾病的風險倍增。這項針對三萬多名美國婦女進行的研究顯示，美國每年有多達五萬人可能因為暴露於二手菸下導致心肌梗塞而瀕臨死亡。

對懷孕期及產後的影響

　　就如同大多數藥物，孕婦吸菸（或以其他方式使用尼古丁）會透過血液將尼古丁傳送給胎兒。有吸菸習慣的母親生下的嬰兒，尿液中的可替寧濃度幾乎與主動吸菸者一樣高。這些嬰兒出生一段時間後，體內的尼古丁濃度下降，尼古丁戒斷症狀也會隨之出現。孕婦吸菸也會把氰化物與一氧化碳傳給肚子裡的寶寶，這兩種化合物對發育中的胎兒非常不好。請記住，一氧化碳會降低血液的攜氧能力，身體組織所含的氧氣會因此大量減少。此外，尼古丁會使輸送血液給胎兒的血管收縮，進一步限制氧氣的供應。

有吸菸習慣的母親所生下的嬰兒，體型比不吸菸的母親生下的嬰兒更小、更輕，頭圍也比較小。此外，懷孕期間吸菸也可能對嬰兒的大腦與心智功能產生長期（甚至永久）的影響，就跟喝酒一樣。一些研究已發現，懷孕期吸菸與孩子童年時期的語言、數學能力低落及過動症有關。母親在懷孕期吸菸，生下的孩子成年後對尼古丁上癮的可能性也較高。有趣的是，孩子嘗試吸菸的可能性並不受母親懷孕是否吸菸影響，但如果母親在懷孕時吸菸，孩子吸菸後染上菸癮的可能性就會顯著增加。這項發現暗示了影響個體嘗試吸菸的主要因素來自社會，但是上癮的傾向與生物學特性的關聯可能較為密切。

嬰兒出生之後，大腦仍需經歷相當的發育，因此也應該避免讓嬰兒及幼童接觸二手菸。研究顯示，母親若有吸菸習慣，嬰兒出現猝死症的風險也會增加，這可能是環境中的香菸煙霧所致，也可能是寶寶在出生前就因母體吸菸而遭受傷害，或者是懷孕期與產後接觸香菸的雙重因素。

研究也指出，父親有吸菸習慣的孩子比父親不吸菸的孩子更容易罹患兒童癌症。牛津兒童癌症研究中心針對三千多個父母進行研究，得出的結果是，父親每天吸菸超過 20 根，孩子罹患癌症的風險會增加 42%；父親每天吸 10-20 根，風險增加 31%；父親每天吸菸少於 10 根，風險則增加 3%。這些結果指出吸菸可能傷害精子，造成致癌的 DNA 病變。這項研究結果很清楚告訴我們，嬰兒最好在無菸環境中成長。

無煙菸草的健康風險

我們也要強調，咀嚼菸草或使用鼻菸也會強烈威脅身體健康。除了攝入尼古丁之外，長時間咀嚼菸草也會增加罹患口腔及食道癌的風險。許多鼻菸使用者出現口腔黏膜增厚病變，這種疾病也可能發展成口腔組織的癌症。無煙菸草也會導致牙周病，可能造成發炎、牙齦萎縮，使牙齒容易發生病變。另外，由於無煙菸草產品通常含有非常大量的糖，容易造成齲齒。總之，無煙

菸草並不是安全的吸菸替代品。

　　儘管有許多運動員都以嚼菸草來增強體能，但無煙菸草對運動員來說也不是很好的「增強體能」藥物。許多年輕人認為無煙菸草中的尼古丁能加速身體反應並增強肌力，有助於加強棒球、田徑、足球等各種運動的表現。這其實是不正確的，沒有任何證據顯示尼古丁能明顯縮減反應時間，而且有研究指出，在反應時間測試中，尼古丁其實會降低腿部動作的速度與力量。尼古丁對心臟功能的負面影響，也是我們不贊成在運動中使用這種藥物的主因。

戒菸

　　還不是太久以前，絕大多數人都認為，戒菸能否成功完全取決於意志力。這種態度暗示了吸菸不會真的讓人上癮，因此戒菸並不需要特殊的技術，戒不了菸的人只是因為缺乏戒菸的毅力而已。現在我們知道，這些觀念都是不正確的，尼古丁是致癮藥物，而戒菸涉及相當複雜的行為改變，非常困難。

　　許多戒菸成功的人是靠著自己的力量達成，但目前也有許多治療方法幫助戒菸。不幸的是，由於沒有任何一種治療方式可以適用於任何人，或許是因為吸菸的行為習慣與尼古丁成癮的生理問題糾結在一起，因此許多人都需要採取幾種不同的治療策略，才能完全解決戒菸的問題。針對行為的部分，治療方式包括教育輔導、小組或個別戒菸訓練、催眠或壓力管理訓練。生理上的治療方式則包括使用尼古丁口香糖或尼古丁貼片。此外，一種以「威博雋Wellbutrin」為產品名販售的抗憂鬱藥「耐煙盼Zyban」，有時也用做為戒菸計畫的用藥之一，另有許多其他藥物也處於積極研發或初步臨床試驗階段。其中一種已核准的戒菸用藥為「暢沛Chantix」，雖非戒菸的萬靈丹，但可廣泛應用於戒菸輔助計畫。這種藥物直接作用於大腦中尼古丁受體的眾多亞型之一，已有研究證明有助於減少戒斷香菸後對尼古丁的渴求。針對一些創新的戒菸輔助方法，臨床試驗也讓我們知道了一些可能具有重要價值的戒菸

妙招。實驗證明，在預定「戒菸日」前幾個星期開始使用尼古丁替代療法（特別是貼片），能提高戒菸的成功機率。由美國國家藥物濫用研究所資助的研究證明了這一點，目前則著手研究，應在戒菸日之前多少天開始實施替代療法會是最佳時機。此外也有研究探討靈活搭配用藥種類及用藥時機對戒菸的價值。有些人以不同方式戒菸，效果比其他人更好，目前的研究正在尋找最佳方法來「拯救」這些成效不佳的戒菸患者，嘗試在戒菸過程的某個恰當時機，以另一種方法取代原本效果不彰的方法。這些研究結果啟發了一種新的戒菸方法，稱為「適應性治療」，其核心概念很簡單──每個吸菸者的狀況不盡然相同，因此治療也需要配合個別患者表現的特定成癮特徵。有些吸菸者（約 20％）對尼古丁的生理依賴非常深，因此可能需要更高劑量用藥、多重藥物或使用更高濃度的貼片，才能度過戒菸初期階段。不少吸菸者在戒菸後又因生活壓力而重新開始吸菸，因此，有效治療的關鍵在於能儘早識別患者對壓力的回應模式，並配合在嘗試戒菸之初就依照患者的需要提供壓力管理治療，而不是等著菸癮復發而前功盡棄。這裡只舉出癮君子可能有的兩種特定需求，一些進行中的研究正嘗試尋找這類適應性治療過程的微調方法，為個別患者提供成功機會最大的戒菸方式。

隨著戒菸治療越來越複雜，各種治療方式遽增，尋求專業戒菸諮詢也變得越來越重要。要踏出戒菸的第一步，最好經由醫生、心理師或藥師轉介，加入一個有一定規模的戒菸課程。這些戒菸課程有時是由醫院或診所辦理，也可能是社區心理健康診所或私人執業醫生兼營。例如，在美國北卡羅來納州有一個密集的訓練課程，可供想取得菸癮治療專家認證資格的專業人士參加，這種培訓課程的範圍很廣，著重於菸草成癮的醫學、心理及社會層面。隨著這類型培訓計畫愈加普及，患者更容易找到經過專門培訓、能提供有效戒菸治療的專家。

壞消息是，儘管治療方法快速演進，且愈來愈好，尼古丁成癮依舊是棘手的問題，許多人在六個月內就再度開始吸菸。多管齊下的治療計畫（如上述的適應性治療模式）似乎比單一治療方式能讓戒菸者禁絕菸品更為長久。儘管如此，不少透過多重療法戒菸的人在一年內又恢復吸菸。為什麼會這樣？

我們不確定，但這可能與吸菸所涉及之行為習慣有多深，以及吸菸者多年來將生活環境中的多少人、事、地點與吸菸行為建立關聯。在戒菸初期，癮君子因渴求尼古丁而感到的極度不適，會在最初幾天內迅速減輕，在這段期間，尼古丁口香糖或皮膚貼片都能有助克服難關。最初幾天顯然是最難受的，但大多數人表示，大約兩星期後，對尼古丁的渴求基本上已經消失。然而，不會消失的是所有與吸菸有關的習慣線索——晨間的咖啡、夜晚的啤酒、在工作閒暇與朋友聊天等等，不勝枚舉。

這些刺激相當強大，足以有效地掌控行為。許多正在戒菸的人表示，當過去的老菸友回來拜訪時他們感到相當自在，或者當他們回到過去常一起吸菸喝酒玩樂的酒吧時，往往不知不覺地香菸就重回手中。戒菸計畫必須能預見這些情況，並提供策略防止這些狀況導致戒菸失敗。安排後續會談來討論這些事情、學習策略及獲得支持，都是非常有用的助力。對於用吸菸來紓壓的人來說，這種方式尤其有效，在患者設定戒菸日期之前，諮商師就可以在初始的臨床訪談中輕鬆識別出這類型的吸菸者。戒菸的最後一個重點：如果第一次沒有成功，請再試一次。每個人狀況都不一樣，成癮原因也因人而異。如果自己嘗試戒菸沒有成功，參加治療計畫可能有效。如果某種治療方案沒有效果，另一種方案可能有效。目前已有許多協助戒菸的方式可供選擇，任何想戒菸的人都有很高的機會能得到幫助。

蒸霧器：MODS 及 ENDS

在行為及環境線索如何影響菸癮復發及提高戒菸難度的主題告一段落之前，電子菸和其他尼古丁蒸霧裝置也十分值得討論。為方便起見，我們把這些裝置統稱為「電子尼古丁輸送系統」(Electronic Nicotine Delivery System，簡稱 ENDS)。電子菸（e-cigarette）通常是指一種外觀像香菸的 ENDS，有類似形狀的 ENDS 也被稱為「菸筆」（vape pens）。有些電子菸外觀極像香

菸，正下方的紅色 LED 會閃爍發光，猶如菸頭的火燼。使用者深吸一口電子菸時，菸管內部壓力下降，感應器便會啟動電子菸。電子菸以可充電電池供電，將液體尼古丁（混和了其他化學物質及調味劑）轉化為蒸霧，被吸入肺部。然後使用者呼出一種看起來很像煙的霧氣。ENDS 有多種形狀及尺寸，可能小如拇指隨身碟，也可能大如煙斗。電子菸主機（MOD）通常是指改裝過（modified）的電子煙，通常體積更大且效力更強，但也有些主機體積較小。無論如何稱呼，這些電子菸都是能夠很有效率地把尼古丁輸送到肺部（順便進入口腔、食道和胃部）的裝置，且已經非常流行，在年輕族群中尤其風行。

我們之所以選擇把 ENDS 放在戒菸的背景下討論，是因為這類產品最初是為戒菸而研發，目的是做為輔助戒菸的可能工具。其構想是創造一種模仿吸菸行為的尼古丁遞送系統，藉此成為比尼古丁貼片或口香糖更有效的戒菸工具，因為這樣的工具不但讓吸菸者可繼續享受類似吸菸的行為，還能提供一些尼古丁來降低戒斷的影響。那麼，ENDS 對戒菸有幫助嗎？我們還不知道。持相反論點的兩方都有許多支持者，也都有許多媒體關注，但事實真相是，還沒有做得很好的研究可以確定 ENDS 是否有助於戒菸。一些研究顯示稍有效果，一些則顯示沒有效果，且沒有一項研究是完美的。無論是好是壞，我們只能等待相關研究澈底釐清這個問題，同時，ENDS 並未正式被建議用於戒菸診所，不過已有許多人自行用做戒菸工具。

但是，如果撇開戒菸問題不談，ENDS 是否具有做為香菸替代品的價值？這問題可從許多角度探討，但光是以能否減少現有吸菸者所受危害的角度來看，ENDS 就很有爭議了。當然，這類產品會產生令人上癮的尼古丁，但不會致癌（有些蒸霧系統不含尼古丁，但絕大多數確實含有尼古丁）。美國有不少人認為尼古丁會致癌，但絕對不會。香菸煙霧含有約 7,000 種不同化學物質，其中 70 種會致癌。尼古丁不在這 70 種致癌化學物質之列。相較之下，ENDS 蒸氣所含的化學物質種類少得多，但它們可能含有一些對肺功能有害的調味劑和微量金屬。某些 ENDS 的蒸氣也含有苯（一種致癌物質），但其濃度遠低於燃燒的菸草產品。當然，尼古丁無論透過何種方式傳遞，都對心臟和血管功能有影響，不過就 ENDS 而言，這些影響不像燃燒的香菸那樣，因

一氧化碳的效應而變得複雜。

因此，ENDS 顯然不是無害的，而是確實含有一些人體肺部避之唯恐不及的化學物質。但 ENDS 種類繁多，且正迅速演進，有可能隨著新一代 ENDS 的問世而出現潛在危害較低的產品。2016 年一項外科醫生的報告指出，ENDS 蒸氣中含有一些可能對健康構成威脅的化學物質，但美國癌症協會在 2018 年報告指出，儘管 ENDS 的長期影響還不明確，這一代 ENDS 的危害明顯低於可燃菸製品。由此可見，目前我們對電子菸的了解仍非常模糊。美國癌症協會也呼籲，應投注更多研究來評估 ENDS 做為戒菸輔助的潛力。顯然，研究過這個問題的人大都相信有此可能，且認為 ENDS 的危害遠低於吸菸。

有人會說，就算 ENDS 無法幫助戒除尼古丁，也能做為吸菸的替代品。理由是如果 ENDS 導致癌症或肺部病變的風險低於香菸，為什麼不改吸電子菸？但也有人擔心人們因使用電子菸而對尼古丁成癮：電子菸可能成為吸菸的「入門」，讓從未吸菸者開始吸菸，或讓戒菸者重返吸菸之路。一旦對尼古丁成癮，就很容易從使用電子菸轉進為（或重回）吸菸。如果事實確實如此，那麼電子菸顯然會造成極大傷害。另一方面，如果最後證明 ENDS 是安全的（或者後幾代產品的開發全以安全為優先考量），把吸菸者轉變成「吸電子菸者」能顯著改善人們的生活品質和公共健康，更不用說為醫療保險系統省下大把照護吸菸相關肺疾患者的金錢。待相關研究解答這些問題後，我們對電子菸將有更深入了解。

電子菸與青少年

然而，兒童與青少年使用電子菸是個亟需關注的公共衛生問題。無論 ENDS 是否有成為吸菸替代品或戒菸輔助品的價值，都不該給兒童及青少年使用，因為電子菸多半含有高度成癮風險的尼古丁，年輕的大腦仍在發育，可能比成人大腦更容易成癮。基本上 ENDS 目前是不受管制的，因此可能摻入對兒童有吸引力的調味，並設計成具備能夠吸引年輕人喜愛的外觀、使用感受及功能。媒體報導上不難找到學童把拇指隨身碟大小的 ENDS 偷偷帶到學校，在

朋友間分享，甚至在教室裡偷偷使用的案例。過去，若在校園偷吸菸，總是會因為煙霧和氣味而被發現，但 ENDS 較不容易露餡。最近一項研究調查顯示，在過去一個月中，9.5％的八年級生、14.0％的十年級生和16.2％的十二年級生曾用過 ENDS，而男生是女生的兩倍。有一些研究顯示，使用 ENDS 的青少年在一年內開始吸菸的可能性比沒有用過的青少年更高，這些研究引發許多媒體關注，但我們應該謹慎解讀，因為這些研究並沒有確實考慮到當中涉及的所有變因，當所有變因彼此相關時，很容易讓人落入假設原因的陷阱。換句話說，只是因為某些青少年樣本在使用 ENDS 後嘗試吸菸，並不表示使用 ENDS 就會導致吸菸。青少年吸菸者很多，這些受試者可能無論如何都會開始吸菸。當然也有許多人真的因為使用電子菸而開始吸菸（有些人兩者都吸），因此這是一項非常棘手的研究。我們需要廣泛檢視更多不同類型的資料，然後才能針對電子菸是否引誘青少年吸菸的問題，做出確切結論。

關於電子菸

目前市面上有數百種 ENDS 產品，早期產品是拋棄式的，看起來很像香菸。之後陸續出現一些更受歡迎的型號，配備可再填裝的電子菸液罐，靠著小型電池加熱產生蒸汽。這些電子菸液含有不同濃度的尼古丁及能使尼古丁霧化（變成蒸氣）的化學物質，還有各種調味劑。丙二醇、甘油以及調味劑和甜味劑是電子菸液最常見的成分。有些人誤以為丙二醇是防凍劑，其實不是，乙二醇才是。丙二醇是 FDA 批准的食品添加劑，但在加熱及吸入時是否也完全安全，目前尚不清楚。請謹記，目前 ENDS 尚未受到管制，因此很難得知某種特定電子菸液的確切內容物。電子菸的尼古丁含量差異極大，通常從 1.2％（略低於香菸）到約 5％（遠高於香菸煙霧）不等。不同 ENDS 產品的尼古丁遞送方式也有很多不同之處，使用前最好先檢視尼古丁濃度。

電子菸液的口味選擇有近 8000 種，由於這些香料成分各有獨特的化學特性，且可能用於不同加熱及輸送系統的任何一種 ENDS，因此要確定安全性是件非常複雜的任務。在好的管制方式上路之前，使用 ENDS 仍屬個人決定，使用者只能根據現有事實自行判斷其安全性。

第九章
chapter 9 / 鴉片類藥物

228 鴉片類藥物簡史｜**230** 鴉片類藥物是什麼｜**234** 人體如何攝入鴉片藥物｜**235** 鴉片類藥物如何在人體內代謝｜**236** 鴉片類藥物對大腦及身體其他部位的作用｜**238** 鴉片類藥物對大腦的作用｜**239** 天然的興奮劑：人體內的腦內啡｜**240** 成癮性、耐受性及依賴｜**243** 用藥模式：你是毒蟲嗎？｜**244** 鴉片類藥物過量及毒性｜244 短期效應｜245 長期效應｜**247** 過量與成癮的治療

鴉片類藥物

藥物類別｜鴉片類鎮靜劑。本章所提到的大部分藥物都經由美國緝毒局根據濫用程度與醫藥用途分類，從附表一（海洛因）到附表四（丙氧酚）

藥物種類｜鴉片、海洛因、 嗎啡、可待因（codeine）、氫嗎啡酮（hydromorphone，如「Dilaudid」）、可待因酮（oxycodone，如「Percodan」、「奧斯康定 OxyContin」），哌替啶（meperidine，如「配西汀 Demerol」）、狄芬諾西萊（如「止瀉寧 Lomotil」），氫可酮（hydrocodone，如「維可丁 Vicodin」），吩坦尼（fentanyl，「西地那非Sublimaze」）、丁基原啡因（buprenorphine，如舒倍生Suboxone）、丙氧酚（propoxyphene，如達爾豐Darvon），曲馬多（Tramadol，如Ultram），他噴他寶（Tapendatol，如紐申達Nucynta），洛哌丁胺（loperamide，如樂必寧Imodium）、二氫去氧嗎啡（desomorphine，如鱷魚Krokodil）、卡痛（Kratom）

俗名｜福壽膏、芙蓉膏、白粉、四號、細仔、魔啡、smack、白娘子、棕色（海洛因），快速球（海洛因及古柯鹼），Oxys、OCs、鄉巴佬海洛因（可待因酮）

迷醉作用｜鴉片類藥物指的是那些作用類似於罌粟鴉片且其活性成分為嗎啡的藥物，有可能是取自罌粟植株的天然產物，也可能是由實驗室合成的分子。注射鴉片類藥物會產生一陣快感，然後陷入作夢般的愉快狀態，並且較不易感覺疼痛。注射者的呼吸會減緩，皮膚可能潮紅。使用鴉片還有一種典型反應，是瞳孔會收縮到像針尖般細小。以非注射方式攝入鴉片類藥物也可獲得相同作用，不過快感會被愉快的昏沉感所取代。除了以上作用之外，也可能

出現噁心及嘔吐症狀，還有便秘。注射海洛因與古柯鹼的混合液（即快速球）能帶來強烈的愉悅感、海洛因的夢幻狀態，以及古柯鹼的刺激。

過量及其他不良影響│鴉片類藥物過量會致死，這裡講的不是長年濫用的累積結果，而是第一次過量就可能致死。使用過量時，使用者的呼吸會逐漸減緩，直到完全停止。所幸醫院急診室都能夠快速、有效地急救，醫生可以運用鴉片拮抗劑納洛酮逆轉鴉片類藥物的危險作用。鴉片類藥物過量問題通常出現於採用注射方式攝入時，或者當用藥者從非法管道取得之鴉片類藥物，實際成分是效力更強的其他鴉片類藥物時（例如以為是可待因酮，但實際是吩坦尼），但其他服用方式只要劑量夠高，也可能過量，這時務必立即就醫。

與其他藥物併用的危險│與其他會抑制呼吸的藥物併用特別危險，這些藥物包括：酒精、巴比妥類（如苯巴比妥）、安眠酮（Quaaludes，如俗稱白板的甲奎酮）、普瑞巴林（利瑞卡），以及類似煩寧的藥物（苯二氮平）。

鴉片類藥物簡史

感受過鴉片藥效的人物中，最知名的莫過於《綠野仙踪》的女主角桃樂絲（記得故事中的罌粟花田嗎？）。正如《綠野仙踪》的故事情節所示，人們很難抵擋鴉片的作用。鴉片有個更古老的衍生藥物：嗎啡（morphine），名稱來自希臘的睡夢之神莫菲斯（Morpheus），莫菲斯常被描繪成帶著一把罌粟花。鴉片類藥物的使用始於史前時代，最初可能是罌粟花製成的茶，最早用於醫療的歷史記載則來自蘇美及亞述／巴比倫文化（約五千年前）。在亞洲、埃及還有歐洲的考古遺址發現的鴉片煙管，指出了吸食鴉片的歷史大約始於公元前 1000 年至公元前 300 年之間。阿拉伯商人在公元 600 年至公元 900 年之間將鴉片引進中國。同一時期，鴉片在歐洲也逐漸從醫療用途演變成娛樂用途，染上鴉片的人也日漸增加。進口鴉片到中國一度是英國主要的貿易活動，中英兩國更曾在十九世紀初因為中國禁運鴉片而爆發戰爭。

中世紀時期，歐洲人使用（及濫用）鴉片的情況相當普遍。使鴉片廣受歡迎的重要推手是帕拉塞爾蘇斯（Paracelsus），他創造了「鴉片酊」（laudanum，意為「受稱讚」）這個名詞來稱呼鴉片製劑。許多詩人如柯立芝、布朗寧夫人等都曾使用及濫用鴉片，柯立芝在著名詩作《忽必烈汗》中描述了鴉片的使用經驗。

美國人廣泛應用鴉片已有長遠歷史，歐洲及亞洲的移民都將過去使用鴉片製劑的經驗帶進了美國，包括在美國 FDA 成立之前，鴉片就是許多市售成藥的主要成分。在十九世紀美國，鴉片的主要消費者是一般家庭主婦。就如同古柯鹼，各種鴉片製劑的藥效越來越強大，也越來越容易購買，於是人們也更清楚認識了此種藥物的毒性及致癮性。

嗎啡是罌粟花中的主要活性成分，在 1805 年首次純化製成。1853 年，亞歷山大·伍德（Alexander Wood）發明了注射器。美國南北戰爭時，注射用嗎啡廣為流傳，之後美國便出現第一波注射毒品成癮的風潮。1898 年，拜耳公司的科學家發現有一種方法可以使嗎啡更快進入大腦，那就是將嗎啡的分子

結構加上化學基，讓嗎啡更容易溶於脂肪。這是嗎啡的最後一次改良，所得的成品就是海洛因（heroin），拜耳公司曾以這個名字生產麻醉劑。

目前，鴉片類藥物是治療疼痛的主要醫療手段，因為沒有其他成分能取代其止痛效果。然而，所有鴉片類藥物都有成癮性，一些醫生因為擔心患者上癮而不給有需要的病患使用。因此才有了全國性的推廣計畫，促進正確使用鴉片類藥物來治療疼痛。不幸的是，這項計畫也為鴉片類藥物大開門戶，而造成了現在的景況。有良心的醫生會透過合法程序開立強效鴉片藥物的處方，如美沙酮、嗎啡和可待因酮等。許多不道德的醫生可能與製藥公司私下掛勾，經營「藥丸廠」，幾乎完全不驗證患者是否真有使用這類藥物的需求就開立處方。這導致市面可取得的鴉片藥丸急速增加，用藥過量的死亡率也迅速攀升，特別是美沙酮等長效性藥物。專注此議題的公眾意識日漸高漲，促使醫療機構和立法單位採取行動，遏止過於浮濫的鴉片類藥物處方，有效處方的數量才開始下降。

然而，新的市場因應而生，且有兩個趨勢迅速興起。首先，一些人因無法繼續取得鴉片類藥物，如可待因酮，便開始轉向使用海洛因（因價格較便宜）。然後，美國以外來源的別種鴉片類藥物（根據美國藥物管制局調查，主要來自中國）開始充斥市場，其中包括非法製造的吩坦尼衍生物，效果比可待因酮及海洛因更強。有些刻意做成肖似可待因酮的外觀，讓使用者誤以為服用的是海洛因或可待因酮，而非這種效用更強的藥物，因而導致藥物過量比率攀升。音樂人王子（Prince）可能就是誤把吩坦尼當成效力較低的處方藥「維可丁 Vicodin」服用，導致藥物過量死亡。幸運的是，有逆轉鴉片類藥物效果的藥物「納洛酮 Narcan」已更加普及，挽救了不少生命。然而，科學家仍在努力嘗試幫助日益增加的鴉片類藥物依賴者，希望挽救更多生命免於受到強效吩坦尼衍生物的威脅。

鴉片類藥物是什麼

　　鴉片類藥物指任何能產生典型鴉片作用的天然或合成藥物，這些作用包括：結合夢幻與愉悅的感受、疼痛感降低、呼吸減緩、便秘及瞳孔縮小等。科學家有時也使用「類鴉片」一詞來通稱與罌粟花所含化學物質相近的藥物，以及大腦中具神經傳導作用的內源性類鴉片物質。

　　鴉片是由罌粟花製成，在世界各地以非常原始、勞力密集的方式採收。種植鴉片的農民切開正在發育的罌粟種子莢，在數天內收集從切口滲出的粘性液體。這些汁液有幾種精製方式，包括乾燥成球狀後直接使用（鴉片膠），或乾燥、搗碎成粉末（鴉片粉末）。生鴉片是褐色的焦油狀物質，也可以用酒精加水萃取製成酊劑，就是我們曾曾祖母時代著名的鴉片酊，也是當時的鎮痛劑。

　　嗎啡是罌粟種子莢的主要成分，也是藥效很強的鴉片類藥物，通常製成注射液或口服藥丸形式，用來減輕手術後的疼痛。可待因的效力較弱，主要做成藥丸，用於減緩較不強烈的疼痛，較常見的是含乙醯氨基酚及可待因製劑的牙科止痛藥或處方止咳藥水。可待因的藥效較弱，有些藥物濫用者為了得到較強的效果，會一次喝掉一整瓶 120 毫升裝的藥水，這樣的劑量確實足以產生酩醉效果。這類止咳藥水曾經是非處方藥，因為太常被當作娛樂用藥，才改為處方藥，現在美國大多數的州都必須憑醫師處方才能購買含可待因的止咳藥水。

　　海洛因是改變嗎啡的化學結構而製成，原料包括部分純化的嗎啡，這些嗎啡通常來自鴉片產地鄰近的精製廠。海洛因拆成鬆散的粉末之後，分裝成 100 毫克一袋在街頭販售。實際的顏色從白色、褐色、到黑色都有，取決於原料及製備技術。白色粉末是高度純化的鹽酸海洛因，身價不斐。墨西哥「黑焦油海洛因」的純度與價格則都低了許多，黑色的外觀讓這種海洛因極易辨視。海洛因可直接從鼻腔吸入，或將粉末溶解在生理食鹽水中注射。粉末的實際組成依販售者而異，通常含有 10-70％的海洛因，此外還有各種添加

物，如滑石、奎寧、蘇打粉等等。

美國境內的非法海洛因原料大多是栽種於東南亞（緬甸和泰國）、阿富汗、南美洲（哥倫比亞）及墨西哥等地的罌粟花。東南亞的罌粟花製成海洛因後，大多輸出至歐洲，有些則透過管道進入美國。阿富汗依然是海洛因產量最高的國家（比第二大供應國墨西哥多十倍），但美國東岸的海洛因主要來自南美，西岸的海洛因主要來自墨西哥（資料來源：美國司法部國家毒品情報中心，《2015 毒品危害評估報告》）。

海洛因純度差異極大；街頭販售的海洛因濃度從 5-66% 不等。DEA 的最新報告（從 2015 開始）顯示，流入美國的海洛因中，來自南美的平均純度為 30％，來自墨西哥的平均純度為 60％。如果海洛因只是稍微修改嗎啡的化學結構，那麼優點為何？事實上，海洛因進入大腦之後便會變回嗎啡。然而，化學結構改變，增加了藥物脂溶性，使海洛因能更快進入大腦。科學家已經製造出許多嗎啡衍生物，最初是希望找到一種能消除疼痛卻不會造成耐受性或成癮的藥物。這項任務一直沒有成功，任何有效的鴉片類鎮痛劑都會讓人上癮。然而，藉由這些努力，科學家已經找到許多人造鴉片類藥物，這些藥物的特性符合某些臨床用途。目前至少有五種重要的鴉片類鎮痛劑，有些是以罌粟花籽莢為原料直接製成，有些則稍微修改了化學結構。這些化學結構經過修飾的藥物已廣泛做為醫療用途，而鴉片類處方藥物的濫用，是當前鴉片類藥物危機的主要原因。濫用鴉片類處方藥的人比濫用海洛因者高出十倍，儘管這兩類藥物的濫用率和過量致死率在過去十年來都急劇增加。因此，我們將花一些時間詳細描述這兩類藥物。

最廣泛使用及濫用的某些處方麻醉劑是改變嗎啡化學結構的產物，包括氫嗎啡酮、可待因酮及氫可酮。氫嗎啡酮（Dilaudid）是效力非常強大的鴉片類藥物，止痛效果非常好，濫用情況也非常嚴重。可待因酮合成自鴉片的非止痛成分蒂巴因，止痛效果介於嗎啡與可待因之間。1990 年代，美國大量使用可待因酮，一部分是出於治療疼痛的正規使用，另一部分則是緩釋型藥物「奧斯康定」（OxyContin）強力行銷的結果，後者也是導致目前濫用嚴重的原因。可待因酮也常與阿斯匹林組成複合製劑販售，例如一種名為 Percodan 的處方

藥。氫可酮（即維可丁，Vicodin）是藥效中等的鴉片類藥物，也常被濫用。

　　哌替啶（配西汀，Demerol）與嗎啡同樣是抑制手術後劇烈疼痛的止痛劑，即便口服也能發揮很好的效果。哌替啶有一定的缺點：高劑量可能引發癲癇，因此近年來醫師已較少使用。美沙酮是長效型的鴉片類藥物，可以用藥丸形式口服，藥效作用具有獨特的時間歷程，特別適合用來做為鴉片成癮的替代療法及治療慢性疼痛。美沙酮漸進而溫和的藥效能擊退戒斷症狀，卻不會產生「快感」。美沙酮的這些用途在某些方面仍有爭議：儘管人體顯然會對美沙酮產生耐受性及依賴性，但美沙酮也提供了安全有效的治療，且比較不會有濫用的問題。美沙酮的重要特徵之一是半衰期非常長，能在體內持續作用數小時，這種特性特別適合用於抑制鴉片類藥物戒斷症狀及治療慢性疼痛。但是，對不遵守醫囑的人來說，這種用法也蘊藏了危險。由於醫生更常使用美沙酮做為治療慢性疼痛的處方，過量致死的人數也急劇增加，死者多半是持有合法處方的人，而非藥物濫用者。

　　丁基原啡因（buprenorphine）是用來治療鴉片類藥物成癮的另一種重要鴉片類藥物，它不像其他同類藥物那樣會活化鴉片類受體，因此並非治療疼痛的首選，但足以抑制戒斷症狀。丁原基啡因的用量如果夠多，能產生迷醉作用，因此廣泛用做遏止藥物濫用的處方製劑，包括能在口腔溶解的片劑或薄膜，但如果有人試圖溶解藥片並注射到體內，丁原基啡因會活化鴉片拮抗劑納洛酮，引發立即（且令人不快）的戒斷症狀。丁原基啡因藥物也有每月植入或注射一次的劑型，這類附加的給藥讓濫用變得十分困難，甚至毫無可能。

　　吩坦尼（如西地那非，Sublimaze）及其他類似化合物都是脂溶性相當高、藥效非常快的鎮痛劑，麻醉科醫生常用來幫助病患入睡。吩坦尼也可做成貼片，讓藥物透過皮膚緩緩釋放，產生更持久的止痛效果。吩坦尼最特別的劑型是做成棒棒糖，專門給手術前的幼兒使用。不少成癮者選擇以注射方式使用吩坦尼，這是常見的藥物過量原因之一。吩坦尼的快感來得很快，帶給使用者的感覺強烈而短暫，但很容易造成抑制呼吸致死的意外。不幸的是，吩坦尼、舒吩坦尼及許多新型吩坦尼衍生物，包括 3- 甲基吩坦尼、4- 甲氧基丁醯基吩坦尼、乙醯吩坦尼、卡吩坦尼、氟酪吩坦尼，氟吩坦尼等，目前已氾

濫於非法毒品市場，成為強效鴉片類藥物吩坦尼的替代品，這些非法藥品主要來自中國的仿冒藥品實驗室。

此外，還有丙氧酚（達爾豐，Darvon）。這種藥物的麻醉效果不佳，經臨床研究證實甚至不比安慰劑有效多少，因此大多數醫生不會使用丙氧酚。然而，有些人卻非常相信這種藥物，儘管止痛效果並不比阿斯匹林強。

曲馬多（tramadol）和他本他多（tapentadol）是有多重作用的藥物，兩者都能透過鴉片類藥物的作用產生止痛效果，並阻斷正腎上腺素的回收。曲馬多還能阻斷血清素的重吸收，這種鴉片類藥物的作用微弱，不大可能有藥物濫用問題。他本他多是一種效力較強的鴉片類藥物，因此有一定的濫用風險。這兩種藥物若與其他藥物並用，似乎能有更好的止痛效果，且副作用更少，濫用問題也更小。

「鱷魚」（krokodil）是惡名昭彰的山寨海洛因替代品，最初出現於烏克蘭及俄羅斯。主要的鴉片類藥物活性成分為二氫去氧嗎啡（desomorphine），在美國從未做為醫療用途。根據最近的研究，這類藥物的混合物中可能也有不少過去不為人知的可待因衍生物，人們之所以比較知道「鱷魚」，並不是因為它具有鴉片類藥物的特性，而是因為它會造成可怕的皮膚及肌肉壞死，並在注射部位周圍形成皮膚病變，看起來像鱷魚皮。這些症狀可能不關鴉片類藥物的事，而與使用者注射的粗製混合物中殘留的反應成分有關。

最後，生長於泰國的「卡痛」（kratom）葉一直是泰國人治療疼痛、腹瀉及咳嗽的傳統藥方。最近，這種藥物透過網際網路在許多國家販售，包括美國。卡痛葉引發的爭議不小，愛用者認為它是治療鴉片類藥物成癮的萬靈丹，但美國 DEA 則認為卡痛葉是一種有潛在危險的鴉片類藥物，科學研究所得出的事實真相，則介於這兩種極端之間。這種植物含有帽柱木鹼（mitragynine）分子，本身就是一種效力微弱的鴉片類藥物，但會代謝成效力較強的 7- 羥基帽柱木鹼，具有止痛效果並能導致便秘，這些症狀能被納洛酮阻斷，因此可歸類為有活性的鴉片類藥物。在泰國的一些個案顯示使用卡痛葉能抑制鴉片類藥物的戒斷症狀（原因不難理解，因為卡痛葉含有活性鴉片類物質），且造成依賴性。人們通常把卡痛葉泡茶飲用，或把葉子磨粉或裝填

在膠囊中服用。DEA 還沒列管這種藥物,但未來可能會。所有鴉片類藥物都與大腦中的同一分子結合,但結合的成功程度因藥物不同而異。以下藥物列表依據結合程度高、中、低排列,這些藥物的臨床應用多半取決於結合的能力。顯然,像可待因這種藥物,對腹部大手術引起的疼痛並沒有什麼太大的幫助,而拿氫嗎啡酮來治療單純的頭痛則有點過頭了。因此,每一種藥物的製備及施用方式都必須因應其典型用途而變。

鴉片類藥物		
高效力	中等效力	低效力
嗎啡		
氫嗎啡酮	氫可酮	可待因
哌替啶	可待因酮	丙氧酚
吩坦尼		

人體如何攝入鴉片類藥物

大部分鴉片類藥物都能以各種管道輕易進入血流,且由於這類藥物可溶於脂類物質,因此能夠穿越細胞膜進入細胞。海洛因與吩坦尼的脂溶性最高,可經由鼻腔黏膜吸收。其他鴉片類藥物的脂溶性則不那麼高,無法經由鼻腔被人體吸收。然而,有些鴉片類藥物(包括罌粟花的天然成分)加熱後會形成煙霧,可以用吸煙的方式攝入,因此才有了「鴉片煙斗」這樣的器具,不分古今都有人使用。幾乎所有鴉片類藥物都可從胃部吸收,但某些種類還是以注射較為有效,例如嗎啡透過胃部吸收的情況就比其他鴉片類藥物來得差。

靜脈注射是最快將鴉片類藥物送入血流的方法,但由於這種方式比較困難,而且危險,因此許多用藥者一開始都不採用,而是採用皮下注射。海洛因粉末可經由溶解注入人體,而嗎啡、吩坦尼、哌替啶大部分都是醫療用藥流入黑市而來。

鴉片類藥物如何在人體內代謝

鴉片類藥物進入大腦的速度主要取決於攝入方式，直接將藥物注入血流能夠最快產生快感，吸入煙霧則是其次。注射或吸食鴉片類藥物只要幾分鐘時間，就能使大腦中的藥物濃度達到高峰。吩坦尼的脂溶性最強，攝入後幾秒，大腦中的濃度就會達到最高。海洛因較為緩慢，需要一兩分鐘。嗎啡更慢一些，但也不會慢太多（約五分鐘）。迷醉效果來得越快，過量致死的風險就越高，因為藥物在大腦中的濃度可能上升得非常快。以鼻腔吸入海洛因的吸收速度較慢，因為必須先穿越鼻粘膜才能進入下方的血管。

服用藥丸通常較慢產生效果，因為藥物必須經由小腸吸收，而且在進入血流之前就已經被肝臟代謝掉相當比例。這個過程約需三十分鐘，因此口服藥丸不會造成突來的快感。美沙酮正是因為缺乏這種「高潮」而常用於戒毒治療或止痛。有時用藥者能夠找到方法加速緩釋型藥物的作用，這些用藥者使用奧斯康定的方式就是惡名昭彰的例子。奧斯康定是緩釋型的可待因酮，原本的設計是讓藥物逐步釋放，使止痛效果持續數小時。但這款藥物才剛上市，使用者便發現將藥丸壓碎就可以快速釋放藥物，帶來快感，這是製造商所始料未及的。奧斯康定在 1996 年上市，沒多久便成為炙手可熱的新型濫用藥物並大大出名，製造商因此重新調整配方，減少濫用的可能性。

鴉片類藥物的迷醉效果持續時間長短，取決於肝臟中的酶分解藥物的速率。以上所述的各種藥物，藥效持續時間大約是 4-6 小時，但實際時間可能從 2 小時（嗎啡）到 6 小時（丙氧酚）不等。不過，所有鴉片類藥物都很相近，只有兩種藥物比較特別：美沙酮能持續 12-24 小時，因此可以一次給予一天所需的劑量，吩坦尼則是另一個極端：藥效持續不到一小時。

鴉片類藥物對大腦及身體其他部位的作用

「嗎啡的藥效先到達腿肚，然後是脖子後方，一陣放鬆感逐漸蔓延，讓肌肉從骨骼鬆弛開來，像是失去了輪廓，又如同浮在溫暖的海水中。隨著這令人放鬆的波動傳遍全身組織，一陣強烈的恐懼感油然而生。我有一種感覺，有些恐怖的圖像潛伏在我的視野之外，當我把頭向後轉，圖像也跟著移動，因此我一直無法完全看到那些圖像。我感到噁心，一張張圖片從眼前掠過，如同電影一般：一個閃著霓虹燈的巨大雞尾酒吧不斷地放大又放大，直到街道、車輛及修路車都被吞噬；一名女侍用托盤端著一個頭骨；星星在清朗的空中閃耀。對死亡的恐懼影響身體；呼吸停頓、血流凝結。我打了個盹又醒了過來，開始感到恐懼。第二天早上，我吐了，覺得不舒服，直到中午。」威廉・布洛斯小說裡的毒蟲相當精準地描述了第一次使用嗎啡的經驗。小說唯一沒有描述到的是注射藥物後出現的高潮，大多數的使用者會把這種高潮與性高潮相提並論。

所有鴉片類藥物都能引發愉快、昏昏欲睡的狀態，讓人忘掉一切煩惱（昏睡效果），並降低痛覺（痛覺缺失）。這種感覺在注射後最為強烈，並帶來高潮。高度感官愉悅消失後，性快感通常跟著消失，用藥者會覺得性慾及性能力都降低了，這是因為鴉片類藥物會影響許多內分泌及神經傳導物質的分泌，進而影響性行為的調節。在藥效發作的當下，使用者往往會說自己不再煩惱，這些人正處於一種獨特、充滿安全感的狀態，忘了所有憂慮。不難理解人們無法抗拒這樣的誘惑，而且一開始用藥時根本也無從理解成癮及戒斷的痛苦。

使用鴉片類藥物會讓人處於一種夢幻般的愉快狀態，伴隨著呼吸減慢、瞳孔收縮，通常也會出現噁心甚至嘔吐等不適症狀。鴉片類藥物可能對呼吸造成危險的影響，然而對其他生理機能的影響卻是良性的。例如，健康的人服用鴉片類藥物不會造成血壓劇烈變化。麻醉藥物通常藉由刺激大腦中特定鴉片受體發揮作用，而這些受體涉及呼吸及其他非自主性功能的控制。舉例而

言，使用鴉片類藥物的人會嘔吐，是因為嗎啡刺激了大腦的「化學受體觸發區」，這個大腦區域的功能是在身體攝入有毒物質時產生嘔吐反應。因此，在電影《黑色追緝令》中，對心臟注射腎上腺素以逆轉鴉片類藥物過量是不正確的。讓女主角陷入昏迷的呼吸抑制作用是發生在大腦，直接向心臟注入藥物以恢復心跳的情節設計很有戲劇效果，但從藥理學來說卻是大錯特錯。從靜脈注射阻斷鴉片受體的藥物（納洛酮，如「Narcan」）才是治療鴉片類藥物過量的有效方法。電影《猜火車》中用納洛酮逆轉鴉片類藥物作用的情節描述比較真實，主角昏倒在醫院急診室門口，被推進某個房間並給予拮抗劑，沒幾秒鐘，他便從擔架上跳了下來。

鴉片類藥物有項非常重要的作用，多年來嘉惠不少旅人。那就是增加胃腸肌肉張力，使腸胃道無法正常移動食物，從而引起便秘症狀。當你在墨西哥旅行發生腹瀉時，這就是你最需要的。經由類似的作用機制，鴉片類藥物也能夠使膀胱的肌肉收縮，引起排尿困難。狄芬諾西萊（「止瀉寧 Lomotil」）及洛哌丁胺（如「樂必寧 Imodium」）利用簡單的化學把戲，讓藥物發揮止瀉功效卻不影響大腦，方法是稍微改變典型的鴉片類藥物分子，讓這些分子不易溶於脂肪，因此無法順利進入大腦。這是一種安全、有效的藥，可以治療輕度腹瀉，又沒有成癮風險。但這些藥物的安全性並非絕對，特別是洛哌丁胺。當有些藥物使用者滿腦子只想著要減緩鴉片類藥物戒斷症帶來的不適，他們甚至會試著服下多達上百顆洛哌丁胺藥片，這樣的藥量足以引起致命的藥物過量。

目前已有一項研究正在積極進行，是利用類似的策略開發出藥物，這種藥物與一群特別的 μ 受體結合後就不需通過血腦屏障也能抑制疼痛。這可能就是麻醉藥物研發的聖杯——不會上癮的麻醉藥物。

鴉片類藥物對大腦的作用

罌粟花之所以能製造鴉片生物鹼，可能是為了配合天敵／授粉者的生物學特性而巧妙演化的結果。罌粟花經由演化而能夠製造出能影響天敵及授粉者大腦的化合物，而做到這點的不只有罌粟花，許多植物都能製造具有精神活性的化合物，例如大麻、各式各樣的迷幻蘑菇以及古柯灌木等，吃下這些植物的動物在行為及生理上都會產生變化。此外，能製造類鴉片物質的不限於植物，有些青蛙的皮膚也帶有類鴉片化合物，而且理由可能跟罌粟花一樣。

鴉片類藥物是作用在大腦的腦內啡／腦素類神經傳導物質的特定受體上，這些內源性類鴉片物質可以控制運動、情緒及生理機能，也協助控制許多身體活動，包括消化、體溫調節及呼吸。這些神經傳導物質也協助處理疼痛感，並活化報償迴路（見第十五章〈成癮〉），因此刺激神經釋放這些物質能讓你產生快感。當大腦各部位的神經元釋放了腦內啡或腦素，就會激發以上反應。一般來說，神經元都各司其職，只有在被徵召時才會啟動，所有內源性類鴉片神經元一起被活化的狀況，原則上並不會發生。而吸食海洛因，就像是大腦裡所有的內源性類鴉片神經元都同時受到活化。

大腦有許多種內源性類鴉片神經元，其中有哪些會讓我們從鴉片類藥物的作用中獲得快感？第一種是大腦下視丘的一小群神經元。使用主要腦內啡神經傳導物質「β 腦內啡」的神經元大都從下視丘啟動，而後擴散至整個大腦。這些神經元在我們面對極度壓力時會變得活躍，也許是為了使我們平靜下來。根據理論推測，當人遭遇可能致死的極端壓力時，這種放鬆是很有幫助的，此時含 β 腦內啡的神經元會瘋狂活化，誘發吸食鴉片般的愉快感受。科學家至少已經開始著手證明 β 腦內啡有這樣的作用。我們已經確實知道，β-腦內啡注入大腦會造成呼吸減緩、痛覺喪失及嗜睡等。

腦素又是另一種情況。許多神經元都仰賴腦素來互相溝通，這些神經元所在的大腦區域主掌疼痛感、呼吸控制及其他可能受鴉片類藥物影響的生理功能。這類神經元也在腸胃道中負責調節消化功能。最重要的是，在某些報償

系統相關的大腦區域也可見到這些神經元，而且角色可能很重要。然而，這些神經元可能不會像腦內啡神經元那樣凝聚成一個單元共同發揮作用。

腦內啡與腦素是同一個類鴉片神經傳導物質「家族」中的不同成員，強啡肽則是這個家族的老三，具有一些家族共有的作用，如降低痛覺。然而，強啡肽本身卻會造成不適而非愉悅的感受。這三種類鴉片神經傳導物質使用相同受體，也許正是大腦巧妙的演化策略，利用各種類鴉片胜肽及受體的組合達到不同效果，可謂「經濟實惠」。

鴉片類藥物的主要受體中，μ 受體是藥物發揮作用的關鍵：鎮痛、興奮、抑制呼吸——這也幾乎是鴉片類藥物的全部作用了。第二種主受體（δ 受體）則在某些部位與 μ 受體協同作用，協助產生上述效果。第三種受體（κ 受體）是種怪異的受體，單獨與這種受體結合的藥物會產生鎮痛作用，但又不造成快感。這樣的藥物應該能成為完美的非成癮性鎮痛劑，唯一的問題是：單獨刺激 κ 受體，會造成與愉悅相反的感覺，或使人煩躁不安。不幸的是，目前臨床使用的所有藥物都是針對 μ 受體，都具有成癮性，因此鴉片類藥物的成癮性與止痛效果是無法分開的。

天然的興奮劑：人體內的腦內啡

自然的愉悅（音樂、性、冥想等等）真的不輸給藥物？這可能有些事實根據。大腦確實會自行產生類鴉片物質，如腦素及腦內啡，將這些物質注入動物體內，會產生類似嗎啡或海洛因的效果。問題是，這些物質是在我們產生良好感受時分泌嗎？我們能夠學會自主控制這些物質的分泌嗎？大衛·布林（David Brin）所著科幻小說《地球》，便假設我們確實可以做到，小說的未來世界已不再有藥物濫用的問題，而學會自主分泌類鴉片物質的大腦上癮者，則成了新時代的社會邊緣人。

自然分泌的腦內啡確實會影響行為，一位大膽的科學家發現，在動物身上

進行針灸實驗，能刺激動物分泌腦內啡，為這門古老的中國醫療技術作了見證。我們如何知道自己是否正在分泌腦內啡？首先，我們可以施用一種類似納洛酮的藥物，看看愉悅感是否停止。科學家請受試者聆聽自己喜愛的音樂，結果發現，接受鴉片拮抗劑的受試者聽音樂時獲得的愉悅感較少（聽音樂的人因入耳的旋律而感到愉悅——這一定得是聽者喜好的音樂，不管是貝多芬、還是英國搖滾樂團「芙蘿倫絲激進份子」〔Florence and the Machine〕）但是，演奏音樂本身可能比光是聽音樂更有效果。最近一項研究，以提高疼痛閾值來評估大腦中腦內啡的活性，結果顯示演奏音樂或打鼓能提高音樂家的疼痛閾值。

「跑者的愉悅感」（runner's high）又是怎麼來的？腦內啡會在跑完馬拉松後產生作用嗎？最近的實驗顯示這種情況可能發生，科學家證明，剛完成 2 小時長跑的受試者，其大腦釋放了內源性類鴉片物質。

總而言之，內源性類鴉片物質對抑制疼痛與增強報償相當重要。最近有研究顯示，缺乏 β 腦內啡的動物不懂得照顧自己的嬰兒，這顯示腦內啡也是育雛行為的關鍵元素。這些神經傳導物質對一些維繫人類生存的關鍵行為都相當重要。強啡肽對人類行為也有重要影響，讓我們知道壓力經驗會帶來不好的感受，使我們避開壓力。

成癮性、耐受性及依賴

鴉片類藥物的迷醉作用或許誘人，但也讓人付出代價。鴉片類藥物會同時刺激整個類鴉片受體系統，除了使用者希望獲得的效果之外，也會帶來許多不受歡迎的作用。其中之一便是戒斷週期。使用鴉片類藥物一段時間之後（如數週），可能發展出明顯的依賴性及嚴重上癮，一旦停止用藥，也會出現戒斷症狀。鴉片類藥物成癮者大多每天使用數次海洛因或其他鴉片類藥物，這種使用模式讓人很快就對鴉片類藥物的多種作用產生耐受性，但速度各不相

同。實驗室研究發現，動物與人類都很快就對鴉片類藥物的鎮痛作用產生耐受性，但長期面對劇烈疼痛的人，如末期癌症患者，實際上只會產生些微耐受性。人體也很容易對鴉片類藥物的呼吸抑制作用產生耐受性（因此使用者才禁得起劑量逐漸增加）。然而，便秘的問題仍然存在，使用者的瞳孔也依舊會縮小。這多少有些好處，因為後者可以協助判斷昏迷的病人是否藥物過量，甚至協助辨認長期用藥者。雖然人體也可能對鴉片類藥物帶來的快感產生耐受性，但這類藥物還是能提供用藥者源源不絕的快感。

　　人體之所以產生耐受性，部分原因在於細胞對鴉片類藥物的反應出現改變。當海洛因持續存在，細胞產生了適應性，對海洛因的反應也因此改變。適應性能徹底改變細胞，讓細胞不受海洛因影響而正常運作。耐受性的另一成因則純粹來自制約反應，藥理學家透過動物實驗得知此點。當實驗動物一直待在同樣的房間，每天接受一劑海洛因，耐受劑量便越來越高。然而，一旦將動物移到陌生的環境，再給予原本的耐受劑量，動物卻死亡了。我們認為這是因為制約反應使動物的身體能預期藥物將帶來的作用，並加以因應。人體可能也有這種制約作用。經驗豐富的鴉片類使用者在陌生環境用藥喪命的事件，其實屢見不鮮。最後，耐受性並不是絕對的，最近有些有趣的研究指出，就算是對鴉片類藥物有耐受性的使用者，如果同時服用鴉片類藥物和酒精、二氮平等鎮靜劑，仍可能過度用藥。

　　鴉片類藥物的戒斷症狀十分痛苦，但不至於危及生命（不像酒精戒斷症）。威廉‧布洛斯也精準描述了鴉片類藥物的戒斷症狀：「可待因的藥效結束了，我鼻水、眼淚直流，汗水濕透了我的衣服。我被冷熱交替的感覺襲擊，彷彿一扇爐門反覆打開又關閉。我躺在行軍床上，身子太虛弱而動彈不得。我的雙腿抽搐、疼痛，難受得不知道往哪兒擺，我將身子移往另一側，在汗濕的衣裳裡晃蕩著……憂鬱的心情隨著病恙感而來，而且簡直比病恙感更糟糕。一天下午，我閉上眼睛，看見紐約成了廢墟，巨大的蜈蚣與蠍子在 42 街空盪的酒吧、餐廳還有藥房裡爬進爬出，叢生的雜草從路面的裂縫及孔洞中冒出來，街上空無一人。五天後，我才開始感覺好一點。」

　　戒斷症狀的早期徵兆是流淚、流鼻涕、打哈欠、出汗。長期重度使用鴉片

類藥物的人，在最後一次用藥的藥效消退之後，立刻就會出現輕微的戒斷症狀。接下來，用藥者會感到煩躁不安、易怒、沒有胃口，整體而言，這些症狀就像感冒。戒斷症狀最嚴重的時候，用藥者會出現腹瀉、發抖、出汗、全身不適、腹部痙攣、肌肉疼痛等症狀，而且對疼痛通常會越來越敏感。接下來的幾天，打呵欠及睡眠障礙的情況會越來越嚴重，幾天之後，最糟糕的生理症狀便會減弱。

如果停止用藥只是引起感冒症狀，治療海洛因成癮問題簡直易如反掌。不幸的是，停用海洛因之後，還會出現一種不易察覺但可能持續更久的症狀：煩躁不安感（感覺什麼事都不對勁），這可能是鴉片類藥物引起的愉悅感的逆轉。用藥者會強烈渴求藥物，嚴重到完全無法思考其他事情。對毒品的渴求，在生理症狀減輕之後仍可能持續數月，甚至更久，這個症狀往往會引起癮頭復發。

戒斷症狀大多與藥物作用完全相反。例如，鴉片類藥物會造成便秘，戒斷時則發生腹瀉。成癮者的身體適應藥效後，無論體內是否有鴉片類藥物，腸胃道都會維持在造成便秘的特定蠕動模式。停用藥物之後，原本與這種現象互相拉鋸以維持身體正常運作的生理程序，突然之間不再受到抑制。電影《猜火車》中，某個角色就經歷了這樣的過程。在一場戲中，這現象讓他瘋狂地跑廁所，這代表身體遭遇干擾時的陰陽反應。（假如鴉片類藥物戒斷時會使人發抖、覺得很冷，那鴉片類藥物事實上會如何影響體溫？）

許多藥物成癮研究者認為，人們一旦長時間服用鴉片類藥物，擺脫戒斷症狀的渴望會比藥物帶來的快感更能使他們繼續上癮。若使用者才剛開始上癮，用藥時間還不是太長，不足以在停止用藥後產生嚴重的戒斷症狀。然而，上癮數個月或數年之後，戒斷症狀增強，就會促使上癮者繼續用藥。如果再次施用藥物就能擺脫眼前問題，對上癮者來說似乎就是最簡單的解決方案，不是嗎？大腦一系列變化所造成的壓倒性衝動，終究才是讓上癮者繼續用藥的主因。研究人員認為，對藥物的渴求可能是大腦兩個區域的化學變化所共同造就的負面效果：其一是追求報償的部位對藥物的反應變得強烈，另一個則是大腦主掌焦慮及不良情緒的區域在藥效退去後立即活化。

用藥模式：你是毒蟲嗎？

許多人偶而使用鴉片類藥物尋求快感，服用方式包括吞藥丸、喝止咳糖漿或注射海洛因、吩坦尼。有些人已經養成每天使用的習慣，經歷一段時間的發展後便維持在某個程度。這些人每隔幾小時就服用鴉片類藥物一次，一到二星期之後，身體對藥物的某些作用產生了耐受性，每次藥效退去都會產生戒斷症狀，於是使用者又開始服藥，展開新的週期。

什麼樣的用藥習慣可以稱為上癮呢？有可能第一次用藥就上癮嗎？就鴉片類藥物而言，答案與我們討論過的其他藥物並沒有什麼不同。認定上癮的標準不在於使用者是否以注射方式用藥、是否只在週末用藥，或者從來沒有共用過針頭，以及是否曾經因此產生黑矇反應。上癮與否，關鍵在於使用者是否已經無法控制藥物的使用，只能持續依循自己已經確立的使用模式。對於某些人來說，失控的原因可能是服用了可待因酮或吸食了海洛因；還有一些是因為注射或吸食海洛因；另外還有一些人甚至是喝了含有可待因的止咳糖漿、或為了抑制戒斷症狀而拼命服下 50 顆洛哌丁胺藥丸。研究顯示，利用鴉片類藥物來治療慢性疼痛的人約有 10% 會對止痛藥上癮，但只有一小部分（5%）會轉而使用海洛因。但是，人們只要開始使用海洛因，之後繼續濫用海洛因的可能性也會更高（20%）。

出現戒斷症狀是否代表上癮？或者，反過來說，沒有戒斷症狀的人，是不是就不算上癮？這是一般人常用的判斷方式。如前所述，鴉片類藥物的使用者如果持續規律用藥，以至於身體適應了藥物，就會產生戒斷症狀。這就是產生耐受性的明確徵兆。適應通常意味著使用者已經形成規律的使用模式，但使用者可能在長期使用並因此發生嚴重戒斷症狀之前就已經上癮了。相反的，使用模式可能帶有強迫性，但容易滿足（如飲用止咳糖漿），戒斷症狀則可能溫和而不容易被注意到。病患若為了止痛而服用鴉片類物質的處方藥，當服用期間長達數天或數週，也可能發生戒斷症狀。這不表示使用者已經上癮，而只是身體適應了鴉片類物質。

美國國家藥物濫用研究院累積了許多關於「成癮歷程」的統計，以及鴉片類藥物上癮者的典型用藥模式。使用者之所以開始用藥，往往都是偶然的實驗，通常從鼻腔吸入或皮下注射，或只在週末使用，而後在幾個月內逐漸增加，變成每隔四到六小時便需要用藥。鴉片類藥物成癮的歷程令人驚訝的地方是，藥癮通常會結束。許多鴉片類藥物使用者大約有 10-15 年的時間都遵循這樣的用藥模式，然後完全戒除，而且往往沒有進行長期治療。我們並不十分清楚其中原因，但那可能包括許多社會及生理因素。

鴉片類藥物過量及毒性

短期效應

服用鴉片類藥物會同時刺激體內所有類鴉片受體，有個壞處就是會產生許多生理影響，其中最可能的就是過量致死。鴉片類藥物最危險的特點顯然就是抑制呼吸（而這通常也是致死原因），有可能讓使用者在注射藥物幾分鐘內便喪失性命。這並不是毒性累積的結果，而是一次劑量所造成，通常病患此時已經相當安靜且昏昏欲睡，瞳孔縮小如針尖。鴉片類藥物過量致死的原因中，最常見的是使用者攝入遠高於預期的劑量，街頭販售的海洛因成分差別很大，純度可能高達 70%，也可能僅有 10%。在目前的環境下，使用者甚至可能無法確知自己購得的是什麼。如前所述，海洛因中可能含有大量的吩坦尼衍生物，這些衍生物可能會被偽裝成可待因酮藥片。極高劑量的鴉片類藥物可能導致癲癇，被成人刻意餵食藥物的嬰幼兒及兒童尤其危險，一般成人因藥物過量而癲癇發作的情況就罕見得多，但仍可能發生。麻醉藥物與具鎮靜作用的藥物（如酒精）合併使用，會提高死亡風險，就連鴉片類藥物的慣常使用者也可能無法避免。2005-2007 年，美國德州發生一連串死亡事件，肇因於黑市將黑焦油海洛因與含有抗組織胺劑二苯胺明的感冒藥組合販售。這

種麻醉藥與抗組織胺的組合，一直深受成癮者的喜愛，因為抗組織胺能增強麻醉藥品的快感，但不諳藥性的青少年往往因為併用這兩種藥物而喪命。

服用一劑鴉片類藥物後，只要仍能呼吸，接下來就不大需要擔心了。鴉片類藥物還有一些令人不適但並不危險的副作用：噁心、嘔吐、便秘及排尿困難。有時鴉片類藥物也會造成皮膚潮紅及發癢，這是因為嗎啡可促進組織胺釋放，而組織胺正是中介皮膚過敏反應的分子。

如果鴉片類藥物成癮者身體健康，應該不必太擔心這些問題。不幸的是，成癮者通常並不健康，這些人常常營養不良、身體衰弱，往往也對酒精或其他藥物上癮，也常是愛滋病毒或肝炎病毒帶原者。對大多數人來說，鴉片類藥物對血壓的影響非常輕微，然而，罹患心血管疾病的人所受的影響就較為嚴重。同樣的，膽管收縮可能引發膽管抽搐，對於膽管本來就有毛病的用藥者來說尤其痛苦。

非法海洛因注射製劑中的添加物也會造成危害。海洛因常混入奎寧或滑石等其他無活性成分，視藥物來源而定（但人們幾乎不會知道來源）。有些使用者之所以海洛因過量，其實是這些添加物造成的。

長期效應

鴉片類藥物有哪些長期效應？其中又有哪些是危險的？答案可能讓你大吃一驚。我們的恩師，即充滿智慧的英國元老級藥理學家弗瑞德瑞克·伯恩海姆（Frederick Bernheim）過去總喜歡在課堂上說，如果你不介意陽萎及便秘的話，鴉片類藥物成癮真的不會太糟糕。如今的情況大概無法讓他這麼輕鬆以對，但這說法還是有一定的道理。

一如我們的恩師所言，每天服用鴉片類藥物對於人體的長期影響可能頗為溫和。是的，上癮的人可能會不舉，而且不分男女，性功能與生殖功能都有可能受損，女性往往不再有月經，男性則精蟲數量減少。如同伯恩海姆所言，長期使用鴉片類藥物的人也會有慢性便秘。使用者常常體重下降，因為他們花費許多時間尋覓藥物，根本無法好好吃飯。除此之外，與長期飲酒截

然不同的是，鴉片類藥物本身並不會傷害身體器官，「死之華」樂團團員傑利‧賈西亞的死亡就是很好的例子。賈西亞有毒癮，長期使用鴉片類藥物，但卻死於糖尿病引起的併發症。更戲劇化的是，我們在這章中數次引用的威廉‧布洛斯可說相當長壽，儘管一生中有大部分時間都活在鴉片類藥物的藥癮之下，但他是在 83 歲自然死亡。

這些聽起來都不太糟，不過仍有其他因素要考量。首先，有強迫性用藥模式的人往往一心只想著取得藥物，不重視其他事情，因此便忽略了健康，常不好好吃飯，且因為疏於照顧自己而受其他併發症所苦。此外，成癮者往往為了藥物鋌而走險，許多女性成癮者為了賺錢來滿足藥癮，與人發生危險的性行為，增加了染上性病的風險。許多人共用針頭注射毒品，大大增加了感染愛滋病毒及肝炎病毒的風險，紐約市有相當比例的海洛因成癮者便感染了這兩種病毒。事實上，從鼻腔吸入海洛因最近大為風行，很可能就是為了避免共用針頭。這些用藥者不擔心上癮，但確實不希望自己因共用針頭而感染致命疾病。就愛滋病毒及其他性傳染病患者而言，鴉片類藥物對免疫系統的潛在影響確實相當令人憂慮。鴉片類藥物似乎會抑制免疫功能，而且大多數免疫細胞都有類鴉片受體。許多新近研究顯示，免疫細胞暴露於鴉片類藥物會導致功能變化。長期使用鴉片類藥物還有其他負面影響，如前文所述，注射藥物顆粒或使用未經消毒的針頭可能引起靜脈發炎，甚至嚴重傷害血管。

新的研究顯示，經常使用鴉片類藥物的人，大腦無法正常運作。首先，許多藥物上癮者無法進行複雜的決策，他們往往做出錯誤的選擇，而且不容易學習新資訊。我們還無法確定這跟用藥是否有因果關係，但這些問題在長期使用者身上更為嚴重，因此很可能與藥物有關。濫用興奮劑的人也有相同的狀況，這意味著，問題可能就出在這兩種藥物活化並改變大腦報償系統的能力。

重複使用鴉片類藥物會經常抑制呼吸，可能使大腦缺氧（低血氧）而發生變化，這是長期服用鴉片類藥物的另一項風險。長期用藥者的呼吸量完全不足以維持正常的血氧濃度。儘管這問題不限於鴉片類藥物，但這個潛在副作用卻有可能造成長久問題。

過量與成癮的治療

鴉片拮抗劑納洛酮幾乎可以立即逆轉藥物過量時致命的呼吸抑制作用，但成癮問題則沒有立即的解決辦法，這點與其他藥物成癮問題相同。許多酒精成癮的治療策略曾被試著用在鴉片類藥物上，有些團體如 Narcotics Anonymous，特別強調藥癮戒治，以及讓成癮者出席戒治會議等。

此外，目前有兩種藥物證實對於處理麻醉類藥物成癮問題非常有效。美沙酮是長效型鴉片類藥物，參與勒戒計畫的患者可以經由門診取得。這項策略的用意在於讓成癮者免於戒斷症狀，也不必不斷尋求藥物。美沙酮的另一優點是採用口服方式給藥，沒有靜脈注射的風險，並且能逐步降低劑量。雖然有人批評這只是用一種成癮藥物替代另一種，並沒有解決成癮問題背後的社會及心理因素，但是患者的生活確實能因此改善。重點在於美沙酮確實有效，而且能改善成癮者的生活。與不使用這種藥物治療的患者相比，美沙酮可以幫助患者戒治藥癮並重回有生產力的生活及降低死亡率。 美國最近已批准用另一種鴉片類藥物丁基原啡因來治療鴉片類藥物成癮問題，劑型包括藥丸或置於舌下或頰內的薄膜，還有植入皮下的方式，讓藥物能持續釋出。丁基原啡因與美沙酮略有不同，它也能刺激鴉片受體，可做為成癮者的「替代」藥物。但是當成癮者服用丁基原啡因時，它會阻止像海洛因這種致效劑與受體結合，因此其活性僅足夠驅退戒斷症狀。成癮者不會因服用丁基原啡因而出現快感，也不會因海洛因而得到快感。有些製劑是由丁基原啡因與納洛酮組合製成，因此如果使用者沒有依循正確的途徑服用，而是採注射方式，使用後將不會有快感且可能出現戒斷症狀。這種配方的目的是減少濫用藥物的可能，採用這種配方的原因之一是丁基原啡因可由醫師處方取得，但美沙酮只能搭配戒毒門診使用：這對於戒毒門診的長期病患來說是一個轉變，這些病患常抱怨，他們唯一最接近先前吸毒環境的時刻，就是被迫去診所接受治療時。

含有鴉片類藥物拮抗劑拿淬松（naltrexone）的緩釋型長效藥丸也已問市，這

類藥物與丁基原啡因一樣，能做成可植入皮下並持續釋出藥物的劑型。因此，只要拿淬松藥效尚未消退，都能讓使用者無法產生快感，而這正是問題所在。這些藥丸會逐漸失效，使用者只要再次吸毒就能重拾快感，因此這種治療策略的成功率低於採用美沙酮或丁基原啡因的方法。

科學家持續研發能治療鴉片類藥物成癮問題的藥物，其中有一種稱為伊博格（Ibogaine）的分子。這種化學成分來自一種非洲灌木，用藥者間有個傳聞：只要用過一次伊博格，之後就永遠不會再碰鴉片類藥物。伊博格是一種迷幻藥，儘管研究進展順利，但伊博格似乎不太可能成為治療鴉片類藥物成癮問題的主流方法。儘管全世界有許多診所，但美國國家藥物濫用研究所認為伊博格的副作用太多，不值得投入資源來研究其應用潛力，因此在科學文獻中幾乎沒有相關資料。

第十章

chapter 10 / 鎮靜劑

253 鎮靜劑簡史｜**254 一般鎮靜劑**｜254 一般鎮靜劑是什麼，如何作用｜255 毒性｜256 耐受性與戒斷｜**256 苯二氮平類藥物**｜256 苯二氮平類藥物是什麼，如何作用｜257 苯二氮平類藥物的問題｜**259 專為助眠設計的藥物**｜259 安必恩 Ambien｜260 Belsomra｜261 Lunesta｜261 柔速瑞 Rozerem｜**261 鎮頑癲 Gabapentin**｜**262 GHB**｜263 GHB 是什麼，如何作用｜264 毒性｜264 耐受性與戒斷｜265 GHB 的其他來源｜265 注意事項

鎮靜劑

藥物類別｜鎮靜劑、安眠藥、抗焦慮藥。本章中所有藥物在法律上列為附表二至附表四藥物（由美國緝毒局依據藥物的濫用可能性及醫療用途分類），但GHB除外，這種藥物做娛樂用途時被歸類為附表一，做為處方用藥（Xyrem）時則是附表三。

一般鎮靜劑｜巴比妥類：苯巴比妥（phenobarbital）、戊巴比妥（pentobarbital，如 Nembutal）、司可巴比妥（secobarbital，如速可眠〔Seconal〕）、異戊巴比妥（amobarbital，如阿米妥〔Amytal〕）水合氯醛（chloral hydrate，如 Notec, Somnos, Felsules）苯乙呱啶酮（glutethimide，如道力頓〔Doriden〕）其他（Equanil、眠爾通〔Miltown〕、Noludar、Placidyl、Valmid、甲喹酮（methaqualone，如安眠酮〔Quaaludes〕）

苯二氮平類藥物｜氟硝西泮（flunitrazepam，如「羅眠樂 Rohypnol」）、二氮平（diazepam，如「煩寧 Valium」）、氯二氮平（chlordiazepoxide，如「利眠寧 Librium」）、「安定文 Ativan」、「當眠多 Dalmane」、「贊安諾 Xanax」、舒寧（Serax）、「慮適寧 Tranxene」、Verstran、Versed、「酣樂欣 Halcion」、「柏森錠 Paxipam」、Restoril 等等

專為助眠設計的藥物｜唑吡坦（zolpidem，如「安必恩 Ambien」、「使蒂諾斯 stilnox」）、佐匹克隆（eszopiclone，如 Lunesta）、ramelteon（一種褪黑激素受體致效劑，如「柔速瑞 Rozerem」）、食慾激素受體拮抗劑（suvorexant，如 Belsomra）

GHB｜γ- 羥基丁酸酯（gamma-hydroxybutyrate，如 Xyrem）

俗名｜紅中（司可巴比妥），青發（異戊巴比妥），白板、弗得、忽得（安眠酮），液態快樂丸（GHB）

迷醉作用｜所有鎮靜類藥物的精神活性作用都差不多，一開始會帶來放鬆感、減低焦慮情緒，總體而言是種「柔美」的感覺。劑量較高時，除了前述的感覺，接下來便會出現頭昏、眩暈、嗜睡、口齒不清、肌肉不協調等狀況。使用者的學習能力會受到傷害，對於藥效影響下所發生事件的記憶也可能不完全，使用苯二氮平類藥物則尤其明顯。藥效持續的時間從數小時到超過一天不等，需注意身體受損傷的時間也可能因此延長。這些藥物有時會導致不可預期的副作用，如焦慮、噩夢、敵意及暴怒（與預期的鎮靜效果剛好相反）。這些藥物都會影響駕駛能力，而且藥效常會受酒精增強。同時服用鎮靜劑及飲酒的情況下，絕對不可開車。

過量與其他不良影響｜單獨服用苯二氮平類藥物時，藥物過量致死的風險很小，高劑量攝取也只是延長睡眠時間，並可能在藥效影響期間記憶力受損。然而，苯二氮平類藥物若與其他鎮靜劑併用，可能抑制呼吸而發生生命危險。如果遇到服用苯二氮平類藥物後無法清醒的情況，應假設用藥者也同時服用了其他藥物，立即送醫處置。

除了苯二氮平類藥物外，幾乎所有鎮靜劑都可能因服用過量而抑制呼吸並造成心臟衰竭，最後導致死亡。症狀的發展歷程如下：嗜睡及肌肉不協調、口齒不清→睡眠深沉且無法喚醒→眨眼、咽反射→痛覺刺激等反射作用消失→呼吸受到抑制→死亡。遇到使用者服下鎮靜劑後無法喚醒的情況，應該立即送醫。

與其他藥物併用的危險｜如同酒精、鴉片類藥物及吸入劑，鎮靜劑（包括苯二氮平類藥物）與任何具催眠效果的藥物併用都相當危險。這些藥品包括酒精及其他有鎮靜作用的藥物，例如鴉片類藥物（如海洛因、嗎啡、配西汀）、全身麻醉劑（氧化亞氮、氟烷）或溶劑類藥品。有些感冒藥含有抗組

織胺成分，與鎮靜劑併用則可能抑制心跳及呼吸。近來有許多鴉片用藥過量致死者的體內，同時也出現苯二氮平類藥物，而且這樣的案例數量驚人，美國食藥署因此嚴正警告不可混用兩類藥物。

即使未發生昏迷或呼吸異常的情形，也可能嚴重損害身體的活動力，導致無法運動、開車及操作機械等。

有報導指出，液態搖頭丸（GHB）與氟硝西泮（羅眠樂或 roofies）常被加入飲料中作為迷姦藥物。如果有人喝下飲料後產生不應有的感受，如虛弱、暈眩、頭昏或神智不清等，應考慮送醫治療。

鎮靜劑簡史

從有歷史以來，人類便不斷尋求各種減輕焦慮、恢復平和與平靜的方法，並透過冥想、宗教儀式、心理治療及各種化學物質來達成。從歷史來看，酒精一直是化學物質中的首選，至今對許多人來說，現在仍然如此。但隨著生物學與醫學的長足進步，人們更加了解如何以藥物操縱意識，以及如何以特定藥物讓人失去知覺以進行手術、讓人入睡，或是降低焦慮。

鎮靜劑的現代藥理學，始於 1800 年代中期合成出水合氯醛，這種鎮靜劑現在也仍在使用。接下來是 1903 年合成的巴比妥，這是巴比妥類藥物中的第一種藥品，巴比妥無疑是美妙的化合物，只要稍微修飾基本化學結構，就能產生不同特性的鎮靜劑。例如，苯巴比妥具有抗癲癇的作用，在能夠發揮藥效的劑量下，也不致有太強烈的催眠效果。有些巴比妥類藥物的藥效非常短，有些則足以用在手術麻醉上。目前已經有超過兩千五百種巴比妥類藥物被合成，至少有五十種進入商業市場。這不僅對患者及醫生具有重要意義，也向科學家證明，些微調整分子結構便可能製造出效果獨特的藥物。

重要的是，巴比妥類藥物跟早期的鎮靜劑一樣，帶有致命的副作用，高劑量使用時會抑制維繫生命的大腦功能，尤其是呼吸。這是相當大的危險，開立這些藥品的處方給有焦慮及憂鬱症狀者，恐有安全上的疑慮，因為他們可能利用這些藥物來自殺。1957 年，人類合成出第一個苯二氮平類化合物（氯二氮平，如「利眠寧」），改變了這種情況。人們很快發現苯二氮平類藥物的妙用，這類藥物可以降低焦慮卻不會使人過於昏沉，而且最重要的是，不會過度抑制呼吸，這些都使得苯二氮平類成為更安全的藥物。當時人們並不了解這些藥物功效如何，但顯然很有效，而且已經有相當多種（超過 3000 種）化合物被合成出來。

一般鎮靜劑

一般鎮靜劑是什麼，如何作用？

　　幾乎所有被娛樂使用的一般鎮靜劑，都是為了醫療用生產，源頭也都是合法的。這些藥物往往透過非法處方及偷竊方式取得，或從不需處方即可購得的國家進口而來，因此幾乎都是以藥丸、液體包裝或注射製劑等形式販售。這些藥物的外表看起來都差不多，但是藥效卻可能有很大的差異。

　　我們主要是透過巴比妥類藥物研究來認識一般鎮靜類藥物。巴比妥類藥物及類似藥物能強化神經傳導物質 γ-氨基丁酸對神經細胞的抑制作用（見第十三章〈大腦基礎知識〉）。也就是說，假使有個訊號促使些許 γ-氨基丁酸釋放至細胞或細胞網絡，那麼在巴比妥類藥物的作用下，等量的 γ-氨基丁酸將能造成更強的效果，原因在於這些藥物能延長細胞膜通道的開啟時間，而細胞通道開啟的時間越長，就能讓越多抑制性離子通過，細胞受到抑制，無法形成動作電位的時間也越長。當 γ-氨基丁酸及巴比妥類藥物的量夠多時，神經細胞就完全不啟動，神經網絡也會關閉。

　　人們使用鎮靜劑就是為了關閉神經網絡，但只限於特定區域，我們不希望維繫生命現象的神經網絡也被關閉，而這正是藥理學的秘訣：找到想要的藥效，而且不會產生不該有的作用。只要知道正確的使用方式，巴比妥類藥物及一般鎮靜劑都是相當好的藥物，但若不能善用則可能致命。

　　舉例而言，苯巴比妥就是良好的巴比妥類藥物，具有溫和的鎮靜作用及抗癲癇效果。臨床上適當劑量的苯巴比妥會讓人有點昏沉欲睡，也可能稍為減輕焦慮。劑量稍微提高時則會讓人入睡，但要相當高的劑量才會使重大生命功能（如呼吸）停止。苯巴比妥並不適合用於手術麻醉。假設有人曾經用過苯巴比妥，也知道多少劑量可以獲得所需的效果，但卻無法取得這種藥物，於是這個人用戊巴比妥來代替。戊巴比妥對 γ-氨基丁酸的抑制效果往往比苯巴比妥強得多，因此相當適合用於手術麻醉，但是戊巴比妥也會影響控制呼吸

的神經網絡。因此若以苯巴比妥的相同劑量來使用戊巴比妥，可能導致致命的呼吸抑制作用，接受人體試驗的人很可能因為過量而出現生命危險。

由此可見，這些鎮靜劑的作用機制都是相似的，但藥效可能差距很大，甚至對於重要維生網絡的特定藥效也非常不同。服用鎮靜劑時一定要確認藥物種類及合適劑量。

毒性

巴比妥類藥物不含其他已知的有毒物質，可供人體使用。臨床上適量使用時，一般來說毒性並不是很強。如前所述，在高劑量下則可能發生呼吸抑制致死的風險。正常劑量下應考慮的問題是，鎮靜作用可能比助眠效果還要持久，如此一來，使用者在服用後一天之內，從事駕駛、飛行或其他需要肌肉協調性的能力都可能尚未恢復。此外，與其他具鎮靜作用的藥物相同的是，這類藥物也可能產生興奮效果而非鎮靜作用。目前原因仍然不明，但有些人服用這類藥物的反應，就好比某部分神經系統受到了刺激一般。

長期使用巴比妥類藥物，肝臟對這些藥物的代謝能力會增強，可能造成一定的耐受性，也會提升其他藥物的代謝效率，包括類固醇、乙醇及維生素 K 和 D。因此巴比妥類藥物與其他藥物併用時，他種藥物的藥效可能會不足，醫師可能需要增加他種藥物的劑量。

水合氯醛是種液體，會刺激口腔與胃粘膜，可能引發嘔吐。水合氯醛也可能導致頭昏、眩暈、肌肉不協調甚至作噩夢等。也有報告指出長期使用者有猝死的危險，可能是藥物過量或肝功能受損所造成。（肝臟受到傷害時，代謝及解毒能力也受影響，原本屬正常劑量的藥物也可能造成中毒。）

只要遵循醫療人員的指示，並且不與其他具鎮靜作用的藥物混用，這些藥物通常都很安全。任何人嘗試使用這些藥物時都應當注意，這些藥物的有效劑量與致死劑量可能只有些許差異。

在醫院外使用麻醉鎮靜劑相當危險，最近的案例是麥可傑克森的死亡。傑克森先生似乎有失眠問題，因此請醫生給他異丙酚做為鎮靜劑，異丙酚是在

重大手術及小手術都常會用到的全身麻醉劑。異丙酚通常非常安全，但就傑克森的案例而言，給藥過程據說不是在醫療場所中進行，且沒有適當的麻醉及恢復設備。此外，有人聲稱傑克森先生有可能也服用了其他鎮靜藥物且藥效尚未消退。

耐受性與戒斷

所有鎮靜劑藥物，只要經過幾週或更長時間的足量使用便會產生耐受性。中樞神經系統為了適應這些藥物，會關閉受藥物增強的神經抑制系統，因此突然停藥會產生重大風險。這就好像汽車的煞車正在作用時，駕駛必須用力踩油門才能使車子前進，而當剎車突然失去作用，駕駛來不及鬆開油門，汽車就會以高速衝出去然後失控。這就是大腦裡的情況，GABA（γ-氨基丁酸）系統不再受到增強，並處於衰弱狀態，大腦因此失去控制而變得過度興奮，並可能開始放電，造成癲癇發作。

此外，長期使用會造成心理依賴，也可能只是變得習慣處在鎮靜狀態下。患有長期焦慮或躁動問題的人可能因為這些藥物而獲得些許緩解，但停藥之後會變得更糟，因為他們的問題並未治癒，只是受到壓抑而已。

苯二氮平類藥物

苯二氮平類藥物是什麼，如何作用

苯二氮平類藥物非常出色，可說是既有藥物中最接近完美的抗焦慮「靈丹」。只要使用得宜，苯二氮平類藥物可明顯紓緩焦慮而不破壞身體功能。最重要的是，單獨使用苯二氮平類藥物，不與其他鎮靜類藥物（還有酒精及鴉片類藥物）併用時是相當安全的，沒有服藥過量的風險。偶爾還是有苯二

氮平類藥物的致死案例，但絕大多數都是因為死者同時使用了其他藥物。

這些藥物的作用機制與一般鎮靜劑大致相同，都是增強 GABA 的抑制系統。所以，問題來了，為什麼苯二氮平類藥物不會抑制呼吸而導致死亡？這是因為苯二氮平類藥物是透過 GABA 受體分子上一種特殊的苯二氮平結合位置（GABA 與神經細胞相互作用的位置）來控制呼吸及其他重要功能的，而 GABA 受體沒有太多與苯二氮平結合的位置。苯二氮平類藥物看似是近乎奇蹟的完美藥物，因為這種藥物的受體位於參與思考及焦慮，而不是維生的細胞上。難怪苯二氮平類藥物會成為目前最常使用的處方藥。

苯二氮平類藥物的問題

那麼，苯二氮平類藥物真是完美的藥物？並不是。首先，苯二氮平類藥物會導致嗜睡及肌肉不協調，至少在開始使用的最初幾天是如此，因此初次服用這類藥物的人不適合操作機械，如汽車及飛機駕駛，和使用鋸子等。此外，這些藥物也會造成學習問題，還可能導致失憶。

人體會對苯二氮平類藥物產生相當程度的耐受性，使用劑量必須逐步提高，停藥後的戒斷期則相當長。有些人開始使用苯二氮平類藥物，產生了耐受性且必須增加劑量，他們出現戒斷症狀，也確實產生了依賴性，但是這還沒有達到成癮的標準（強迫性、使用失控）。

如果耐受性嚴重的人突然停藥，之後發生癲癇的風險會相當高。因此，停用苯二氮平類藥物時應該尋求醫生的幫忙。苯二氮平類藥物的這種依賴性／戒斷特性經常使人很難戒除用藥。

苯二氮平類藥物真的會上癮嗎？以我們目前對成癮的了解，只要是對神經傳導物質多巴胺有增進作用的藥物和行為，都可能造成依賴性以及導致成癮。有一些新的數據顯示，苯二氮平類藥物能促進多巴胺的功能，因此可能不只是造成依賴性。

苯二氮平類藥物能增強中樞神經系統的抑制作用，因此可能損害我們在第十三章〈大腦基礎知識〉所討論的神經重塑過程。也就是說，這類藥物能讓

大腦無法記錄及吸收新的訊息，並改變神經迴路的連結模式。見本書第 314 至 316 頁有關突觸的長效增益作用對於學習的影響。苯二氮平類藥物會抑制這個過程，一般鎮靜劑也會，不過很少有人長期使用一般鎮靜劑，卻有非常多人長期服用苯二氮平類藥物。苯二氮平類藥物也會阻礙學習，因此如果使用者需要學習新的資訊，要求他們在藥物作用下熟記這些資訊，無異於天方夜譚。然而一旦停止服用苯二氮平類藥物，這些影響便告消失，學習能力也會恢復正常水準。

令使用者無法學習新訊息的問題根源在於失憶——不記得重要的資訊。苯二氮平類藥物可能導致失憶，這些藥物在社交場合的濫用也因此引起了爭議。越來越多報告指出，有女性喝下摻有苯二氮平類藥物的飲料後遭到性侵，卻完全不記得事件經過。藥效更強的苯二氮平類藥物氟硝西泮（商品名為「羅眠樂」，俗名 roofies）十分容易取得，可能因而使這個問題受到更多關注。極少量（2 毫克）的氟硝西泮十分容易溶於飲料，且效果強烈。這是最糟糕的濫用藥物，因為這種藥物所傷害到的，都不是自願服用的人。

氟硝西泮的黑市交易非常發達，而美國政府已禁止進口這種藥物。然而就我們所能判斷，氟硝西泮的作用與更容易取得的「煩寧」並無不同，此外別無其他作用。不過，氟硝西泮大約只需 2 毫克，就能發揮 10 毫克「煩寧」的藥效。氟硝西泮比較容易混入飲料中，與大量酒精混用時，可能導致嚴重的過量風險。

目前鴉片類藥物濫用問題相當嚴重，連帶引發新的苯二氮平類藥物濫用問題。研究顯示，許多鴉片類藥物濫用者也同時使用苯二氮平類藥物，且苯二氮平類藥物似乎增加鴉片類藥物過量的可能。因此，美國 FDA 提出警告用藥者不要合併使用苯二氮平類藥物與鴉片類藥物，且建議不應開立同時有這兩類藥物的處方。

苯二氮平類藥物的其他問題則大致與一般鎮靜劑相同，包括造成頭昏、眩暈、肌肉協調不佳、作噩夢等不適症狀。也就是說，大多數人只是短期使用苯二氮平類藥物，且不會依賴或上癮，情況與酒精一樣。

專為助眠設計的藥物

在我們的社會中，睡眠障礙是個大問題，因此製藥公司致力於開發負面影響小於一般苯二氮平類藥物的新藥物，包括唑吡坦（如「安必恩 Ambien」）、佐匹克隆（如 Lunesta）、ramelteon（如「柔速瑞 Rozerem」）及食慾激素受體拮抗劑（suvorexant，如「Belsomra」）等四種藥物。

安必恩 Ambien

安必恩是有趣的藥物，化學結構雖然與苯二氮平類藥物相異，卻能作用於一種誘導睡眠的苯二氮平類受體。然而，安必恩似乎無法減輕焦慮，因此被認為比較不會影響大腦的報償系統，也因此被認為比一般的苯二氮平類藥物（如「煩寧」）更不容易引起依賴性。安必恩在人體內的壽命很短，藥效在短短幾個小時內就會減弱，一些科學家認為這是安必恩不會產生耐受性的主因。

安必恩於 1993 年獲 FDA 核准上市，面世的時間已長得足以使任何可能的問題浮現。一般來說，只要依照醫師指示使用，在睡前服用然後直接上床就寢，那麼這種藥物就會是安全的。如果服藥後卻仍保持清醒，安必恩的催眠效果就會影響駕駛或其他需要肢體協調能力的活動。如同其他作用於苯二氮平類藥物受體的藥物一樣，在藥效作用期間，它能讓使用者對當時發生之事失憶。

這種藥物不應與任何其他具鎮靜作用的藥物（如酒精）一起使用，而且應該限於短期使用，大約 7-10 天。流行病學研究顯示，這種藥物濫用的可能，事實上比苯二氮平類藥物來得低，但開立處方給曾經濫用或依賴鎮靜劑的人時，必須特別保持謹慎。

然而，與所有其他藥物一樣，意外情況在所難免。有越來越多報告指出使用者服用唑吡坦（zolpidem）後在半夢半醒之下做出複雜活動，但之後卻完

全不記得。這些活動包括睡著駕駛、睡著吃東西、睡著購物、睡著發電子郵件、睡著進行性行為，甚至在半夢半醒的狀態下犯了罪。我們並不知道發生這種狀況的原因，但我們推測，基於某些原因，這種藥物維持睡眠的藥效較快消退，但藥物對其他大腦區域的作用較慢消退。這使得用藥者處於半睡半醒狀態，在這種狀態下仍有可能做出一些行為，但高級認知功能尚未恢復。有個使用者告訴我們他發生過好幾次在睡夢中網購的狀況，另一位則表示他向異性朋友發送了不得體的電子郵件。我們也曾經對涉及違反交通規則、亮出槍支並射擊，甚至謀殺等犯罪案件提供過諮詢，這些案件都是在唑吡坦的藥效影響下犯下的，且所有案子的當事者都完全不記得這些事件。

2013 年，藥物濫用預警網（Drug Abuse Warning Network）[01] 發布了一份關於唑吡坦在 2005-2010 年間導致的不良反應報告。該報告指出，因使用唑吡坦相關的問題而入院急診的案例顯著增加，以及「患者通常借助唑吡坦以獲得暫時的鎮靜作用，這能幫助他們好好睡一覺。但藥物也產生了不良反應，包括白天嗜睡、頭暈、幻覺、行為改變（例如怪異的行為和躁動不安）以及複雜睡眠行為，如夢遊及『睡夢中駕駛』（在不完全清醒時開車）」。實際送往醫院急診室的案例往往只是冰山一角，很可能有更多人在使用唑吡坦後出現意料外的後遺症，因此我們建議在使用這類藥物時要特別小心，特別是與其他藥物併用時。

Belsomra

Belsomra（商品名 suvorexant）與其他睡眠誘導藥物很不一樣，這種藥品在 2014 年上市，功用為誘導睡眠，所作用的受體系統與其他助眠藥物不同。Suvorexant 能阻斷食慾素（orexins）作用，食慾素是由下視丘一小群神經元所分泌的一種神經傳導物質，具有促進清醒的作用。動物和人體內的食慾素作用若被阻斷，便無法保持清醒。有一種特別有趣的睡眠疾病症「猝睡

---

01 http://www.samhsa.gov/data/2k13/DAWN079/sr079-Zolpidem.htm

症」，患者在應該清醒的正常時刻會難以保持清醒，其病因似乎就是缺乏分泌食慾素的神經元。

Suvorexant 問世時間還很短，因此上市後實際使用的效果及副作用，相關訊息相當少。藥廠依據 FDA 規定提供的處方訊息，內容所列的注意事項幾乎完全與所有其他睡眠誘導劑相同。然而，有關藥物與食慾素受體相互作用的研究最近才剛起步，且藥物也可能還有其他目前未知的副作用。我們建議務必接受對此藥物有豐富經驗的醫生指導及建議，才能使用該藥物。

Lunesta

Lunesta 於 2005 年上市，與安必恩很相似。Lunesta 不屬於苯二氮平類，但也作用於苯二氮平受體，能使人入睡。Lunesta 被濫用的可能性與安必恩同樣低於苯二氮平類藥物，需注意的事項也大致相同。

柔速瑞 Rozerem

柔速瑞經由褪黑激素受體產生作用，是種完全不同的安眠藥。相關討論見本書第五章〈草本藥〉。處方資訊中的注意事項也與安必恩大致相同。

鎮頑癲 GABAPENTIN

「鎮頑癲」（Gabapentin）的特性如同藥理學家常掛在嘴邊說的：「每種藥物都有兩種效果，一種是你知道的，另一種是你不知道的。」美國 FDA 在 1993 年核准以鎮頑癲治療因帶狀皰疹（皰疹感染）導致之癲癇及神經痛，並以 Neurontin 為商品名銷售。過了一段時間之後，鎮頑癲有了「未標示出」的用途，用於治療因神經受到刺激或損傷所引起的多種類型疼痛。因為鎮頑

癲的分子結構與抑制性神經傳遞物質 GABA 相似，因此人們過去以為它會與受體作用，藉此抑制神經訊號的傳導。然而，隨後的研究顯示它可能阻止鈣離子進入神經元，尤其在突觸末端，也就是神經元釋放神經傳遞物質的位置。本書之所以提到鎮頑癲，是因為它有顯著的鎮靜作用，且愈來愈常被用做為娛樂性藥物，有時是單獨使用，有時則與其他藥物組合使用。

多年來，可能一直到 2010 年左右，鎮頑癲都被認為是一種沒有太大害處的藥物，有止痛效果但沒有鴉片類藥物的不良影響，於是處方數量開始增加。2004 年 Gabapentin 的處方量為 1800 萬，2015 年為 4300 萬。鎮頑癲處方通常開立給同時接受鴉片類藥物或苯二氮平類藥物治療（或兩者兼有）的病患。

藥物濫用報告顯示，鴉片類藥物的用藥者把鎮頑癲加進既有藥物治療方案中以增強「快感」。目前我們還不知道鎮頑癲是否會與任何鴉片類藥物發生相互作用而增強後者的效用，或者用藥者只是服用鎮頑癲以增加鎮靜作用。在撰寫本文時，美國政府尚未把鎮頑癲列為管制藥品，但肯塔基州已經列管，因為鴉片類藥物成癮者已經開始使用鎮頑癲。

GHB

GHB 主要見於流行文化場景，因《時代》雜誌的報導而成了熱門話題。1996 年 9 月 30 日，《時代》報導一名十七歲德州女孩的死亡事件。女孩是優秀的運動員，也是相當有責任感的學生，她在一家舞廳喝了幾杯軟性飲料後回家，並表示有頭痛及噁心的症狀。二十四小時後，女孩因為 GHB 過量死亡。女孩體內沒有其他有毒藥劑，也沒有證據顯示她知道自己吃下了這種藥物，因此推測是有人將 GHB 摻入她的飲料。

GHB 是現在年輕人間常見的濫用藥物。網路上充斥著關於 GHB 藥效的描述（其中有許多嚴重錯誤），甚至還有網頁教人如何在自家合成。GHB 的製作方式很簡單，摻在飲料裡也不容易察覺，而且有致命之虞，是種充滿危險的

藥物。

GHB 是什麼，如何作用

一般能取得的 GHB（γ- 羥基丁酸酯）通常是無色無味的液體，偶爾也會有鹹味。這種藥品在歐洲用於全身麻醉，也曾在健康食品店作為健身用藥販售，但目前在美國大部分地區是非法的，因為 FDA 已經在 1990 年禁止販售非處方 GHB。這種藥物目前多在舞廳及銳舞派對中非法販售。GHB 可透過處方取得（即 Xyrem），用於治療嗜睡症（一種讓患者在白日間多次睡著的睡眠障礙）。

最初人們以為這種藥物是與神經細胞的 γ- 氨基丁酸（GABA）受體結合來產生作用。GHB 確實有這樣的機制，但這種藥物本身就能成為大腦的神經傳導物質，符合許多神經學家認為神經傳導物質應有的特性。GHB 可在大腦中合成，有特定的受體結合位點及受體位置，作用也會被特定受體拮抗劑阻斷。因此，GHB 在大腦中可能占有特定角色，不過我們還不知道那是什麼。儘管如此，這件事或許只有神經學家才會在意。對一般人來說，除了 GHB 因為這樣的性質而很容易穿過血腦屏障進入大腦之外，其他的似乎都無關緊要。

正常情況下，因為有血腦屏障，大腦與身體其他部位才有顯著的分隔。只有高脂溶性的物質才能在組織間移動，進入大腦。大多數神經傳導物質不會穿越血腦屏障，因此無論攝入多少都不會進入大腦。這是人體非常重要的特性，因為我們吃進身體的東西往往含有一些神經傳導物質。如果沒有這種特性，而我們又在某一餐吃下大量特定的神經傳導物質，那麼我們將會因為大腦受到過度刺激或抑制而喪命。

那麼，GHB 可以從血液進入大腦一事有什麼特別的意義嗎？這意味著無論 GHB 在正常大腦功能中扮演什麼角色，都會受到額外進入大腦的 GHB 影響。隨著藥物進入大腦，GHB 受體隨機地受到活化，神經迴路可能變得紊亂，無法維持正常的連接及運作。這點與其他鎮靜劑有些不同，鎮靜劑只是增強受體活性，大腦或多或少還能維持神經網絡的正常運作。

　　無論 GHB 的神經藥理機制為何，這顯然是種藥效強大的物質。總而言之，依據 GHB 的藥效，我們可以視之為重要的鎮靜劑。GHB 能使人放鬆、感到輕度愉悅，而後則造成頭痛、噁心（有可能）、嗜睡、意識喪失、痙攣、昏迷，甚至死亡。由於 GHB 也可能造成失憶，因此即使在不奪去用藥者意識的劑量下，也可能對學習及記憶產生複雜的影響。

　　GHB 會上癮嗎？臨床上使用 GHB 治療嗜睡症並不會使人上癮。然而，如果是娛樂用藥，在高於建議劑量且使用頻繁的情況下，有可能發展出嚴重的依賴性，見下文。

毒性

　　如同《時代》的報導所描述，GHB 的毒性可能相當強。當時我們並不知道長期使用的毒性，不過短期效應是很清楚的。GHB 很容易發生過量，症狀類似於其他鎮靜劑藥物過量，包括嗜睡、噁心、嘔吐、頭痛、失去意識、反射消失以及呼吸抑制致死，也可能發生癲癇症狀。應注意的是，急診室的一般中毒篩檢通常沒有包含 GHB 檢測，因此如果患者有任何 GHB 過量的徵兆，應立即尋求醫療協助並告知醫務人員患者可能服用了 GHB。

　　GHB 常與酒精一併服用，這違反了不併用鎮靜劑的基本原則。最近一項針對人體的藥理學研究顯示，這兩種藥物的毒性有加成效果，能降低血壓及血液的含氧量。

耐受性與戒斷

　　GHB 最嚴重的問題或許就在於耐受性與戒斷症狀。寫作本書初版時，我們對長期使用 GHB 的影響一無所知，但現在我們已清楚了解，影響非常嚴重。

　　根據一名長期治療 GHB 依賴病患的心理醫師觀察，依賴性的發展歷程通常是這樣的：某人發現服用 GHB 後會獲得飲酒般的快感，劑量較高時則產生鎮靜作用，因此在社交場合用這種藥物取樂，追求愉悅感。某天晚上，他發現

自己難以入睡，於是把 GHB 當成鎮靜劑使用。多次使用之後，他變成必須每隔幾個小時使用一次，不分早晚，無法間斷。依賴性發展到這般狀態的人往往睡眠時間無法超過 2-4 小時，因為服藥的需求會讓他不斷醒過來。

對 GHB 產生高度耐受性及依賴的人，戒斷過程也相當難受。在停用 GHB 的數小時之內，患者會開始失眠、焦慮，並可能發生精神病症。生理症狀則有點像嚴重的酒精戒斷症，會有顫抖、易激動、心跳加速及血壓升高等症狀。在缺乏醫療協助的情況下通常是無法停止用藥的，因此患者需要就醫，由藥癮治療經驗豐富的醫師斟酌給予高劑量的苯二氮平類藥物或其他鎮靜劑，讓患者逐漸脫離戒斷症狀。

GHB 的其他來源

GHB 是經由多種代謝途徑在大腦中合成，這提供了人們不必花錢購買也能獲得 GHB 快感的方法。GBL（γ-丁內酯）與 1,4 BD（1,4-丁二醇）在大腦中會代謝成 GHB，人體攝入這些物質也能產生與 GHB 相同的效果。但 1,4 BD 有個嚴重的問題，1,4 BD 代謝為 GHB 的過程會受到乙醇的抑制。因此，如果同時飲酒及服用 1,4 BD，那麼 1,4 BD 轉化成 GHB 的過程會延遲到乙醇排出之後，因此使用者獲得 GHB 作用的時間可能延遲。

注意事項

GHB 越來越普及，也十分易於製造。舞廳裡很容易取得這種藥物，而且摻在飲料中便難以察覺，因此請特別留意你或同行的人的飲料是否有被摻入 GHB 的可能。如果某人喝下飲料後產生虛弱、暈眩、頭昏或神智不清等不正常現象時，應立即送醫求助。目前尚沒有經 FDA 核准的 GHB 拮抗劑可用，儘早尋求適當的醫療協助，能夠避免許多 GHB 所導致的問題。

第十一章

chapter 11 / 類固醇

269 合成代謝類固醇是什麼？ | 270 睪固酮的正常效用 | 271 同化類固醇濫用簡史 | 272 合成代謝類固醇的用途為何，是否有效？ | 274 使用合成代謝類固醇有哪些危害？ | 275 合成代謝類固醇會使人上癮嗎？

類固醇

藥物類別 | 合成代謝類固醇。本章中所有藥物在法律上分類為附表三藥物（由美國緝毒局分類，這些藥物有潛在的濫用可能性，但也有公認的醫療用途）

藥物種類 | 睪固酮（testosterone）、甲基睪固酮（methyltestosterone）、勃地酮（boldenone，如 Equipoise）、美雄酮（methandrostenolone，如「大力補 Dianabol」）、「速達樂 stanozolol」、康力龍「Winstrol」、諾龍（nandrolone，如 Durabolin、Dex-Durabolin）、群勃龍（trenbolone，如 Finajet）、乙基雌烯醇（ethylestrenol，如 Maxibolin）、氟甲睪酮（fluoxymesterone，如 Halotestin）、氧雄龍（oxandrolone，如 Anavar）、羥甲烯龍（oxymetholone，如「康復龍 Anadrol」）、雄烯二酮（androstenedione）、脫氫表雄酮（dehydroepiandrostenedione，DHEA）、選擇性雄激素受體調節劑（SARM），包括 ostarine、andarine、ligandrol、cardarine、及 enobosarm

俗名 | 類固醇、固醇、「果汁」

迷醉作用 | 服用類固醇不會立即發生迷醉，因為類固醇需要幾個小時才會開始作用。有些使用者表示，經過幾個星期的典型「增肌」療程後，會出現愉悅感，覺得精力充沛、鬥志旺盛，停止使用則產生憂鬱感。

過量及其他不良影響 | 合成代謝類固醇不像鴉片類藥物等精神藥物，急性過量不會致死。然而，合成代謝類固醇會改變許多身體功能，可能導致重傷或死亡。長期使用高劑量合成代謝類固醇，可能嚴重損害心臟，甚至導致心肌梗塞或中風而死。

合成代謝類固醇是什麼？

睪固酮以及作用相似的藥物稱為合成代謝類固醇。「類固醇」是化學結構的名稱，而「合成代謝」則指促進肌肉生長的能力。人體在青春期及青春期後產生的睪固酮，對於兩性的性成熟都具有一定作用，也與男性此階段的身高、肌肉發育有關。在醫療上，合成代謝類固醇主要用於治療雄性素分泌不足的男性病患，也有專業或業餘運動員為了增加肌肉量而非法使用。人體也含有其他天然的類固醇荷爾蒙，但都不屬於合成代謝類固醇。雌激素與黃體素都是女性體內的類固醇，皮質醇則由腎上腺分泌，通常在遭受壓力時產生，是種能使肌肉分解的代謝激素。正常情況下，人體內的合成代謝類固醇只有睪固酮一種。男性的睪固酮量遠高於女性，不過女性身體也會生產少量睪固酮。治療氣喘用的類固醇藥物並不屬於合成代謝類固醇，而是皮質醇的變體。因此，氣喘患者不需要擔心自己使用的是危險藥物。

幾乎所有合成代謝類固醇及其前驅物和衍生物都是美國 DEA 附表三的管制藥品，且需有處方籤才能取得。唯一的例外是雄固烷二醇（dihydroandrosterone，DHEA），是人體正常存在的激素，能轉化為雌二醇及睪固酮，不過其濃度低，還不足以增進運動表現。運動員非法使用的類固醇大多來自正規的醫療用藥或獸醫用藥，或是由非法實驗室生產的仿製藥品。合成代謝類固醇以藥丸或注射溶液形式販售，也有外用的睪固酮製劑，包括乳霜、凝膠以及能夠釋放少量荷爾蒙的皮膚貼片。睪固酮是一種天然的激素，因此具有不會產生意外毒性的優點。對於用藥者來說，缺點是身體很快會代謝消除這種激素。睪固酮有許多合成的衍生物，在黑市中最常見的藥品有勃地酮（boldenenone）、美雄酮（methandrostenolone）、速達樂（stanozol）、諾龍（nandrolone）及群勃龍（trenbolone），每一種效果都與睪固酮相同，但作用活性維持更久。

黑市也販售許多類固醇激素前驅物製成的產品，包括雄烯二醇（androstenediol）、脫氫表雄酮（androstenediol, DHEA）及去甲雄烯二酮

（norandrostenedione），人們使用上述這些產品的目的都是為了讓身體生成更多的睪固酮或其他只有微量存在的天然雄激素。這些產品也有共同的問題：光是藉由服用這些補充劑很難（但並非不可能）達到荷爾蒙程度的合成代謝作用。

最後，生物醫學研究人員已開發了幾種特異性雄激素受體調節劑（specific androgen receptor modulator，SARM），專門作用於肌肉及骨骼中睪固酮的合成代謝，而不對生殖器官造成影響。這些藥物包括 ostarine、andarine、ligandrol 及 cardarine，但目前尚未獲得 FDA 核准，只是做為研究用的化學藥品（但也在黑市中販售）。上述藥物可能有不會抑制生殖功能或引發前列腺癌疑慮的優點，但還有待研究證明。最後，製造補充劑的藥廠仍繼續積極推出「類似」睪固酮的補充劑，但這些產品的成分多半是維生素及各種氨基酸，以及號稱有增加睪固酮生成作用的各種草本藥，包括蒺藜（tribulus）、精胺（agmatine）、去甲烏藥鹼（higenamine）、蕁麻等。雖然一些像天門冬氨酸之類的成分會使健康無病但平日缺乏運動的男性體內睪固酮微幅上升，但是對於高運動量的男性來說卻毫無效果，且增加的量非常微少，不足以明顯改變肌肉的代謝。

睪固酮的正常效用

正常男性從胎兒時期就會分泌睪固酮，在胎兒發育過程當中，睪固酮會幫助形成男性生殖器，也涉及男女在生殖及性行為等方面的大腦功能分化。男性在青春期階段，睪固酮分泌急劇增加，使身高快速發育、體毛增厚變粗、聲音變得低沉、生殖器官開始發育、長粉刺以及肌肉增生。睪固酮會影響血液中脂蛋白的生產，並降低能夠預防心臟疾病的「良好」脂蛋白的濃度。睪固酮也是青春期青少年性慾增加的原因，隨著青春期結束，成年男性的睪固酮濃度通常相當恆定，直到三十歲後才開始緩慢地降低。

同化類固醇濫用簡史

　　青春期發育遲緩、罹患疾病或手術摘除睪丸等因素，都可能導致睪固酮分泌不足，而這樣的男性往往有貧血問題，但使用荷爾蒙療法就能輕易逆轉嚴重的病情，因此醫師常會使用睪固酮來治療。睪固酮的合成代謝作用也能夠促進燒傷患者的組織再生，以及治療愛滋病患者的嚴重體重減輕。最近，一些醫生開始使用睪固酮來幫「低睪固酮」的男性增強性慾及精力，儘管這可能與其臨床狀態一樣只是種廣告噱頭。睪固酮還可用來協助由女變男的變性者，促進其第二性徵的發展。但用睪固酮幫雙性人展現男性表徵的應用方式還不完善，因為就雙性人面臨的許多狀態來說，激素治療並沒有任何效果。

　　睪固酮用於醫療已有數十年，很少出現問題。然而，冷戰改變了一切。1950 與 1960 年代，東歐共產主義國家使用合成代謝類固醇來提高運動選手的表現，這些選手的體能改善後，表現完全不輸給其他國家。一些運動員（如當時東德的女性游泳選手）宣稱，他們是在不知情的情況下拿到這些藥物，不過他們也知道自己拿到的藥物有強大的效果，因為他們發現身體出現劇烈的變化。後來其他國家也跟進使用，在 1960 年代中期，這種現象相當普遍。到了 1970 年代初期，近四分之三的中距離、短距離跑者、田徑賽選手都承認使用過類固醇，而大部分的舉重選手也在此列。1976 年，奧委會明令禁止在奧運比賽中使用合成代謝類固醇，其他專業或業餘的體育協會後來也慢慢採行類似的禁令。美國足球聯盟從 1989 年開始對球員實施藥檢，而美國職業棒球大聯盟直到 1991 年才禁止使用類固醇，到 2003 年才啟動禁藥檢測。因為這些嚴格的檢測，使用類固醇的專業與業餘選手人數明顯下降，但鑽漏洞的風氣也應運而生，運動選手使用尚無檢測方法的藥物，或學習在比賽前停藥一段時間以躲避檢測。最近的例子是，灣區實驗室合作社（Bay Area Laboratory Cooperative, BALCO）所設計合成的類固醇藥物四氫孕三烯酮（tetrahydrogestrinone，THG）引發了一些爭議，這種分子化合物是睪固酮的衍生物，從來沒有人使用過，因此也從未被禁用。當某個教練交出裝滿

這種未知類固醇藥物的注射器時，加州大學洛杉磯分校檢測實驗室的唐・凱特林博士（Dr. Don Caitlin）便開始追查。凱特林博士在 2003 年辨識出這種分子，從那時起，許多優秀運動員的尿液檢體都被檢出 THG 陽性反應，這些運動員過去所創的紀錄及田徑成績也受到質疑。合成代謝類固醇的使用迅速蔓延，引發的擔憂也越來越深，美國國會於是將這類藥物列入 1991 年《管制物質法案》的管制項目。這項禁令逐漸產生效果，自 2000 年以來，美國高中生承認使用合成代謝類固醇的人數已經下降到 1~2%。然而，這種騙人的把戲還繼續上演，最新出列的藥物是 SARM，從運動員的尿液樣本中已經可以檢出這類藥物。

不幸的是，使用合成代謝類固醇已蔚為主流，網際網路讓人們有許多管道可以購買這些非法藥物。一名研究人員在 2014 年發表關於合成代謝類固醇的研究文章指出，透過 Google 搜尋「類固醇出售」，可找到 32 萬 8 千次的點擊，現在若以類似方式搜索，則出現 7620 萬次點擊。典型的用藥者為舉重選手或從事其他健身活動的人，開始用藥的年齡約為 25 歲。儘管美國官方全面禁用合成代謝類固醇，近年來卻出現愈來愈多軍方人員及都會區警察使用合成代謝類固醇的報告。由於這類藥物造成的副作用無法逆轉，女性用藥者相當罕見（見下文）。偷用類固醇禁藥很難被發現，因為這些藥物不會像鴉片類藥物那樣出現立即的過量反應而必須送醫急診，醫生通常也不會問到類固醇藥物的使用情形（用藥者通常也不會主動提供這些訊息）。

合成代謝類固醇的用途為何，是否有效？

正常情況下，睪丸會持續釋放睪固酮，醫師治療睪固酮不足的男性患者時，通常會試著給予穩定的低劑量藥物。類固醇濫用者的使用方式則截然不同，經驗豐富的使用者在準備比賽或比賽期間經常以乳霜或貼片，暫時將體內的睪固酮的濃度提升到正常範圍內的最高值，這樣做可以規避某些檢測。

測試人員已經有辦法防堵這種策略，他們對睪固酮的次要代謝物表睪固酮進行測試，這種代謝產物的含量與睪固酮的比例通常不超過 4:1，當比例非常高（超過 6:1）時，就幾乎可以斷定是使用了睪固酮。之後，心思細密的運動員開始使用以一定比例混和睪固酮與雌激素的組合藥物。最新的藥檢方式是以檢測睪固酮前驅物中 C13：C12 比率及尿液中的代謝物為基礎：來自合成睪固酮的代謝產物比率與身體自然產生的睪固酮不同。美國職業自行車選手弗洛伊德‧蘭迪斯（Floyd Landis）在 2006 年環法自行車賽中偷用禁藥，因沒能通過這兩項藥檢而曝光。另一種能讓運動員暫時增加體內睪固酮的方法，是使用能刺激腦垂體（促性腺素釋素 GnRH）或睪丸（黃體生成素 LH 或人類絨毛激性腺素 hCG）的天然激素，藉此刺激身體製造更多睪固酮。

通常，運動員採用合成代謝類固醇「堆疊」療法：每個用藥周期持續 4-18 週，從低劑量的某幾種類固醇開始，每隔幾週逐漸增加劑量，然後停藥幾週。運動員的藥物用量可能比一般醫生使用的正常療法要高得多，正常的替代療法是每星期使用約 75-100 毫克的睪固酮，相較之下，自行施用睪固酮時，用藥量可能是正常醫用劑量的 10-100 倍。本章開頭已列出一些合成代謝類固醇藥物，但藥物清單總是不斷改變及增加。

睪固酮常被高劑量使用一事，正說明了大眾認知與科學事實間的差異。多年來，科學研究結果都顯示，合成代謝類固醇對運動表現沒有真正的增進效果。這項結論得自人體實驗的研究結果，研究人員以一般身材且睪固酮濃度正常的男性為研究對象，進行各種對照研究。他們讓受試者展開運動療程，給予其中一些人睪固酮，其他人則給予安慰劑，結果所有男性受試者都因為運動療程而增進體能。由於男性身體能夠自行製造適量的睪固酮，額外攝入少許通常作用不大。

但運動員的情況完全不同，他們的體態往往已經非常健美，只是想追求多一點優勢，而且攝取大量睪固酮確實能增進體能表現，與他人拉開些許差距。睪固酮通常只對專屬的受體作用以增長肌肉，但攝入相當高劑量時，科學家推測這些睪固酮會「溢出」並與代謝類固醇受體結合，阻斷皮質醇作用。因此，大量合成代謝類固醇不只能增進肌肉生長，或許還能防止肌肉分解。最

後，或許光是合成代謝類固醇帶來的精力充沛以及心理上的增強作用，就足以實際影響運動表現。也許在高度競爭的環境下，訓練有素的運動員所需要的，就是讓自己看起來更有優勢。

　　合成代謝類固醇在正常劑量下也確實能增進女性的肌肉量，若服用運動員所攝取的劑量則能使肌肉顯著生長。由於睪固酮促進上半身肌肉生長的效果較明顯，這對於倚賴上肢力量的運動（如游泳）影響最大，因此濫用的可能性也最高。

使用合成代謝類固醇有哪些危害？

　　使用合成代謝類固醇確實會帶來後遺症。然而，這項爭議的兩造說法仍在媒體上唇槍舌劍。科學證據在哪？女性使用的後遺症是有明確證據的，因為女性通常只分泌少量睪固酮，服用合成代謝類固醇帶來的高濃度睪固酮會導致身體出現男性特徵：額外肌肉增生、聲音變得低沉、體毛變得較濃且粗、雄性禿髮以及陰蒂變大，而身體結構上的改變（聲音變得低沉、陰蒂增大）是不可逆轉的。此外，女性血液中的蛋白質組成會發生變化，失去原有對心臟及血管的保護作用，增加罹患心臟疾病的風險。同樣的，青春期男性使用合成代謝類固醇可能導致青春期提前結束，此階段身體受睪固酮刺激加速生長的作用也將停止，這些作用也有一部分是無法逆轉的。青春期男性的睪固酮上升通常能刺激骨骼生長，最後使骨骼的生長板「關閉」而停止。生長板「關閉」後就不可能再長高了，使用合成代謝類固醇能夠加速這段過程，導致無法成長到應有的身高。

　　許多運動員所使用的高劑量睪固酮對成年男性的影響是抑制性慾、使精子停止生產。越來越多案例指出，有使用者心臟受到傷害。同樣地，睪固酮也會使男性血液中脂蛋白的濃度發生變化，提高心臟疾病的風險，但只要停止使用類固醇，這種情況便會逆轉。目前也有使用特定類固醇造成肝臟疾病及

肝癌的個案，還有一些少見案例是某些合成代謝類固醇使肝臟出現充血性囊腫，並可能破裂引起危險的內出血。最後，睪固酮確實會讓男性身體出現女性化現象，最常見的是乳房發育，這是因為體內部分睪固酮被轉化成雌性荷爾蒙雌二醇，這種情況常發生在使用合成代謝類固醇的舉重選手。最重要的是，和同年紀而沒有使用合成代謝類固醇藥物的男性相比，有在用藥的人更容易死亡（死因有多種可能）。

那麼「固醇狂怒」又是什麼？合成代謝類固醇是否真的使人出現驚人的攻擊性，產生無法控制的暴怒與暴力行為？這是這類藥物最具爭議的作用。毫無疑問，合成代謝類固醇會影響行為，在實驗室的研究中，這些藥物已成功運用於治療憂鬱症，也有些合成代謝類固醇引起躁狂症的案例。此外，停用這些藥物可能導致憂鬱症。

然而，目前很難從人體的對照研究中找到證據來證明睪固酮對攻擊行為的具體影響。已經有一些較為知名的小型研究顯示，有一小群犯下嚴重暴力犯行的罪犯，血液中睪固酮濃度特別高。動物實驗研究（實驗對象多為大鼠，也有猴子），在特定實驗中，高濃度的類固醇可能影響攻擊。但研究報告所描述的行為，並不是媒體中常見的非理性破壞行為，這些動物大多只是在被挑釁時更快反擊，或變得比較能從競爭勝出，這些研究結果是不足以用來推論人類行為的。我們取得了一些報告，使用者描述自己在合成代謝類固醇的藥效下，做出相當不尋常的衝動攻擊行為。科學家在增加肌肉量的研究中，因為一開始的實驗不足而做了錯誤的結論，這讓我們學到應審慎地檢視這些報告。因為目前完全沒有對照實驗可以讓我們得知，運動選手接受高劑量藥物療程，是否對行為有任何影響。

合成代謝類固醇會使人上癮嗎？

合成代謝類固醇絕對滿足成癮物質的首要條件，也就是使用者儘管知道對健

康不利，仍在沒有醫療需求的情況下使用。這也是這類藥物受《管制物質法》列管的原因。但類固醇藥物真的會使人上癮嗎？使用者服用類固醇藥物後確實產生不同的感覺，但那感受大多是正面的。他們在停藥時也會經歷戒斷症狀，有些使用者表示當藥效退去時，會有疲勞、憂鬱、食欲不振、失眠、頭痛等症狀。但是，沒有使用者表示用藥時出現興奮感，接受注射後也沒有感受到特別的作用。此外，實驗室研究顯示，動物通常不會主動使用這些藥物，不過也有些有趣的例外。合成代謝類固醇不會對大腦造成古柯鹼、海洛因等其他成癮藥物那樣的變化。然而，很明顯，人們會對類固醇藥物發展出強迫性的依賴，願意為此犧牲健康，這兩者都符合藥物依賴的判定標準。最後，有些以倉鼠進行的有趣實驗顯示，有些動物會自願服用合成代謝類固醇。由於性激素對大腦造成的影響在每種物種上可能相當不同，我們需要等到更多針對不同物種的研究結果確認，才能把這些結果推用到人類。

　　是否有任何健康上的正當理由，支持我們在體育競賽中禁用合成代謝類固醇？鑑於這些藥物所造成的實際健康問題，禁用確實是有道理的。總體而言，一般的男性身體就可以產生適量睪固酮以維持健康活力，而使用超出正常劑量的睪固酮只能讓肌肉量些微增加，卻要付出巨大的健康代價。不計代價追求成功的想法，讓全世界許多運動選手，包括業餘選手，對合成代謝類固醇趨之若鶩。我們需要加強宣導類固醇藥物的後遺症，讓人們使用或推薦這類藥物時更加審慎。

第十二章

興奮劑

280 興奮劑運用簡史｜280 古柯鹼的故事｜281 麻黃鹼及安非他命的故事｜**283 目前常見的興奮劑**｜**286 興奮劑如何在體內代謝**｜286 古柯鹼｜287 安非他命與甲基安非他命｜287 麻黃鹼與麻黃鹼替代品｜287 派醋甲酯｜288 卡西酮｜**288 興奮劑類藥物對大腦的影響**｜**290 興奮劑類藥物對身體其他部位的影響**｜291 對胎兒的影響｜292 派醋甲酯及使用興奮劑來治療注意力不足過動症｜**293 興奮劑的作用方式**｜294 興奮劑阻止單胺類神經傳導物質的「回收」｜295 安非他命與派醋甲酯或麻黃鹼有何不同？｜296 古柯鹼可能引發癲癇｜**297 成癮、耐受性、依賴及戒斷**｜**299 減肥藥**｜**300 興奮劑的毒性與過量**

興奮劑

藥物類別│本章中提到的所有藥物，都是美國 DEA 列管於附表一或附表二的合法用藥。用於治療注意力不足過動症的藥物（安非他命、甲基苯丙胺、哌醋甲酯）具有醫療上的治療效果，屬於附表二，其他則是附表一。購買者必須出示身份證明，才能購買偽麻黃鹼這類的興奮劑藥物前驅物。

藥物種類│古柯鹼、安非他命（「愛得爾 Adderall」、「迪西卷 Dexedrine」）、甲基安非他命、派醋甲酯（「利他能 Ritalin」）、卡西酮（cathinone）、甲基卡西酮（methcathinone）、4- 甲基甲基卡西酮（甲氧麻黃酮）、3,4- 亞甲雙氧甲吡咯戊酮（MDPV）、3,4- 亞甲雙氧甲基卡西酮（methylone），α- 吡咯烷基戊苯酮（α-PVP，夫拉卡 flakka）

俗名│可樂（coke）、吹氣（blow）、糖果、快克、jack、jimmy、岩石（rock）、鼻子糖果、白衣（古柯鹼）；crank、bennies、uppers（安非他命）；甲安（meth）、水晶、甲安結晶、冰毒（甲基安非他命）；利他能（派醋甲酯，即坊間所謂聰明藥）；貓、卡塔（khat）、crank、goob（甲基卡西酮）、象牙浪、極樂、泡泡、喵喵、爆炸、香草天空（浴鹽）、礫石、夫拉卡（α-PVP）

迷醉作用│興奮劑類藥物的作用一如其名，能使人感覺精力充沛、警醒、多話及開心，讓使用者覺得愉快。同時，使用者會出現交感神經系統受到刺激後的症狀，包括心跳加快、血壓上升及肺部支氣管擴張等。這些藥物也會對目的性運動（purposeful movement）產生刺激作用，因此被稱為「精神動作興奮劑」。興奮劑藥物經注射或吸入體內後，會引發強烈的興奮感。長期使用高劑量，使用者的自主活動常會變成重複動作，就像是在描畫重複的圖樣。

過量及其他不良影響｜興奮劑藥物有三大危險，最重大的危險是，高劑量的興奮劑可能導致死亡，而使用者可能不小心服用過高的劑量。服用高劑量古柯鹼可能造成癲癇發作、心臟猝死、中風或呼吸衰竭。安非他命若達到致命劑量，有時會導致癲癇發作，但更常見的是對心臟產生致命的影響，及／或造成高熱（發燒）。麻黃鹼中毒導致的死亡可能與安非他命類一樣，是因為藥物對心臟及／或體溫的影響。這些藥物跟鴉片類藥物一樣，單一劑量便有可能致死，其中古柯鹼尤其危險。第二個危險是對精神狀態的影響，連續幾天乃至於幾個星期重複使用高劑量興奮劑，容易使人產生敵意及偏執的精神病態，症狀如同偏執型精神分裂症，往往難以區分。最後，所有興奮劑藥物都很容易嚴重上癮。

與其他藥物併用的危險｜興奮劑與其他含有抗充血劑的非處方感冒藥一起使用可能會變危險，因為兩者的作用結合起來會使血壓升高到危急的程度。此外，興奮劑與單胺氧化酶抑制劑類抗憂鬱藥物一起使用，作用會受到強化，也可能發生危險。任何會影響心臟節律的藥物，例如某些特定心臟疾病用藥，若與古柯鹼一起使用，對心臟的影響會有加成作用，非常危險。古柯鹼與任何使人對癲癇更敏感的藥物一起使用，也相當危險，如處方藥丁螺環酮（BuSpar）或極高劑量的黃嘌呤，包括咖啡因或茶鹼。

興奮劑運用簡史

古柯鹼的用法，絕對不是八〇年代的雅痞發明的。人們使用古柯鹼與麻黃鹼已有好幾百年的歷史——南美洲用古柯鹼，而亞洲則用麻黃鹼。另一方面，安非他命則是製藥業的產物，是藥廠成功改進麻黃鹼以開發氣喘藥物的成果。

古柯鹼的故事

古柯鹼存在幾種植物的葉片中，包括南美洲安地斯山脈的灌木植物古柯樹。從南美洲考古遺址的紀錄可知，人們早在第六世紀就已開始使用古柯鹼，但歷史實際上可能還更早。古柯鹼是南美洲原住民日常生活的重要部分，他們咀嚼古柯葉以提振精神、增加耐力，特別是在有許多原住民居住的高海拔地區。至今人們仍這樣使用古柯葉。西班牙人在 16 世紀征服印加王國後一度禁用古柯葉，不過他們後來發現，每天配發定量古柯葉會讓當地印地安人更賣力開採銀礦。

之後古柯鹼進口到歐洲，1860 年德國科學家艾伯特·尼爾曼（Albert Niemann）將之純化，新時代開始了。科西嘉化學家安傑羅·馬力安尼（Angelo Mariani）在 1869 年發明了馬力安尼酒（Vin Mariani），一種將古柯葉泡入酒中的「藥酒」，在歐洲風靡一時，古柯鹼因此變得更為知名。不久之後，美國製藥廠開始注意古柯鹼，帕克－戴維斯藥廠也製造了一種含古柯鹼的補藥，一舉成功，讓許多藥廠競相仿效，包括喬治亞藥劑師約翰·彭伯頓（John Pemberton），他研發的可口可樂祕密配方也含有古柯鹼（配方至今仍是機密）。另一位藥劑師阿薩·坎德勒（Asa Candler）意識到這種產品的商業潛力，買下配方的權利，接下來的就是大家耳熟能詳的歷史了：坎德勒的可口可樂公司在美國崛起，現在已經遍布全球。

精神分析學之父佛洛伊德也是使古柯鹼在歐洲聲名大噪的主要力量之一。

他用當時很普遍的做法來研究古柯鹼，也就是自我實驗。他服用古柯鹼，並將經驗記錄下來。初步報告極為正面：他很享受古柯鹼帶來的愉悅及精力充沛感，幾乎沒有感覺到毒性作用。他熱情鼓勵朋友弗雷許－馬克索（Ernst von Fleischl-Marxow）試著用古柯鹼來戒除嗎啡癮，但事實證明，這是誤導他人的錯誤觀念。很快的，他的朋友從依賴嗎啡轉而依賴古柯鹼，並進一步把使用模式升級為大劑量的靜脈注射，直到出現精神病症狀為止，並留下使用興奮劑導致精神病的早期紀錄。佛洛伊德也指出古柯鹼能產生局部麻醉（麻木），他向眼科醫師朋友卡爾·科勒（Carl Koller）提到這個特性，從此眼、耳、鼻等部位的特定手術就廣泛使用古柯鹼，並持續至今。

那麼，為什麼後來可口可樂就不含古柯鹼了？在現今這個產品安全及政府法規都受到公眾高度關注的環境下，人們對於故事的發展並不陌生。1900 年代早期，含有鴉片及古柯鹼等藥物成分的「補藥」在市場上非常風行，完全不受管制。有些補藥配方甚至含有高量古柯鹼（每毫升高達幾百毫克，不像原來帕克－戴維斯的配方，每毫升只有 0.5 毫克），使得中毒事件大增，終於引起醫療機構的注意。不幸的是，一種帶有種族主義色彩的驚悚宣傳也是導致輿論嘩然的原因之一：有關古柯鹼使非裔美國人變強大、無法控制的報導，掀起了一波負面宣傳。1906 年，「純淨食品與藥品法」（Pure Food and Drug Act）要求製造商必須列出所有補藥成分，1914 年，「哈里森麻醉藥品法」（Harrison Narcotic Act）嚴格限制鴉片及古柯鹼產品的銷售。現在，可口可樂只含有咖啡因，而臨床使用古柯鹼也僅限於幾種手術。

麻黃鹼及安非他命的故事

麻黃鹼與安非他命的故事相當類似。中國早就知道可以用「麻黃」來治療氣喘的呼吸症狀。1920 年代，禮來公司的陳博士（K. K. Chen）證明了麻黃的活性成分為麻黃鹼，麻黃鹼迅速成為重要的氣喘用藥。在人們最早發現麻黃鹼的時代，麻黃鹼是相當有用的藥物。然而，要合成麻黃鹼並不容易，必須從原生植物萃取，產量往往供不應求。若干年後，化學家戈爾登·阿里斯

（Gordon Alles）在嘗試研發麻黃鹼的人工合成方式時，合成了安非他命，當時他並不知道安非他命會這麼成功。很快的，各種形式的安非他命紛紛上市，包括揮發性的製劑。安非他命鼻腔吸入劑很快就流行起來，部分原因是安非他命不止能擴張支氣管，還能產生刺激及興奮感，而麻黃鹼幾乎完全沒有這些作用。1930 年代，安非他命普遍被當成興奮劑，同一時間，日本科學家也合成了甲基安非他命，以 Philopon 為商品名在日本銷售，同樣相當熱門。二戰期間，德國、日本、美國等許多國家也讓士兵在長期勤務中使用安非他命以保持警覺。二戰之後，使用安非他命及甲基安非他命的風氣蔓延到一般民眾，而日本則經歷了史上第一波興奮劑成癮風潮，從此之後，濫用這些容易上癮的興奮劑釀成的問題便不斷傳出。在 1960 年代，興奮劑濫用越來越普遍，人們再次發現興奮劑的危險作用，也興起了「Speed kills」的口號。目前，美國及亞洲特有的「甲安」，主要是指戰後三波安非他命濫用風潮中最近的一波。安非他命在軍中仍然很受歡迎，波灣戰爭的士兵就使用安非他命，而最近的報告顯示，美國在阿富汗的戰鬥機飛行員也使用安非他命。

人們顯然相當缺乏文化記憶，才會不斷重新發現精神動作興奮劑的好處及有毒副作用。1970 年代，安非他命沒落之後，緊接著出現古柯鹼濫用。以吸入方式使用的揮發性古柯鹼（快克）變得更好取得之後，成癮及毒性問題跟著浮現，不禁使人回想起 1930 年代吸食苯丙胺的熱潮。然後，快克的危險副作用浮出枱面，市場隨之萎縮，然後新藥物出現了。揮發性的甲基安非他命「冰毒」在 1990 年代中期迅速蔓延，引發新一波的上癮與中毒問題。光是在美國加州，與安非他命有關的急診案例在 1985-94 年就成長了 460%，在 1994-2001 年又增加 67%。2006 年，美國執法單位將甲基安非他命列為頭號毒品問題，而現在大多數執法官員把它列為僅次於海洛因的毒品。在 2010-2011 年間，新一波的「浴鹽」濫用風潮使得因這類新型精神興奮劑而送醫急救的案例迅速攀升。問題延續至今，因為不斷有新的「狡詐家」興奮劑問世，這些狡詐家藥物帶有新的化學結構，藉此逃避法律規範，但這類藥物的作用也尚屬未知。在鴉片類處方藥物的濫用終於開始減少之際，一些仍然因可待因酮／海洛因／吩坦尼等毒品嚴重氾濫問題而困擾的社區，也開始出現甲基安

非他命及古柯鹼濫用情形驚人成長的問題。美國的《全國藥物使用與健康調查》報告指出，2016 年有 110 萬名美國人開始使用古柯鹼，比 2013 年增加 60%。雖然這項調查因方式有些改變，無法用來衡量新的「甲安」用藥者人數，但從藥物問題就醫、用藥過量死亡及其他指標的變化趨勢來看，可以發現甲基安非他命用量有較過去增加的趨勢，儘管 2016 年新增的用藥人數（19 萬 2 千）比 2015 要低得多，但 2017 年人數又再度上升。

目前常見的興奮劑

目前在美國使用的主要興奮劑包括古柯鹼、安非他命及甲基安非他命（咖啡因除外，已於第二章單獨討論）。雖然執法單位的出版品可能列出不同數字，但是古柯鹼的使用者仍多過甲基安非他命，比例幾乎達到 5:1。派醋甲酯（利他能）是治療注意力不足過動症的處方藥，在學生族群中有越來越濫用的趨勢。最近的研究顯示，有高達 30% 的大學生使用過處方興奮劑，目的是協助學習或娛樂。有關興奮劑濫用，目前最麻煩的問題是藥效強大的狡詐家精神興奮劑迅速擴散，因為藥物中毒而出現精神錯亂及其他精神症狀而送醫急診、以及因用藥過量死亡的案例隨之增加。這些藥物通常以浴鹽或植物性食品名義出售，標籤所示並非食品。

古柯鹼的醫療用途是局部麻醉劑，而在街上最常見的兩種形式，是白色粉末（從鼻腔吸入或可溶解注射），以及塊狀古柯鹼「快克」（能直接在管子中加熱形成蒸汽以吸入肺部）。粉狀古柯鹼與快克的製備方式，都是將古柯葉與溶劑混合，再以幾道步驟將古柯鹼從葉片中分離出來，並純化為結晶體。快克是將古柯鹼粉末加入碳酸氫鈉中煮沸，等溶液沉澱後製成塊狀古柯鹼。這道簡單的製程能大大影響古柯鹼的吸收速率，這一點將於後文詳細說明。美國市場上銷售的古柯鹼多半來自哥倫比亞。

古柯鹼粉末通常還與其他白色粉末混和稀釋，如玉米澱粉、滑石粉、乳

糖、甘露醇、以及／或其他局部麻醉劑、咖啡因等，有時也加入安非他命。加入這些不具藥效的粉末，主要是為了用廉價的物質來稀釋昂貴的藥物，以節省成本。這些藥物能提供一些酷似古柯鹼的感覺，例如咖啡因或安非他命可以提神，而局部麻醉劑則帶來麻木感，但價格卻便宜許多。然而，根據2016 年美國緝毒局最後一次提供的統計，古柯鹼的純度在這數年來大致維持穩定，約為 50%。

粉狀古柯鹼通常是透過鼻腔吸入，藉由鼻粘膜進入鼻腔的血管。有時則塗抹在其他部位，包括口腔、直腸、陰莖或陰道，但目的都一樣，是透過富含血管的黏膜來增進吸收。

安非他命與甲基安非他命的形式相當多樣，包括藥丸、不同顏色的粉末或看起來像古柯鹼的塊狀物。雖然有部分甲基安非他命自一般醫療機構流出，但最主要的來源還是地下實驗室，過去幾年來許多美國小型實驗室遭破獲，墨西哥「超級實驗室」（superlabs）成為供應的大宗。然而，地下實驗室並未消失，因為製造者發現了毒品前驅物偽麻黃鹼（pseudoephedrine）的替代供應管道，從 2006 年法令規範以來，美國對偽麻黃鹼一直都採取嚴格管制措施，要購買含偽麻黃鹼或苯丙醇胺的原料時都必須出示身份證明。安非他命的販售形式有很多種，包括鬆散的粉末或塊狀的「岩石」，以及各式膠囊或錠劑。許多大學生會購買安非他命或甲基安非他命，用來治療注意力不足症候群。可吸抽的甲基安非他命呈塊狀，稱為「冰毒」，使用方式類似古柯鹼的快克，是加熱後吸入。派醋甲酯（利他能）是人們耳熟能詳的處方藥，用來治療注意力不足過動症，也是一種越來越常被學生族群濫用的精神動作興奮劑。這類藥丸或藥片的來源主要是擁有派醋甲酯有效處方的人，或地下實驗室改造過的臨床用藥。

安非他命類興奮劑的衍生物有很多，包括三甲氧基安非他命（TMA）、2,5二甲氧基安非他命、4- 甲基安非他命（或 Serenity、Tranquillity、Peace，以上名稱均有平靜之意）、甲氧基安非他命（STP）、亞甲雙氧甲基安非他命（MDA）、副甲氧基安非他命（PMA），都與安非他命有關，主要由地下實驗室合成，形式相當多樣，但效果大多與 MDMA 或迷幻藥類似，反而不像安

非他命，詳見第三章〈迷幻藥〉。

　　還有一些合成的興奮劑，具有更典型的興奮效果，一度很流行用在抑制食欲或治療氣喘上，直到人們發現有濫用的可能性。有些地方可以取得非法製造的變化型藥物，例如四甲基阿米雷斯（4-Methylaminorex [4-MAX，U4EU]）及培腦靈（pemoline）。合成興奮劑是藉由改變母藥物的分子結構，使之具有不同藥效，有時也稱為「狡詐家藥物」。這些變化型藥物有些是合成來用在合法研究上，有些則由非法生產者或吸毒者所製造，以滿足特定的偏好。

　　卡塔（khat，也可拼為 qat 或 quat）是以非洲一種多葉植物製成的興奮劑。非洲及中東的原住民在社交場合使用卡塔已有數百年，用意是促進對話及改善社交互動。近年來，非洲許多原住民聚落都已都市化，使用卡塔的風俗也隨之傳到歐洲、英國，並在最近傳到美國。卡塔的藥效成分卡西酮（cathinone）是安非他命類興奮劑。合成的卡西酮衍生物（甲基卡西酮、4-甲基卡西酮，或是喵喵）正迅速流行，作用類似安非他命，但藥效強得多。

　　最常見的是 3,4-亞甲二氧基吡咯烷酮（MDPV）、3,4-亞甲二氧基甲基卡西酮（甲基酮）和 4-甲基甲卡西酮（甲氧麻黃酮）。MDPV 是美國最常見的興奮劑，甲氧麻黃酮則較常在歐洲的藥檢樣本中出現。在打著 Molly 或 MDMA 名號販售的藥丸當中，甲基酮含量有越來越高的趨勢。市面上還有許多類似的藥物，這裡列出一些最常見的，包括對甲氧基甲基卡西酮（喵喵，methedrone）、4-氟甲基卡西酮（flephedrone）、3-氟甲基卡西酮（3-FMC）、naphyrone、亞甲基雙氧苯基二甲胺丁酮（bk-MBDB）及 buphedrone。值得一提的是，媒體聳動報導會導致用藥者「失心瘋」的喪屍毒品「夫拉卡」（alpha-PVP, flakka）屬於俗稱浴鹽的興奮劑類型，其藥效與多數其他興奮劑在高劑量下的作用相近。

　　美國 DEA 已將這些分子全數列入附表一（濫用可能性很高，目前尚不允許做為醫療用途）的管制藥物。以咀嚼方式使用卡塔（khat）葉而獲致的溫和刺激效果，現在已被純化學物質的強烈快感所取代，就像古柯鹼一樣。一個有趣的藥物濫用習慣「逆向遷移」現象顯示，近年出現越來越多因過量咀嚼卡塔葉而產生不適作用的報告，特別是居住在非洲都會地區的族群。大多數的

浴鹽毒品來自中國，在這些藥物成為附表一的管制藥物之前，大部分都毫不掩飾地標示為「浴鹽，非內服用 」在雜貨店販售，但網路販售管道也越來越常見。

興奮劑如何在體內代謝

古柯鹼

製造古柯鹼粉末時，純化方法會大大影響古柯鹼在人體內運送的方式。因為古柯鹼會使血管收縮，而血管又是吸收古柯鹼的管道，因此從鼻腔吸入會使古柯鹼較慢被血液吸收，血液中的古柯鹼含量會慢慢上升，直到大約 30 分鐘後才達到高峰。古柯鹼的「快克」則會形成蒸汽，吸入後快速進入血液循環，跟靜脈注射一樣快，大約一到二分鐘就達到最高峰，且此時血液中的濃度會遠遠高過從鼻腔吸入等量的藥物。使用者往往偏好快克這種快速而激烈的高潮。然而，這種將更多藥物快速送入體內的方式，也意味著更快上癮、更易過量。

大約一小時後，肝臟及血液中的分解酶會分解掉大約一半的古柯鹼，這意味著使用者通常在 40 分鐘甚至更短時間內就想再來一劑。藥物在血液中的濃度迅速上升，隨後迅速下降（一波快感後立刻陷入疲憊的低潮），往往讓用藥者想再次體驗之前的快感。這種快感與低潮的現象，可能會讓人吸入更多古柯鹼，直到血液中的藥物濃度累積達到中毒劑量。這種循環往往不斷持續，直到使用者用完藥物或癲癇發作或出現其他中毒徵兆為止。

從口腔攝入古柯鹼，藥物傳送的效率更差，吸收過程較為緩慢，且藥物在進入血液循環之前就會被肝臟分解掉大多數。因此，咀嚼古柯葉，血液中的古柯鹼平均濃度會比吸入快克或從鼻腔吸入粉末低得多。同樣的，像馬力安尼酒這類專利配方，單一劑量的古柯鹼含量（每盎司 6 毫克）相當低，喝下

單一劑量後，血液中的藥物含量也可能相對較低。

安非他命與甲基安非他命

安非他命與甲基安非他命跟古柯鹼一樣，若採用吸入或靜脈注射方式，進入血液的速度會非常快，快感也因此來得相當快，產生毒性的風險也更高。跟古柯鹼不一樣的是，安非他命與甲基安非他命如果是以藥丸的方式吞入體內，在肝臟中受到破壞的速度會較慢，進入血液循環時仍有相當的藥效。這兩種藥物的分解速度比古柯鹼慢，藥效持續至少 2 至 4 小時，比較不會有注射後立刻出現快感並隨即陷入低潮的模式。然而，重度用藥者常會狂用好幾天，並在之後出現一段時間的疲憊感，他們稱之為「tweak and crash 」（扭轉撞毀）。

麻黃鹼與麻黃鹼替代品

麻黃鹼幾乎都是做成藥丸服用或泡茶使用，這種藥物很容易進入血液循環。麻黃鹼的藥效高峰約出現在攝入後一小時內，持續 3-6 小時。然而，許多製造補充劑的廠商會用一些類似的分子代替麻黃鹼，包括二甲基胺、β 苯乙胺、及辛弗林（苦橙）。這些成分多半做成藥丸，供使用者為改善運動表現而服用，這些分子大多能充分吸收，但只有 β 苯乙胺才能順利進入大腦，以上內容在〈草本藥〉章節中有更詳細的討論。

派醋甲酯

派醋甲酯通常做成藥丸，很容易從腸道吸收，藥效時間通常持續 2 至 4 小時，不過也有許多延遲藥效的配方。對該藥物上癮的人往往將藥丸壓碎溶解後注射，但這非常危險，因為藥丸中的其他成分可能會阻塞肺臟及眼睛的微血管，造成嚴重傷害。有些學生會試著將藥丸壓成粉末從鼻腔吸入，希望能

產生快感。然而，透過這種形式吸入，吸收速度會很慢，而且大多數藥丸的劑量都不高，無法產生迷醉作用，就算有，也跟吃藥丸沒什麼不同。派醋甲酯也會進入大腦，但速度比古柯鹼及安非他命都慢得多，或許因為如此派醋甲酯鮮少引發衝動性的濫用行為。

卡西酮

卡塔原本是以喝茶或咀嚼其植物的葉子等方式攝取，現在的使用者則通常從鼻腔吸入純化的卡西酮或採取靜脈注射。同樣的，用藥者經由鼻腔吸入浴鹽（MDPV），而 MDPV 及甲基酮通常以藥錠形式出現。這些藥丸的化合物成分通常變異很大，有時還混有其他藥物。儘管目前對於這些藥物在人體的輸送過程尚未進行澈底研究，但這些成分全都能快速進入大腦，造成的快感能持續數小時，有些成分如 MDPV 甚至能持續更久。

興奮劑類藥物對大腦的影響

眾所皆知，安非他命與古柯鹼都有提神醒腦、增進注意力及消除疲勞的作用。安非他命在美國很流行，是因為能增進注意力並延遲睡眠，在醫療上，則用來治療注意力不足過動症及嗜眠病（在白天也會不斷入睡的疾病）。連佛洛伊德也認為這些就是古柯鹼最值得運用的特性：「今日古柯的主要用途，無疑沿續了數百年來印地安人使用古柯的目的：如果想在短時間內增進體力，並維持一定強度，以備不時之需，古柯就非常有價值……古柯是遠比酒精更有效卻更無害的興奮劑，目前還無法廣泛運用，原因只在成本過高。」[01] 服用

01　佛洛伊德的評論來自〈關於古柯鹼〉（Über Cocaine），由 S‧H‧史奈德（S. H. Snyder）在《藥物與腦》（Drugs and the Brain, New York: W. H. Freeman and Co., 1995）中引述。

興奮劑的人往往變得健談、充滿精力、活動力及信心，簡直到焦躁不安及浮誇的程度，以為自己無所不能。

如果興奮劑只有提高精力與警覺性的作用，那麼確實是佛洛伊德所說的醫學奇蹟。然而，這些藥物也會帶來獨特的愉悅感與幸福感，造成藥物上癮。根據注射或吸食古柯鹼的人描述，他們會產生一陣激烈的身體快感，往往可媲美性高潮。這些藥物若以吸收較緩慢的方式攝入（鼻腔吸入或服用藥丸），感受就比較不激烈，也許只會被認為是種愉快的感受。

興奮劑也會增加活動力，這就是興奮劑一名的由來。使用興奮劑的人會不斷動作，說話、移動、探索，且通常會坐立不安。劑量較高時，這種活動力會轉變成較為專注的重複動作。使用高劑量安非他命的人會隨意畫出重複的圖案或重複做同一件事，甚至不斷擠捏自己的皮膚。動物實驗也一樣，動物接受低劑量安非他命後，會在籠子裡不停移動，像是在不斷探索環境；接受高劑量後，會在籠子裡來回嗅聞同一個地方，或一直重複理毛或咀嚼。

使用極高劑量興奮劑或長時間使用，有可能引發如精神病的狀態，症狀類似偏執型精神分裂症，但通常在就醫後迅速消退。這些症狀通常出現在用藥者結束一輪持續數天的用藥後，且血液中藥物濃度非常高時。然而，也有一些剛開始使用浴鹽製劑的用藥者因為興奮性譫妄及精神病行為而送往急診室。可能的原因之一，是這些藥物通常以粉末形式販售，且在市面上屬於比較新的藥物，用藥者缺乏經驗，很容易使用過量。雖然傳統觀點認為這些症狀在停藥時就會消失，但有人懷疑，長期使用興奮劑（數月至數年）的人可能需要很長的時間才能讓症狀消失。

有時，人們會一起使用古柯鹼與海洛因或其他鴉片類藥物，這種合併用藥方式叫做「快速球」。此時藥物對大腦及行為的作用有點像兩種藥物的綜合。鴉片類藥物造成的夢幻狀態削減了古柯鹼造成的急躁與興奮，這種組合可能特別危險。注射古柯鹼的人，在出現太過嚴重的不自主顫抖症狀時，通常會減緩藥物攝取，但是若同時使用了海洛因，這種感覺就不那麼明顯，因而增加了過量的風險（無論是古柯鹼或海洛因）。喜劇演員克里斯·法利（Chris Farley）、約翰·貝魯西（John Belushi），及饒舌歌手克里斯凱利

（Chris Kelly）在死亡時，就是使用了這種藥物組合。近來的鴉片類藥物風潮中出現了新的快速球組合，也就是將古柯鹼或甲基安非他命與海洛因或吩坦尼混和而成。

古柯鹼與安非他命類興奮劑會透過對大腦的作用來降低食欲。安非他命是最早的減肥藥丸，在 1950 及 1960 年代非常流行，但會使人產生依賴性，作為輔助減肥的藥物會有相當嚴重的問題，因此今日已經不用這類精神動作興奮劑來減肥，市面上也有了不會成癮的替代品。事實上所有興奮劑都能夠降低食欲，因此體重減輕只是長期高劑量服用所造成的後果。

興奮劑類藥物對身體其他部位的影響

反毒警語「Speed kills」相當有道理，反映了六〇年代毒品次文化如何理解古柯鹼及安非他命衍生物對身體功能的影響。古柯鹼與安非他命能模仿交感神經系統的作用：啟動身體所有的「戰或逃」反應，包括使血壓升高、心跳加速，血管收縮（變窄）、支氣管擴張、血糖升高，以及為了因應緊急狀態的全身反應。這些影響可能是有益的，例如對肺部的作用實際上能改善氣喘症狀，此外，脂肪會分解以協助啟動身體能量，這種作用加上抑制食欲以及過度提升身體活動力的效果，很可能是這些藥物能幫助減肥的原因。然而，這類藥物對心臟的影響可能過於強烈，可能導致心跳不規律，最終使心血管系統發生問題。

大多數興奮劑也能使體溫升高，若在運動時使用安非他命，可能發生嚴重問題。但同時，安非他命與古柯鹼似乎又能增進肌肉工作的能力。這些藥物在一些耐力運動員間相當流行，包括自行車選手，還有那些參加通宵狂歡舞會的人，無論原因是這些藥物真的增進了肌肉功能、促進血糖運送以供應肌肉活動之用，或只是讓人覺得更有能量。即使沒有安非他命，激烈的體力消耗本來就會使體溫上升，而加上安非他命之後，體溫的上升可能變得致命。

對胎兒的影響

「快克嬰兒」（在懷孕期間濫用快克或其他精神動作興奮劑的婦女所生出的嬰兒）受到的影響，可能比任何其他毒癮的後遺症更能刺激美國公眾的關切與撻伐。同樣的，大家也開始關注甲基安非他命嬰兒，這些嬰兒的大腦與身體病變，是否源於母親在懷孕期接觸的毒品？答案不得而知，部分原因是幾乎沒有人只濫用一種藥物，濫用古柯鹼的婦女幾乎毫無例外也會抽菸、酗酒。此外，她們往往無法獲得妥善的醫療照顧，得不到足夠的產前護理。在這些嬰幼兒的問題中，古柯鹼到底扮演什麼角色，我們很難區分。

然而，在子宮內接觸到這些藥物，可能會導致許多嚴重的問題。許多接觸古柯鹼或甲基安非他命的嬰兒都是早產兒，且出生體重過低，有一些甚至在出生之前便出現重大狀況，例如中風。懷孕媽媽吸食古柯鹼，也可能導致胎盤過早從子宮剝離，如此一來，胎兒的血液供應可能會中斷，造成大腦受損或死亡。但是，如果胎兒能足月分娩，這些後遺症可能大多不至於太嚴重。這些嬰兒出現先天缺陷的比率會小幅增加，但不像在子宮內接觸到大量酒精那樣嚴重。許多在子宮裡接觸到古柯鹼的嬰兒，出生時會特別躁動，對任何形式的感官刺激都過於敏感。這種情況通常會改善，嬰兒可正常發育。並不是只有古柯鹼會造成這些影響（出生體重低、早產機率提高），母親在懷孕時吸菸也有可能造成。尼古丁與古柯鹼有些共同之處：兩者都使供應胎兒血液的血管強烈收縮，讓胎兒得不到重要的營養物質。

這些孩子長大之後會發生什麼狀況？第一波接觸古柯鹼的兒童進入學齡階段後，研究人員發現他們發生學習障礙及注意力不足過動症的比率較高，非常像母親在懷孕期吸菸所生出的小孩。然而，若與社會經濟地位較低及家庭生活混亂的同齡兒童相比，他們的情況並沒有顯著不同。這些還未出生就開始接觸毒品的孩子，長大後是否也可能濫用藥物？我們也沒有明確答案。同樣的，我們也不知道出生前接觸藥品的經驗，會不會及如何影響成年後對藥物的反應。有些研究發現，這會增加成年後對藥物的敏感性，而有些研究則發現反應降低。此外，生物學並不能決定一切，不只有大腦的生物化學會影

響人們使用藥物，還有許多其他因素。由此看來，這些孩童可能還有其他劣勢，因為他們很可能成長在濫用藥物的家庭。

派醋甲酯及使用興奮劑來治療注意力不足過動症

派醋甲酯（利他能）可能是目前美國最有爭議的興奮劑，既不是最危險，也不是濫用最嚴重，但是科學家、家長、教師及輔導員都對這種藥物的醫療價值有很多的意見。在美國，最常用來治療注意力不足過動症（ADHD）的處方藥就是派醋甲酯，不過，安非他命與一些興奮劑及非興奮劑藥物也可能用在這方面。這些藥物是否真能提高注意力，至少在科學界都還有一點歧見。幾乎每個臨床研究都顯示這些藥物能提高注意力，且對所有人都有效。對於興奮劑作用的「吊詭」迷思，就只是迷思。興奮劑能提高正常人的注意力，對有注意力不足的病患也有效。有些大學生發現了這個特性，為了提高學習成效，會向其他學生或上網購買派醋甲酯，有時甚至跟配合的醫師購買。在一些壓力高的學術環境，學生將派醋甲酯視為必要的工具，以求在競爭中得到好成績。

人體影像研究讓我們更了解興奮劑如何提高注意力。我們已經知道，當我們集中注意力時，部分大腦額葉皮質會變得活躍，並決定如何回應訊息。這個區域在我們處理情緒時也相當活躍，並主掌我們最高層次的思考，是我們「思考思想」的區域。興奮劑藥物能作用在這些區域上，科學家認為，因該區域不夠活化而產生的一些問題，也許能藉此矯正。但這些都只是假設，興奮劑到底是如何提高注意力，作用原理仍不確定。那麼，爭議在哪裡？爭議來自診斷症 ADHA 的困難。健康而有活力的男孩，與衝動、有缺陷、持續躁動的孩子是有區別的。由於 ADHA 通常由老師或家長來認定，不守課堂規矩往往成為「診斷標準」的第一項。許多人憂心忡忡，認為我們不該給孩子吃藥來使他們變乖，而醫療專業人士則循循善誘地主張我們必須治療行為嚴重失序的孩童。在治療過程中，藥物扮演的角色也引發爭議，醫療專業人員堅持吃藥並不是唯一的解決方案，最好搭配適當的行為治療策略，並與病患家

人密切合作。這個爭議不太可能在短期內解決，然而，科學家正在努力了解ADHD患者的大腦解剖或功能是否有任何可見的差異，並正在研究ADHD可能的遺傳因素。根據這項調查所做的研究顯示，患有ADHD的孩童，大腦中受多巴胺作用的特定區域，較沒有AHDD的孩子更晚發育為「正常」的成人大腦結構。這些研究提供的明確證據顯示ADHD確實是一種應當治療的症狀。最後，人們或許會假設，如果使用藥物能幫助患有ADHD的學生變得正常，那麼應該也可以幫助正常人變得更好。不幸的是，這不太可能。人體的額葉皮質層只喜歡適量的刺激，太少或太多都會減損大腦功能。此外，關於興奮劑是否真能改善學習及記憶，相關證據目前尚有爭議。興奮劑能讓學生在學習時保持清醒，並幫助有ADHD的孩童更專注於某一項任務（如考試），因而提高他們的答題數並獲得更好的分數。然而，是否也讓學習成效變好，相關證據仍有矛盾。

興奮劑的作用方式

愉悅感、血壓升高、食欲不振及注意力等，到底有什麼共同點，使之都受到興奮劑的影響？這些行為／身體功能都由一群相關的神經傳導物質所調控，也就是生物胺（biogenic amine）或單胺類神經傳導物質。正腎上腺素、腎上腺素、多巴胺及血清素都屬於這一類，化學結構相近，但各有自己的功能，負責調節一組特定行為。精神動作興奮劑能增加突觸中所有單胺類神經傳導物質的量，就藥物能刺激分泌的單胺種類及增加的分泌量多寡來說，每一種興奮劑的作用各不相同。有些興奮劑能同時促進三種單胺的分泌，如古柯鹼。這些興奮劑的作用效果，相當於每一個負責釋放某種單胺的神經元都同時活化時所能產生的效果，難怪興奮劑的影響這麼複雜。其他興奮劑，如MDPV，只會促進多巴胺及正腎上腺素的分泌，因此效用較為受限。研究顯示，從卡塔葉乃至浴鹽，若能追蹤每一種單胺在受到藥物刺激後增加的量，便

可預測該興奮劑對行為及生理產生的效果。

正如我們前文所提，正腎上腺素是交感神經系統的化學傳導物質，而腎上腺素是腎上腺髓質的傳導物質，是交感神經系統中一個很特別的部分，對戰鬥或潰逃反應尤其重要。正腎上腺素也存在於大腦中的一些特定神經元，即正腎上腺素神經元，負責管理戰鬥或潰逃反應的行為部分，使身體及精神處於備戰狀態，包括注意周邊的環境（不是單純的維生活動，如吃東西），並決定風險是否很高，是否應逃跑。因此，這種神經元也讓身體為生理活動做好準備：心跳加快、將葡萄糖及氧氣送到肌肉組織，以及舒張呼吸道，以促進呼吸。多巴胺神經元的功能則有些不同，但非常重要：負責增強或獎賞作用（產生愉悅感），如同我們在第十五章〈成癮〉中所討論。此外，這些神經元也控制目的性運動及影響某些荷爾蒙的釋放。帕金森氏症患者就是因為流失多巴胺神經元而逐漸喪失自主運動能力，導致失能。多巴胺神經原也可能是精神動作興奮劑能增強注意力以及規劃能力與優先順序排定能力的原因。血清素參與睡眠及情緒調節，也負責控制食欲、體溫及更多「植物性」功能。（這個名稱有點奇怪，胡蘿蔔怎麼可能控制體溫呢？）

想像一下，一個人服用安非他命類興奮劑後會發生什麼事：身體會為戰鬥或潰逃反應做好準備，在生理方面，心跳加快、血壓升高，在精神上，則進入高度警戒狀態（透過正腎上腺素）。這個人會探索周邊環境，四處移動（或許有意識，或許沒有），並感到愉悅（拜多巴胺之賜）。這個人會停止進食，提高體溫，並釋放許多荷爾蒙（透過血清素）。其中的一些反應似乎彼此衝突，例如，如果身體能試著降低多餘的熱度而不是升高溫度，對生理活動的準備來說，應該比較好，而過度使用興奮劑會危害身體，原因也在此。

興奮劑阻止單胺類神經傳導物質的「回收」

單胺神經元有一種機制能阻擋神經傳導及「回收」神經傳導物質，而興奮劑的作用便是干擾這種機制，使神經元持續受到刺激。在正常狀況下，單胺神經元會啟動神經衝動並釋放神經傳導物質，這些物質通過突觸，作用在其

受體上。隨後，單胺神經元會將這些神經傳導物質「泵」回神經元，加以
回收。這個過程能消除突觸中的單胺類，是這些神經元在啟動之後還能「關
閉」神經傳導的主要方法。古柯鹼與安非他命等興奮劑都能阻止這個泵回神
經傳導物質的作用，結果是正腎上腺素、多巴胺及血清素在釋放之後在突觸
停留更久，這些神經傳導物質的影響也持續更久。古柯鹼與安非他命之間有
一個細微但很重要的差異：安非他命會運用這個泵回的機制進入神經末梢，並
在進入後引發神經傳導物質大量「傾倒」至突觸。因此，比起古柯鹼，安
非他命更能大幅增加神經傳導物質的量。所有能夠釋放這些神經傳導物質的
興奮劑都可能比只能夠阻擋吸收的興奮劑帶來更劇烈的效果。

神經傳導物質如何參與興奮劑的作用	
正腎上腺素	血壓升高、心跳加快 支氣管擴張 促使脂肪分解 喚起作用 影響食欲
色氨酸	體溫升高 影響食欲
多巴胺	肢體運動 快感：上癮 注意力

安非他命與派醋甲酯或麻黃鹼有何不同？

安非他命與甲基安非他命、古柯鹼、麻黃鹼及派醋甲酯等藥物所造成的精神
興奮作用各有不同，為什麼會有這些差異？首先，無法進入大腦的藥物，只
能影響周邊神經系統，麻黃鹼是很好的例子，因為不容易進入大腦，因此
對心血管系統及其他「身體」系統的影響遠遠高於對情緒或食欲的影響。
然而，安非他命、古柯鹼及派醋甲酯都能進入大腦，但效果也不盡相同。所
有精神動作興奮劑可能有的作用，古柯鹼與安非他命都有，包括提高注意力

及警覺性，以及可能使人上癮的愉悅效果。古柯鹼與安非他命還會增加所有單胺類神經傳導物質的量，使呼吸加快、心跳加速、血壓升高，作用就跟交感神經系統受到活化一樣。相反的，派醋甲酯影響多巴胺勝過影響正腎上腺素，因此對心跳及呼吸的影響較小。了解這些背後的作用機制有助於科學家迅速揭開新種浴鹽的效用。有些興奮劑只會抑制多巴胺及正腎上腺素，例如MDPV，且非常容易受到強化，對心血管也會造成危險的刺激作用。其他藥物，如甲氧麻黃酮，能像安非他命一樣刺激所有單胺的釋出。甲基酮與甲氧麻黃酮對多巴胺及血清素有很強的作用，與 MDMA（參見〈迷幻藥〉章節）非常相似，但這兩種藥物也會刺激正腎上腺素的釋放。這些藥物都具有顯著的強化作用，對交感神經有很強的刺激效果，且使體溫升高，正如我們透過藥物作用特徵所預測的那樣。目前還有許多其他興奮劑尚未經過研究，但所有這類藥物很可能都多少有抑制多巴胺回收的作用，作用結果則取決於多巴胺、正腎上腺素和血清素的平衡。所有能抑制多巴胺回收或刺激釋放多巴胺的藥物都可能讓人上癮，所有能抑制正腎上腺素回收或刺激釋放正腎上腺素的藥物都能刺激交感神經系統，對心血管構成潛在的危險副作用。兼具影響血清素作用的藥物，可能與 MDMA 類似，有放心藥的效果，對體溫造成的影響可能更加危險。

對單胺類有顯著影響的藥物	古柯鹼、安非他命、甲基安非他命
主要影響多巴胺的藥物	派醋甲酯
主要影響正腎上腺素的藥物	麻黃鹼

古柯鹼可能引發癲癇

　　古柯鹼的效果非常獨特，還記得佛洛伊德的朋友初次使用古柯鹼的經驗嗎？他用古柯鹼來進行局部麻醉——阻斷疼痛刺激反應的神經傳導。目前，醫療院所比較不常用古柯鹼來進行局部麻醉，因為已經有其他藥物可以達到同樣效果，卻不會像古柯鹼一樣造成上癮。然而，古柯鹼的局部麻醉作用也許可

以說明它獨一無二的毒性。當古柯鹼的使用劑量遠大於能對情緒產生最大影響的量時，會引發癲癇發作。其他興奮劑完全不會這樣，或者只在極高劑量時才有很小的可能。由於其他局部麻醉劑也可能引發癲癇，我們認為，古柯鹼的這種影響是出於麻醉作用。

成癮、耐受性、依賴及戒斷

古柯鹼上癮的問題，可以視為科學成功的產物。數千年來，南美洲文化都使用古柯鹼來增加耐力及工作能力，基本上並沒有傳出上癮問題。將古柯葉與鹼性物質一起咀嚼並吃進肚子裡，然後慢慢吸收，只會產生溫和的刺激作用，不會出現強烈的快感，且相當安全。

現在使用的古柯鹼與安非他命配方，與過去完全不同。古柯鹼之所以使人上癮，部分原因可能出在進入體內的方式。在血液中的濃度快速上升，可能是重要的因素。正如香菸能在短時間內使尼古丁湧入血液中，吸入快克也使古柯鹼迅速進入大腦。近年來，冰毒（吸入式甲基安非他命）的上癮問題急速增加，讓這個見解更為可信。

動物實驗顯示了古柯鹼獨特的吸引力，動物會為了單一靜脈注射劑量的古柯鹼或甲基安非他命而按下槓桿數百次（一項十分晚近的研究數據顯示 MDPV 甚至能夠促使動物按下更多次槓桿）。相較之下，大多數動物並不會自願攝食危險劑量的酒精或尼古丁，且往往會以穩定的模式限制海洛因的攝取量。正在戒除古柯鹼藥癮的人常會表示，只有一個原因能讓他們停止瘋狂吸食，那就是古柯鹼用完了。一個用藥者如此描述：「如果我待在堆滿古柯鹼的房間，我會一直用，直到用光都還不滿足。」

這是否意味著，所有使用興奮劑的人都會上癮？有許多人長期使用精神動作興奮劑，包括 ADHD 兒童乃至於卡車司機，但從來沒有出現強迫性使用的模式。醫師開出的妥善處方在臨床使用上通常非常安全。此外，遵照規畫的時間

服用藥物，而不是「有需要」就吃，也有助於避開自我用藥導致強迫性使用的模式。科學家在實驗室中也觀察到類似的差異，如果讓猴子自由使用古柯鹼，牠們會不斷增加攝取量，直到劑量足以產生毒性為止，但如果限制牠們每天只能用藥幾小時，就可以維持好幾個月的穩定攝取量。另一個影響因素是用藥的原因及環境，卡車司機及大學生通常只在特定環境從事特定任務時才服用藥物（也就是在道路上駕駛或通宵讀書），一旦身處不同環境，沒有任何與用藥相關的典型刺激，要戒藥就容易多了。

毫無疑問，精神動作興奮劑會令人上癮，一如第十五章〈成癮〉所描述，這些藥物作用在多巴胺神經元上，而多巴胺神經元在成癮上扮演了重要角色。還有，安非他命或古柯鹼可簡單視為天然增強物（如美食與性）的替代品。在本書中，沒有任何藥物能像這兩者這樣直接作用於大腦獎賞系統，也不那麼容易上癮。是否有人可以把興奮劑用在娛樂上卻不上癮？也許有，但我們也知道，人們使用古柯鹼或安非他命的衝動，往往遠高於其他致癮藥物。

長時間使用興奮劑會對某些刺激作用產生耐受性，如抑制食欲的作用，且持續使用比不規則使用更容易產生耐受性，這也是用安非他命來減肥並不是很有效的原因之一。單次使用也會產生耐受性，使用者因而越來越難達到快感，因此人們會一直增加注射頻率（「追高」）。然而，耐受性發展得快，逆轉也很快，只要停藥幾天就可以恢復敏感性。事實上，有些藥物作用還會隨著時間而逐漸增強，**肌肉骨骼刺激作用**就是一種會越來越強大的行為模式。人們第一次使用安非他命時，很少會表現出強烈的重複行為，不過，這卻是長期使用者常見的行為影響。時間越久，是否也越容易對興奮劑上癮？我們真的沒有肯定的答案，不過，使用的模式可能確實扮演重要的角色。

興奮劑戒斷危險嗎？雖然興奮劑戒斷有明確的症狀，但並沒有致命之虞。長期使用興奮劑後突然停藥，會完全失去活力，有一段時間非常疲憊，睡眠時間很長，通常有憂鬱症狀，可能因長時間食物攝取不足而導致食欲反彈增加，而且在這段期間會非常渴求藥物。一個特別難受的症狀是無法感到愉悅，即快感缺失（anhedonia），對一個刻意用藥物來猛烈刺激大腦快樂中樞的人來說，這樣的症狀並不令人意外。一旦除去藥物，大腦快樂中樞的人工

刺激也消失了。在停藥的最初幾天，多巴胺神經元的活動似乎處於受抑制的狀態。從來沒有人會因為好幾天沒有樂趣而死亡，但是在缺乏任何正面感受的情況下，用毒品來讓自己更好受的誘惑會越來越強烈。快感缺失被認為是人們停藥一段時間後又開始用藥的主因，我們不確定這些症狀會持續多久，但長期用藥者在戒斷期間對藥物的渴求可能持續好幾個月。

減肥藥

最初的減肥藥是用安非他命製成，原理是利用安非他命類藥物抑制食欲的功效。不幸的是，這種藥物有抑制食欲的作用，也會讓人上癮，因此製藥公司投入了數百萬美元，希望研發出有效但無致癮之虞的減肥成分，因而對控制食欲的神經機制有了新的了解。安非他命抑制食欲的作用，可能來自正腎上腺素及血清素的釋放，而上癮特性則來自多巴胺的釋放。比較新的藥物，如西布曲明（sibutramine，如 Meridia，臺灣叫做「諾美婷」），能更有選擇性地作用在正腎上腺素及血清素上，而沒有安非他命的濫用問題。然而，從西布曲明對正腎上腺素的作用不難推知此藥物對心血管的刺激效果，目前西布曲明已經下市。市場上最新的抑制食慾藥物氯卡色林（Bleviq）只對眾多血清素受體中的特定一種（5-HT2c）產生作用，效果非常好，而不像具增加正腎上腺素效果的藥物那樣會造成心血管方面的副作用，也不像具增加多巴胺分泌效果的藥物那樣有成癮特性。此外，由於有關攝食調節所涉機制的資訊暴增，也促成了新藥物的研發，而這些新的藥物完全不以單胺系統為作用標的。

所有能抑制食欲的藥物都需要醫生處方，然而，藥房也有許多非處方藥標榜有此效用，實際上卻幾乎沒有效果。鉻是目前健康食品店的新寵，標榜能夠燃燒脂肪。有些研究顯示鉻能稍微增進胰島素的作用，然而，那頂多也只有相當輕微的影響，且無法確定長期使用安不安全。

麻黃鹼同時具有抑制食欲及燃燒熱量的作用，是減肥人士的另一個最愛。

相關的研究佐證稍微多一點，但也不多。如果只攝取安全劑量，麻黃鹼不會進入大腦，因此無法抑制食慾，可能會增加一點點能量代謝，卻強烈影響心跳及血壓。市面上的麻黃鹼替代物（例如苦橙）也無法順利進入大腦，因此也會對心血管功能發揮作用，作為降食慾劑使用卻成效不彰。（參見〈草本藥〉一章的討論）

興奮劑的毒性與過量

　　精神動作興奮劑可能導致三個嚴重的健康問題。首先，單一劑量的毒性就可能過量致死。第二，長期使用會增加劑量，導致特定的行為問題。最後，還有許多與長期使用相關的健康問題，那並不是藥物引起的特定作用，而是源於使用興奮劑的生活方式。

　　這些藥物的娛樂使用劑量全有致命之虞。安非他命、甲基安非他命、古柯鹼、派醋甲酯或麻黃鹼等藥物，在臨床上適量使用單一劑量很少會導致死亡，除非病患有潛在的健康問題（動脈瘤、冠狀動脈疾病等）。不過，使用地下實驗室非法合成毒品的人，很少會知道實際服用的劑量。此外，濫用興奮劑的人經常在很短的時間內重複注射或吸入藥物，如此一來，血液中的藥物濃度也會逐漸累積到中毒劑量。吸毒者通常會持續使用古柯鹼或安非他命，直到出現不愉快的副作用為止，但如果藥物在體內迅速累積，這類警告訊號出現時可能為時已晚。

　　血液中的藥物濃度上升到中毒水平，會發生什麼事？第一個作用就是該藥物的典型反應放大了：精力充沛和機敏變成焦躁悸動，甚至是偏執或敵意，肢體動作增加，成為沒有目的的重複動作，如重複畫著緊密的線條，把手表拆開再重組零件，或一直說話卻不聽別人說話。心跳稍微加快，或因為心跳節律被打亂而心悸或胸痛，還有皮膚因體溫升高而潮紅。由於藥物對血管的作用，常會出現頭痛，可能也伴隨噁心及嘔吐。這樣的中毒劑量也可能導致中

風、心肌梗塞或致命高燒。古柯鹼的模式有一點不同，體溫升高的情況比較少見，但常導致癲癇發作，因此，一些沒有癲癇病史的青少年或年輕成人若因癲癇發作被送進急診室，幾乎都會進行古柯鹼篩檢。科學家一度認為，反覆使用古柯鹼會減低人體癲癇發作的閾值，但後續研究並未支持這個理論。癲癇發作可能發生在古柯鹼「吸食生涯」的任何時刻，第一次、第二十次或第一百次，許多長期使用者到最後都會癲癇發作，原因可能不是出在大腦的一些永久性改變，而是不斷提高劑量的使用模式導致血液中藥物濃度越來越高。

套句莎士比亞的名言，如同酒精「挑起你的慾望，卻壓抑你的雄風」，興奮劑，特別是古柯鹼，可能增加性致，卻使性行為變難。興奮劑導致陰莖血管收縮，難以維持勃起，並可能延緩射精。事實上，偶爾會有人利用後面這項特點，將古柯鹼塗抹在陰莖頭，以延長性行為！

長期使用精神動作興奮劑也有一些嚴重的社會後遺症：血液中的興奮劑濃度高，使敵意、偏執及好戰等情緒越來越強烈，造成蓄意的暴力行為。許多使用高劑量興奮劑的吸毒者會越來越覺得人們都在「跟他作對」，而他們也變得更容易激動、更容易動手。在槍枝管制相當寬鬆的國家，這種狀況往往容易鬧出人命。涉及槍枝的暴力行為常與興奮劑使用者有關。

長期使用興奮劑會造成其他更多問題。當使用頻率越來越高，那些奇特、重複的動作也變得更加極端。這些吸毒者可能出現許多自導自演的行為，例如不斷想挑出假想中藏在皮膚下的昆蟲，或重複拆解及組裝某些設備，或可能是比較社會性的活動，如重複的性行為或對話。重複挑取皮膚下髒東西的行為，最後往往造成皮膚出現大片傷口，且常會感染。重度慢性安非他命中毒可能會出現偏執及攻擊行為，症狀類似偏執型精神分裂症，不過通常不會有後者的思考障礙。中毒者在住院幾天之後，往往能恢復正常，但行為變化有時仍持續存在。

長期使用安非他命對身體的主要功能有什麼影響？部分答案取決於藥物的攝取方式。古柯鹼及安非他命是強力的血管收縮劑，會切斷藥物所在部位的血液供應。從鼻腔吸入古柯鹼可能會導致鼻黏膜供血不足而潰瘍，而吸入古

柯鹼煙或安非他命可能引起肺部小血管爆裂出血，長期口服甚至透過鼻腔吸入這些藥物，可能導致胃潰瘍或腸道損傷。此外，心臟疾病也相當常見，長期使用興奮劑似乎會加速動脈粥樣硬化（原因是脂肪塊堵塞血管），並可能使心臟因缺氧而直接造成心肌損傷。長期使用興奮劑造成的問題，有許多不是出自藥物的直接影響。這些藥物會抑制食欲，長期使用往往營養不良，並因此出現種種健康問題。有些使用者共用不乾淨的針頭，或為了賺錢買藥而從事性交易，染上肝炎、愛滋病及其他傳染病的風險相當高。

最後，研究也指出，長期使用甲基安非他命可能引起慢性神經毒害，高劑量還會對神經元的多巴胺神經末梢造成持久傷害。神經本身並沒有死亡，但神經末梢被「剪短」或剪除，使得神經末梢的密度降低，可用的多巴胺及血清素也大大減少。這對神經功能有什麼影響？損失剛開始出現時，系統或許可以加以補償，因此看不到明顯的行為問題。然而，當這些人年紀變大，多巴胺神經元開始因為正常的老化而流失，神經元不足就有可能反映在運動或情緒障礙上。我們從人體影像研究中發現，有些用藥者的多巴胺神經末梢確實能夠回復，然而，我們也看到許多興奮劑重度使用者的大腦也出現許多異常，已有報告指出神經細胞損傷及神經膠細胞試圖修復的證據，看起來與血液供應中斷、老化或糖尿病造成的損傷很類似。這些大腦結構的差異，似乎與甲基安非他命重度使用者的記憶及決策困難有關。不過我們還不知道，這些差異到什麼程度為止還是可逆的。最後一個被提出但尚未有答案的問題是，長期使用 ADHD 藥物是否會有上述的任何影響？就大部分興奮劑最糟糕的影響來說，答案是否定的，因為這些損失是由非常高的劑量造成。然而，我們並不知道，大腦是否可能適應長期的使用，如同在某些方面的適應（例如受體敏感性的改變）。這方面的研究仍在進行中，好消息是，大多數的研究顯示，接受有效治療的 ADHD 孩童（包括行為或藥物治療）不大可能對這些藥物上癮。

part 2 | 第二部

第十三章

大腦基礎知識

306 基本原則│**306 神經細胞**│308 神經細胞之間的連接│**310 受體的作用**│**312 神經元集合組成大腦特化的區域**│**312 中樞神經系統控制身體的基本功能**│**314 中樞神經系統的可塑性：從經驗中學習**│316 大腦所有區域都能夠學習嗎？│**317 發育中的大腦**│318 藥品與大腦可塑性**│322 最新大腦成像技術**│325 為什麼人人都應該關心這些事？

事物必須能與中樞神經系統（CNS）發生交互作用，才能改變我們對世界的感覺或感知。無論是啜飲美酒、從鼻腔吸入古柯鹼或者是看見充滿魅力的人，都有賴中樞神經系統的運作。要明白各種藥物的運作機制，必須先了解一些掌握大腦功能的基本原則。

基本原則

1. 大腦不僅讓我們擁有自我意識與記憶，也讓我們得以感受這個世界，並且控制了非常基本且重要的身體功能，如心跳率、血壓及呼吸等。而各種藥物可能強烈地影響以上所有功能。
2. 大腦是極度複雜的構造，擁有數千種神經細胞，神經細胞上則有數千種供不同藥物作用的位置。不同的人使用了相同的藥物，可能會因為這種複雜的特性而產生相當不同的經驗。
3. 中樞神經系統依據經驗改變自身的能力相當驚人，特別是在兒童及年輕人身上，這就是所謂的可塑性（plasticity）。我們的記憶與學習就是這項特性的應用，但中樞神經系統每日面對種種不同的影響，可能會在我們毫不知覺的情況下發生變化。
4. 藥物無論用於醫療或娛樂，都可能改變中樞神經系統的可塑性。

神經細胞

想要完全了解大腦的作用方式，可說是種荒謬的想法。每當神經學家發現某些神經特性的成因，往往也開啟了新的道路，引發新的問題。例如，沒有人知道中樞神經系統如何儲存記憶，但我們卻知道許多能夠改變記憶儲存過

程的方法。

　　大腦常被比喻為電腦，這個比喻有點浮濫，但並不算太差。大多數人都知道如何使用電腦，也知道要妥善對待光碟，卻不清楚電腦的電路如何運作。然而，使用者雖然不了解電路如何運作，但還是知道如何插入光碟、打開螢幕、執行程式等。同樣地，我們對神經系統還有許多不了解之處，但只要具備一點知識，就可以幫助維持身體的健康。

　　首先，我們必須體認，大腦確實是個神奇的構造。神奇的地方在於，即使在我們造成的艱困狀況下，這個複雜的構造仍能良好運作。大腦的刺激作用與抑制作用間維持著相當精巧的平衡，好比跑車奔馳在蜿蜒的鄉村道路上，需要以適當的力道踩踏加速器（刺激）及剎車（抑制）來維持平穩。大腦的剎車就是抑制性化學物質，這些物質能抑制神經活化，方式是打開細胞膜的通道改變離子流，將細胞改變成無法激發訊號（即產生動作電位）的電位。沒有動作電位產生時，細胞就不會有任何動作，我們會說該細胞或細胞網絡受到抑制。受抑制的細胞網絡無法執行功能，功能便停止運作。無論是思考、感覺焦慮、保持清醒、疼痛反射、調節循環系統或者呼吸，都可能停止運作。受到過度刺激的神經網絡就如同燒開的沸水或高速失控的跑車，會混亂地放電，隨機地活化許多大腦區域，造成各式各樣的感覺及動作。我們大多數人在一生中的多數時間裡，大腦都在活化與抑制間維持著微妙的平衡，這使我們能夠過正常的生活。這實在是件神奇的事情。

　　要了解這種微妙的平衡，以及藥物如何打亂這平衡，首先必須了解中樞神經系統的組成單元，神經細胞（或稱神經元）。中樞神經系統除了神經元以外，還有許多支持神經元的細胞，但神經元是儲存訊息、產生感覺以及觸發各種動作的地方。

　　神經元看起來有點像連根帶葉的大樹，中段是樹幹，頂部有許多樹枝及樹葉，另外還有同樣有許多分枝的根系，中央的巨大主根則深入地底。許多神經元在顯微鏡下看起來就是這個樣子，神經元「頂端」的接收區稱為樹突，接受來自其他神經元的訊號，「主幹」則帶有細胞的遺傳資訊。最後，狀似樹根的軸突則從細胞體伸出並分枝，連結到其他神經細胞或肌肉細胞以傳

遞訊號。

就如同一般細胞，神經細胞也由細胞膜維持結構，細胞膜是脂質及蛋白質的混合物。非神經細胞（如血液細胞、肌肉細胞）的細胞膜構造都大致相似，然而，神經元的細胞膜則依據神經元所在部位而有很大的差異。這些差異讓細胞得以接收許多不同類型的訊號，神經細胞將這些訊號整合後，再送出自己的訊號。每個神經元都是整體生物化學機制中非常複雜的一小部分，這種複雜性正是人類大腦如此小巧，卻能夠儲存、處理龐大訊息的原因。

神經細胞之間的連接

樹突（或說接收區）是神經元與其他神經細胞的軸突（傳導纖維）接觸的部位。接觸點稱為突觸，突觸本身即具有複雜的構造，由突觸前區與突觸後區組成。神經細胞傳送訊息所用的軸突末端即屬突觸前區，軸突在此處從細小的神經纖維膨大成一群球狀端點，稱為突觸前端。突觸前端含有神經傳導物質，神經傳導物質被釋放到突觸前端與另一神經元突觸後細胞（即接收訊息的細胞）的樹突之間的空隙。這些神經傳導物質分子與突觸後細胞上專屬該神經傳導物質的特殊受體發生反應，然後在千分之幾秒內，這些受體便能在接收訊息的細胞內引發各種電流或生物化學（或兩者兼具）的訊號。

單一神經元的樹突上可能有數百萬個突觸，神經元的細胞本體則負責解讀來自這些突觸的所有訊號並作出決定，所謂的決定，就是細胞本身是否要發送電流訊號到自身的傳導纖維（即軸突）。發送到軸突的訊號稱為動作電位，動作電位能引發其他部位的反應。當動作電位從神經細胞的突觸傳送到肌肉細胞，能使肌肉細胞收縮，從神經細胞傳送到另一個神經細胞，則可能使接收的神經細胞活化或停止活動，這取決於神經傳導物質所傳遞的訊息類型。

因此，神經元須與其他神經元的突觸連接才能獲得訊息，而要輸出訊息，則得讓軸突發動一連串動作電位。動作電位只是快速的放電作用（約千分之一秒），而放電作用的發生速率，就是訊息傳送的速率。因此，當神經元在短暫時間內觸發許多動作電位（最多可達每秒四百次），便可能對接收訊號的細

胞產生很大的影響，發動速率緩慢的訊號，造成的影響則較小。

有些藥物可能影響動作電位的產生及傳遞給軸突，但是這並不常見。這些藥物會引起強烈且往往有害的變化，可能使神經元的活化完全中止。日本人愛吃的河豚的卵巢中有種化學物質就能產生這種作用，名稱為河豚毒素。河豚毒素的毒性相當強，吃下含有此毒素的魚肉可能麻痺呼吸肌肉，導致死亡。日本料理的廚師必須接受專門訓練且取得執照後，才能處理並供應河豚料理。海地的巫毒儀式也會使用河豚毒素的同類物質，使用者的舉止會變得如殭屍一般。

大多數藥物都是作用在突觸前端，也就是神經傳導物質釋放的地方，或在突觸後端神經傳導物質受體的膜上。大部分影響人類行為的藥物，主要作用位置都是突觸。因此要了解藥物如何影響中樞神經系統，必須先了解突觸。

突觸前端是神經傳導物質合成、包裝、釋放的地方，當動作電位從神經元的細胞本體傳遞到終端區時，電流訊號會使駐留在終端區的蛋白質分子形狀發生變化。這些分子偵測到電流訊號，便在數毫秒內改變外形，在終端區的細胞膜上形成孔洞或通道。細胞膜外的鈣離子通過孔洞流入終端區，然後啟動一系列生化反應。這系列反應會讓神經傳導物質分子通過終端區的細胞膜，向接收細胞的突觸後區移動。

神經傳導物質分子釋放後會發生什麼事？如果這些分子持續停留，突觸後神經元或肌肉纖維會不斷受到影響，便無法接著傳遞訊號。因此釋放後的神經傳導物質會經由三種管道移除，第一種是神經傳導物質逐漸擴散到沒有受體的部位，而後透過大腦的正常體液循環排除。第二種是以特定的化學物質將這些神經傳導物質分解成不具活性的分子，送回細胞中。最後一種是，突觸前端有一些特化的位點，能與具活性的神經傳導物質分子接合，將分子運回端點，以供下次釋放。有些藥物能夠對這些輸送點作用，藉此延長神經傳導物質停留在突觸後區的時間，以加強神經傳導物質的作用，古柯鹼就是這類藥物的絕佳案例。古柯鹼能抑制神經傳導物質多巴胺的回收，而多巴胺對大腦報償中樞具有相當重要的作用。

神經傳導物質的釋放過程，可能受到作用於突觸前端的化學物質所控制。有

時神經元可能帶有特定受體，這些受體一與神經傳導物質結合，便能阻止該神經傳導物質進一步釋放，藉此抑制對突觸的作用。有時可能有別種受體也能調節同種神經傳導物質的釋放，而這些受體都是藥物可能影響的重要位置。

受體的作用

　　接著來看看神經細胞的突觸後區，這是神經傳導物質受體分布的區域。突觸後區的脂質細胞膜裡嵌著能與神經傳導物質分子發生反應的蛋白質，這些蛋白質的結構非常複雜，屬於三維式的立體構造，其中具的位點能與神經傳導物質分子結合。事實上，這就如同鎖和鑰匙的運作原理，來自突觸前端細胞的神經傳導物質分子是鑰匙，而突觸後端的受體就是鎖。當神經傳導物質與受體分子結合，藉此將鑰匙「插進」鎖頭，鎖便開始運作，生物電流活動也跟著啟動。

　　鎖與鑰匙是個不錯的比喻，但當然還是過於簡化。要打開門鎖通常只有一種動作（將栓推進門裡），但受體不一樣，受體發揮作用可能需要多個動作，且每個步驟都可能受藥物影響而改變。受體的頭兩個動作便是引發電流及生化反應，而以電流反應的速度最快。

　　受體分子與神經傳導物質結合後，便能改變形狀，開啟進入細胞的通道（孔洞）。這些通道讓帶電的分子（即離子）能夠進出細胞，而電荷移動便產生穿越細胞膜的電子訊號。

　　神經元帶有電荷，通常細胞內的電位相對於細胞外是負的（約 0.1 伏特），這就是靜止電位（resting potential），此時神經元不觸發任何動作電位。當細胞內部電位往正值提升到某個程度（約 0.04 伏特）時，動作電位開始啟動，然後細胞便將動作電位傳導至下一個細胞。

　　突觸釋放的神經傳導物質，改變了突觸後端受體附近膜上的電荷，也決定了細胞是否發動動作電位。當受體打開細胞通道讓離子進入，使負電荷變

低，細胞便逐漸形成動作電位。假設受體開啟細胞通道後，細胞內的負電荷變得更強，細胞便難以發動動作電位。神經細胞有數百萬個突觸，細胞必須加總所有電流活動，以總和的量來決定細胞是否啟動動作電位。這些促進或抑制細胞啟動（興奮性與抑制性）的電流活動，都發生在神經元的細胞體及其周圍，也就是動作電位產生的地方。因此，細胞的所有突觸活動都匯集在細胞體，讓細胞依據細胞膜兩端的電壓來決定是否要發動訊號。

中樞神經系統中，最常見的兩種神經傳導物質是氨基酸 GABA（γ-氨基丁酸）和谷氨酸，分別屬於抑制性（GABA）及興奮性（谷氨酸）的氨基酸神經傳導物質。中樞神經系統中瞬息萬變的處理過程，大部分都是由這些神經傳導物質負責。任何一種神經傳導物質受到強烈阻斷時，都會嚴重干擾中樞神經系統的正常運作。這些神經傳導物質的受體有許多亞型，每一種亞型具有不同的特徵，某些藥物藉由活化特定亞型，而非該種亞型所屬的全部受體，就能產生十分獨特的藥效。

受體能夠在神經細胞內啟動一系列的生化事件，無論是讓鈣離子進入細胞，或是直接活化細胞內的酶，活化的受體可能多方面地改變細胞的生化環境。生化訊號則能改變不同傳導物質的受體數量，改變受體辨識傳導物質的程度，或者甚至改變細胞的運作控制系統，確切而言，這牽涉到數千種不同過程，難怪與受體交互作用的藥物能夠發揮如此獨特且強大的效果。

受體與生化訊號通路類型繁多，使大腦比電腦還複雜千萬倍。人腦中可能有高達 100 種神經傳導物質，傳遞的訊號不僅止於單一的正電或負電，而是各式各樣的訊號，每一種訊號都由不同的神經傳導物質產生，舉凡上述的微小、快速的刺激，乃至於長時間、緩慢而有力的抑制。這種多樣性也讓人類能設計出具有特定效果的各種藥物。本書提到許多作用於特定受體、受體調節位點或生化訊號路徑的藥物，雖然我們已經相當了解這些化學物質的運作方式，但我們應該把藥理學家的口頭禪謹記在心：「每種藥物都有兩種作用，一種是我知道的，一種是我不知道的。」

神經元集合組成大腦特化的區域

　　神經元是大腦的基本組成單元，神經元之間的連接方式決定了所屬區域的功能。有個幽默老漫畫是這樣畫的，一名神經外科醫生在手術室說：「嗯，輪到鋼琴課了。」幽默漫畫在戲謔中往往也有些事實根據，這幅也不例外。大腦分成許多特化區域，分別控制語言、聽力、視力、精細動作、大動作、學習、憤怒、恐懼等許多功能。

　　若能了解這些功能背後的訊號傳遞分別由哪些神經傳導物質和受體負責，將會帶來非常多好處，因為這樣我們就可以設計出作用專一的藥物，精準調節這些功能。然而，這方面的知識目前仍相當匱乏，就算我們確實了解，也得面對另一個複雜問題——神經元之間的連接模式。神經化學固然重要，但神經元的連接模式也同樣不可小覷。就這點而言，以電腦比喻人腦頗為準確，事實上神經科學家便將中介特定大腦功能的網路連結稱為「神經迴路」。

　　所有行為，不論簡單或複雜，都仰賴神經元之間複雜的連接。即使是灰塵進入眼睛時眨眨眼這最簡單的反應，都涉及許多相連的神經。因此，藥物改變某個過程所帶來的效用，也必須取決於該過程在神經網絡運作中所扮演的角色。我們對於神經細胞連接方式的有限知識，使我們無法完全了解藥物的所有作用。

中樞神經系統控制身體的基本功能

　　在以下章節，我們將討論大腦功能中最令人興奮的部分，學習和記憶。但重要的是，我們必須了解中樞神經系統幾乎控制了人體的一切：如何透過感官（視覺、聽覺、嗅覺、味覺、觸覺）來感知世界；從動念要做某件事直到完成為止，我們如何控制身體的活動；我們的動機及情緒狀態（悲傷、興奮、沮

喪、焦慮、高興、或困惑等等）；還有我們如何組織這些功能。例如，我們聞到甜甜圈的香味，因此流口水、感到飢餓，還可能因為預期吃到甜甜圈而感到愉快。我們動念想找到甜甜圈，於是用其他感官來尋找，並啟動運動系統去買甜甜圈。中樞神經系統也控制了重要的維生功能。這些功能很無趣，然而一旦發生異常，就會立刻引起關注。中樞神經系統所控制的三大維生功能包括循環系統（心臟及血管）、呼吸系統和反射系統（反射是指我們面對威脅時下意識做出的瞬間反應）。

人體的循環系統能夠自主調控以維持某種穩定狀態，但大腦能夠輕易調節這平衡點。例如，當我們憤怒及激動的時候，心跳率、血壓都會上升，中樞神經系統也會刺激呼吸系統，導致呼吸加速。大腦判斷此刻身體不應維持在「一般」狀態，而是要為戰鬥或逃跑做好準備。相反的，當我們心情平靜，或者在冥想狀態下，心跳率、血壓都會下降，呼吸也會減緩。

中樞神經系統的反射系統也同樣重要，但往往被人遺忘。一般人討論藥物及用藥安全時，往往會談到心跳和呼吸，卻較少提及反射系統如何確保我們的安全。舉例而言，當手碰到高溫表面時會馬上縮回，這是一種純粹由脊髓傳導訊號所引發的反射動作。手指和手的感覺神經向脊髓送出強大的危險訊號，這個訊號刺激了引發運動的神經元，然後經由一種略微複雜的過程將手縮回，這一連串過程甚至在大腦意識到疼痛訊號之前就已結束。

有個更重要的例子，是清除呼吸道以利呼吸順暢的反射。你可曾注意，當異物碰觸到喉嚨後方的呼吸道時，身體的反應是多麼快速而激烈。這項反射可說攸關性命，假使這種反射遭到藥物抑制，那麼在異物（如嘔吐物）堵塞氣管時，身體很可能無法清除異物，使人缺氧而死。能夠影響身體基本功能的藥物不勝枚舉，這部分藥效不特別有趣或引人入勝，但卻是每個人都必須了解的。

中樞神經系統的可塑性：從經驗中學習

　　本章第三項基本原則提到，中樞神經系統會從經驗中學習，也就是說，中樞神經系統會重整部分神經化學反應及神經連接模式，讓大腦記住特定經驗。我們必須了解，這種可塑性是個廣泛的概念，中樞神經系統不僅能記憶我們的意識所經歷的事件，也能因應各種訊息（如藥物的持續存在）而做出改變。

　　中樞神經系統可塑性最令人熟悉的形式，就是單純地記憶各種經驗的能力，如記住面孔、氣味、姓名、講課內容等。我們尚未完全了解這種學習過程背後的神經生物學機制，但已有一些線索。突觸似乎對學習功能相當重要。

　　如上所述，神經細胞的突觸相當複雜，突觸前區與突觸後區牽涉大量的生化機制運作。我們認為記憶是許多突觸逐一改變所建立的：某些反覆受到刺激的突觸會改變運作方式（學習），而這種改變會維持很久。這是學習能力在電流訊號上的表現形式，科學家稱之為長效增益（long-term potentiation，LTP），這是兩個神經元間的突觸受到刺激時，神經元間的電流訊號獲得持久性強化（增效）的一種現象。

　　我們不知道這是如何發生的，也許與神經元釋放或接收神經傳導物質（或兩者兼有）時的一連串生物化學變化有關。就突觸前端而言，增加突觸前端數量，或者在數量不變下釋放更多神經傳導物質，以及減少對神經傳導物質的移除作用等，這些都能強化突觸。就突觸後端來說，增加受體數量、改變受體的功能特性、改變突觸後的位點與神經元其他部位的耦合方式，或者改變突觸後神經元的生化特性，也都可能強化突觸。關於長效增益的真正作用機制，科學界尚有爭議，這個問題可能在短時間內無法釐清。

　　幾乎所有神經元都能以多種方式調整自身運作來適應各種狀況，包括增加或減少神經傳導物質產量、改變細胞表面的受體數量、改變負責向軸突傳遞電流刺激的分子數目等等。當神經迴路被過度刺激，可能會去除一些刺激性神經傳導物質的受體，藉以減少刺激。此時就算神經迴路接收到大量訊號，也不會產生那麼強烈的反應。另外，如果神經迴路接收到的刺激遠少於平常，也

可能藉由提高對刺激的敏感性來加以適應。這就是大腦保持平衡的方法。

這樣的生化可塑性無時不在，這是大腦正常功能的一部分。然而，這也可能導致大腦功能異常。例如，我們認為憂鬱症患者的情緒劇烈變化，是大腦特定神經元所受的刺激改變，引起神經傳導物質的受體數量跟著改變所造成。

神經元與突觸能夠「學習」，那麼也可能「遺忘」嗎？答案似乎是肯定的。上文提到，以特定方式刺激神經路徑會使神經路徑「學習」而產生不同的反應方式。以另一種方式（緩慢且持續）刺激神經路徑則可能引發去增效作用（depotentiation），這項作用似乎與長效增益作用正好相反。這件事有何意義呢？去增效作用就像是突觸的「失憶」，因此相當重要。持久、緩慢的活化，或強烈而頻繁的活化（如癲癇發作時的活化）都能引發去增效作用。這可能是種保護機制，防止癲癇或腦損傷所產生的新訊息被傳送到中樞神經系統的神經迴路。同樣的，這項作用很可能也是藉由神經細胞的訊號傳遞路徑完成，因此也可能被藥物影響。

神經連結中電流訊號強度逐漸改變的過程似乎相當複雜，但記憶很可能就是以這種方式形成，這件事憑直覺就不難了解。大腦真的發生了實體的改變嗎？我們過去認為，人一旦成年後，大腦就不再改變。然而，越來越多研究顯示，神經元也可能因為早期經驗而發生實際的形狀變化。我們知道，大腦有某些神經元會受幾種荷爾蒙影響而改變形狀。至少在動物實驗中，對動物施以特定荷爾蒙能夠刺激神經元的樹突長出小突起，或稱「尖刺」（spine）。還有其他研究顯示，突觸歷經不同程度的活化後，能逐漸自我重塑，因此，神經元之間的連結可能消失，也可能重建。舉例而言，長時間遭受壓力似乎能使神經元樹突上的突觸萎縮，這或許正是人長期承受壓力會引起認知失調的原因。

我們很早就知道低等動物會有這樣的現象，例如鳥類學習新的鳴叫方式時，大腦特定部位的結構會發生改變。人們一度認為哺乳類的大腦缺乏這種結構可塑性，然而，最近的研究顯示大鼠的大腦也有類似的變化，因此科學家認為，這可能也是所有哺乳類共有的現象。

神經可塑性研究最令人興奮的發展，是我們發現大腦其實能夠製造新的神

經元。過去人們一直以為，這種神經新生（neurogenesis）大多發生於胎兒發育階段。但現在我們發現，成年哺乳類動物的大腦也會發生這種現象。神經新生是神經幹細胞轉化為功能性神經元的結果，轉化發生的機率似乎會隨著身體遭受傷害或其他病理因素而增加，長期承受壓力則會降低這樣的機率。就如同大多數神經科學研究，這些數據主要來自動物實驗，實驗對象通常是大鼠，因此研究結果是否適用於人類，也同樣有待確認。

關於藥物對動物神經新生的影響，目前已經有一些有趣的發現。憂鬱症似乎會抑制神經新生，而以抗憂鬱藥物治療則能恢復神經新生作用。美國北卡羅萊納大學的福爾頓·克魯斯（Fulton Crews）有項驚人發現，恰與本書主題相關：讓大鼠暴露於大量酒精，會抑制大腦的神經新生作用，特別是青春期階段正在快速發育的前腦。這項發現具有相當大的潛在意涵，因為青少年可能常以狂飲方式攝入酒精，這樣的行為是否會損傷大腦發育？其他藥物是否也會帶來類似影響？這個現象確實會發生在人類身上？未來的研究應該能解答這些問題，但現在我們所能獲得的警訊就是，濫用藥物很可能對青少年的大腦發育造成深遠影響。

大腦所有區域都能夠學習嗎？

以上所描述的各種現象，不只發生在單一區域。大腦確實存在特化的神經網絡，特別是在海馬迴中。海馬迴是大腦主掌學習與建立記憶的區域，這個區域受損的人非常難以學習新的訊息，但記得受損前發生的事。回頭來說，大腦任何部位都可能發生各種形式的可塑性，調節所有的大腦功能。

大腦所有運作程序都必須健全，才能維持人體正常運作。所有神經傳導系統也都必須運作正常。當刺激過於強烈或不足時，為了恢復平衡，大腦必須針對經驗逐漸自我改變，也就是學習。

發育中的大腦

雖然成年人的大腦經常在改變，但若與發育期相比，簡直是小巫見大巫。大腦的組合是一段縝密的過程，牽涉神經元的增長，以及周圍的化學訊號傳遞。神經元逐步尋找正確的位置後相連，並維持這些連結。在這段過程中，大腦結構的實體變化是相當驚人的，每天都有新的突觸快速連接。成長中的大腦也會「遺忘」，許多增長的神經未能連結到任何目標，於是在成長過程中死亡。其他神經元則不斷重塑彼此的連結，直到完全正確為止。在激烈的生長過程中，神經元必須保持活躍，否則無法進行適當的連接。因此，所謂的變化在成人的大腦中不過是將某個路徑關閉一段時間，但對發育中的大腦卻代表更為激烈的一連串事件。

生長中的神經元會受到許多作用影響，但這些作用不見得能影響成人的大腦的神經元。例如接觸抑制細胞生長的物質只會對成人大腦產生些許影響，但對發育中的大腦而言卻是巨大的衝擊。具有神經毒性的汞就是很好的例子，汞會影響成人大腦的功能，並可能導致嚴重但基本上可逆的腦功能損傷。然而，胎兒的大腦若接觸到汞，發育將會受到全面干擾，造成嚴重的智能遲緩。日本的沿海小鎮水俁，就曾經因為工業用的汞外洩到附近水域，使該水域的魚類遭受污染。而這些魚類正是當地的食物，許多成人因此罹病。雖然成人最後都能痊癒，但是許多出生在這個時期的孩童，大腦發育受到嚴重干擾，因此終其一生都處於智能遲緩的狀態。

近年來醫學影像技術的發展，使我們終於可以研究人類出生到成年各階段的大腦發育。有些有趣的研究，是利用核磁共振成像（MRI）技術偵測大腦白質，大腦白質是神經細胞軸突上具絕緣作用的髓鞘。大腦發育成熟後，細胞間的連結也永久固定，髓鞘便擔負起隔絕功能。因此，觀測髓鞘的影像能讓科學家了解大腦區域的發育程度。值得注意的是，人腦直到青春期後期都還沒發育完全。最後發育完成的區域是額葉區，額葉區關係到我們抑制不當行為、處理複雜任務以及做出事前規劃的能力。當我們講述這項發現時，常會提到從大腦的角度來看，青少年不是「年輕的成人」，而是「大孩子」。

我們認為，讓孩子知道自己的大腦在青春期階段仍在發育，是一件很重要的事情。這意味著讓他們有機會去稍微掌控大腦最重要區域的最後發育階段。

我們或其他研究者的實驗室都紛紛開始研究藥物對青少年大腦的影響。這些研究大多集中在酒精與其他藥物的急性效應，但一些流行病學研究也檢視了藥物濫用與大腦病理學之間的關連。我們也已在本書相關章節討論過這些議題，主要是針對酒精和大麻。

藥品與大腦可塑性

無論大腦學習能力的確切機制為何，我們已經掌握強力的證據，能夠支持突觸變化、神經可塑性與學習之間的關連。其中最有力的證據來自藥物研究，能阻斷長效增強作用發展的化學物質，往往也能阻斷神經可塑性的其他表現形式，尤其是學習。

例如，有一種稱為 AP-5（D-2-amino-5-phosphonopentanoate）的藥物能阻斷興奮性神經傳導物質谷氨酸的某些亞型。這種特定亞型的谷氨酸受體，也就是 NMDA（N-甲基-D-天門冬氨酸）受體，具有一種特性：在細胞接收到其他突觸的興奮性訊號後才讓鈣離子進入細胞。這些鈣離子進入細胞後能在突觸裡引發長效增益作用，因此，NMDA 受體就像細胞記憶功能的開關，當細胞接收訊號且 NMDA 受體被活化時，細胞便藉由強化突觸來「記住」這個訊號。

我們何其有幸能找到 NMDA 受體，因為在學習及其他形式的神經可塑性當中，這似乎是最重要的受體。NMDA 受體可以讓我們更加了解記憶形成的機制，以及藥物如何干擾記憶。在實驗室的試驗當中，如果我們以化學物質阻斷 NMDA 受體，使谷氨酸無法與受體結合，那麼長效增益作用便不會發生，於是大鼠無法學習走迷宮，中樞神經系統受傷後也無法重新連接神經。有越來越多的證據指出，人的學習能力和神經可塑性也可能受到類似的阻斷作用抑制。

酒精會阻斷大鼠的 NMDA 受體，抑制長效增益作用及學習走迷宮的能

力，因此，現在我們終於完全了解，為什麼我們無法記得喝醉後所做的事情（詳見第一章〈酒精〉）。

許多藥物無疑會影響大腦的學習能力，但是，哪些藥物會產生哪些影響，又會持續多久？藥物影響學習最經典的例子，來自一名製藥公司的業務代表，他在飛機上告訴我們這個故事：他的公司有幾位專業人員出國參加短期會議，由於幾乎一到達目的地就要開始演講，因此他們必須在飛機上睡覺。這群人喝了一些含酒精的飲料，然後吃下公司新上市的一種鎮靜劑，開始睡覺。會議一切順利，演講也是，於是這些人在幾天後回家了。問題是，他們回國後竟表示自己完全不記得會議中發生了什麼事，包括他們自己及其他人的演講。這些人員不知道自己所使用的藥物與劑量會造成嚴重失憶，尤其是與酒精混合使用時。

這個故事在製藥業中廣為流傳。故事的真實性無關緊要，但正好說明了，即使是以最高標準開發、製造藥物的人，也可能無法全面了解自己製作的藥物的所有作用，以及這些作用的時效。

藥物對學習的影響基本上有三種，包括損害大腦儲存訊息的能力（失憶）、扭曲真實，以及在某些情況下刺激促進大腦學習。

最常見的作用仍屬抑制學習，幾乎所有具鎮靜效果或能減少焦慮的藥物都會阻礙神經儲存訊息。雖然我們尚未明確了解機制，但科學家已經提出三種突觸層級的作用機制。

第一種機制是增強抑制作用。我們知道，許多具鎮靜作用的藥物都能增加 GABA 中介的突觸活性，因而抑制神經元活化。實驗數據顯示，這種抑制作用的加強，能夠減少長效增益作用所需的神經元活化，因而影響神經可塑性。

第二種機制是降低興奮作用。某些藥物（如酒精）不但能強化 GABA 功能而達到抑制效果，也能抑制谷氨酸中介的興奮通道（NMDA 受體通道），防止鈣離子進入神經元。進入的鈣離子減少，也就阻斷了神經元內部的訊號傳導機制，抑制突觸的長期變化。

最後，還有一些藥物，如大麻中的 THC，是透過專屬受體來改變細胞的生物化學作用，因而損害學習能力。就我們對這些藥物在生化效應上的了解，這

些藥物能夠直接調節細胞內主掌突觸活化強度的訊號處理路徑，可能是藉由抑制中介長效增益作用的訊號，或是加強與去增效作用有關的運作來達成。

如今我們已對長效增益作用及去增效作用有較多了解，因此能夠想像必然有些原因會使中樞神經系統減少某些路徑的活動，藉此「忘記」一些神經可塑性的變化。因此，我們也完全可以理解，肯定有某些藥物能夠增強這種類型的訊號，降低學習能力。

從正面角度來看，神經生物學家正在研究如何利用藥物來增進學習，這項研究對於許多阿茲海默症患者或其他受腦部疾病損害學習能力的患者而言，相當重要。而一般人往往也希望自己能夠學得更快、更多。目前已有一些相當誘人的線索指出美夢可能成真。

最有趣的線索來自一個幾乎每個人都有過的經驗。那就是被問到「你還記得當……發生的時候，你在做什麼嗎？」。每個世代至少都有一個標誌性的事件當作問題的參照點，對於美國老一輩的人來說，這問題可能是，當他們聽到甘迺迪被暗殺時正在做什麼。而今日幾乎所有人都記得發生舉世震驚的9/11事件當天早晨。試著回想看看，你第一次經歷某個非常重要且充滿強烈情緒的經驗是什麼，無論正負面皆可。

那麼，為什麼我們能清楚記得一些經驗，而且不僅止於事件本身，還包括我們當時穿什麼衣服、房間是什麼樣子、吃了什麼等等？目前有許多實驗正在進行，試圖了解這個現象。美國加州大學爾灣分校的詹姆斯・麥高博士（James McGaugh）找了兩群相似的人，把他們分別安置在獨立但類似的房間裡，房間裡安排了各種線索或裝飾。研究的目標是讓這群人聽一個帶有情緒的故事，看看他們事後記住了多少故事和環境（房間）的細節。

這個實驗有趣的地方，是給其中一組人服用一種能夠阻斷 β-腎上腺素受體亞型的藥物 propranolol（商品名「健心寧」），這種受體在人體遭遇生理或情緒上的壓力時，能使心跳升高，血壓上升。「健心寧」是該受體的阻斷劑，用來幫助病患控制血壓及心跳。因此，有一組受試者的狀態完全正常，而另一組的興奮性腎上腺素活性則遭到阻斷。

然後實驗人員向受試者講述一名受傷的孩子令人心碎的故事，過了一段時

間之後，兩組受試者離開房間，然後被要求回想在房間裡聽到的故事，以及周圍環境的細節。兩組受試者都能順利回想故事內容，然而只有正常的（沒有用藥的）那組人記得房間環境的細節，接受藥物的那一組則不太能記得。

這讓我們了解到什麼？我們向來知道人比較容易記住自己感興趣的事情，也較能記住帶有鮮明情感的事件，現在我們終於了解原因。大腦認定某件事是重要的，並啟動迴路，加強我們學習、記憶與強烈情感事件有關的環境訊息。這可能是人類和其他動物共有的非常重要的特性，因為這能幫助我們記住美好或危險的事件及地點，讓我們據此調整未來的行為。因此，現在我們終於了解，為什麼某個氣味、臉孔或場所能夠給予你正面或負面的感受，即使你無法立即想起原因——因為你的大腦回想起了某個情感經驗。

就幾個方面來說，這種對於學習能力的認識是非常有用的。首先，這說明了保持警醒與感到興趣對學習是重要的。當我們昏昏欲睡或心情憂鬱時，學習效果一定不好，一部分是因為我們對於刺激不夠敏感。我們若想要真正學習或教導某些東西，必須先導入情感成分。

此外，這項實驗顯示，我們有可能藉由操縱大腦的化學物質來增進學習。神經科學家已經知道，有多組神經傳導物質及神經迴路能夠控制學習。然而，要想增進這些系統的功能，又不產生任何無法接受的副作用，是相當困難的事。

就此而言，目前還沒有任何藥物獲准用於促進學習。直到任何藥物獲得批准之前，各位讀者只能藉由學習令你興奮的事物，以及讓自己對所學習的事物產生興趣等方式，來「欺騙」你的大腦。

除了在學校學會的東西或關於「當……發生的時候，我人在哪裡」的記憶之外，其他類型的學習及記憶又如何？各種神經傳導物質和神經迴路都在大腦的神經可塑性參了一腳，但結果並不全是有幫助的。

創傷後壓力症候群（PTSD）是說明病理性神經可塑性的重要例子。反覆經歷非常可怕或痛苦的事件，會讓大腦的恐懼系統變得過度反應。患有創傷後壓力症候群的人會發現自己戒心很強，對一些通常不妨礙人的刺激會很快做出反應，這些刺激可能是感官方面或心理方面的。不幸的案例常見於經歷過

戰爭恐怖的軍人，或長期受虐的兒童。在撰寫本文之際，還沒有任何已知的方法能夠扭轉這種大腦可塑性，任何一個事件都可能反轉愉快記憶。但是，目前已有許多研究試圖尋找能夠舒緩創傷後壓力症候群的解決方式。

另一個說明神經可塑性與大腦「學習」能力的例子是癲癇，通常，癲癇的發作始於某個大腦區域的病變，這個區域的神經元會協同進入過度興奮的狀態。這種神經元的興奮狀態能傳遞到大腦其他原本正常的區域，接下來，這些區域會「學習」以同樣的方式放電。最後，足夠多的大腦神經細胞「學會」以這種方式放電，造成全身性的癲癇。抗驚厥藥能抑制神經元的過度興奮狀態，但卻沒有藥物能夠消除大腦已經「學會」的這種引發癲癇的傾向。

我們在〈成癮〉的章節中討論了另一類型的病理性神經可塑性——大腦報償系統如何學會渴求藥物或令人感覺愉快的行為。所有這些形式的神經可塑性都牽涉到神經元行為的本質變化，除了前文討論的 GABA 及麩胺酸之外，還需要許多其他不同神經傳導物質的作用。娛樂藥物能改變不同神經傳導物質的功能，作用的過程非常複雜，且通常有害。雖然本書無法詳述所有可能性，但重點是必須了解，如果某種藥物能改變人對世界的感知或對周遭環境的反應，那麼很可能這種藥物也能使大腦產生一些長期看來可能沒有任何好處的永久改變。

最新大腦成像技術

我們很難在媒體上找到一篇與大腦有關、卻完全不提到最新大腦成像技術的報導，最常見的大腦成像技術是功能性磁振造影（fMRI），這種強大的工具能以影像呈現人體及動物大腦正在進行的活動。fMRI 與產生「靜態」大腦圖像的結構 MRI 同樣使用磁場、而非輻射來使組織成像。因此，就我們目前所知，這項技術並沒有長期或反覆暴露造成的安全性問題（除非你的體內有某些可能被磁化的東西）。

　　功能性磁振造影的原理是藉助於血紅蛋白的一種特性，紅血球中血紅蛋白分子把氧氣輸送到全身所有組織，包括大腦組織。正如我們在生物課中學到的，氧氣與血液中的血紅蛋白結合，當血液流入需要氧氣以產生能量的組織時，血紅蛋白會釋出氧氣。血紅蛋白把氧氣釋放給組織之後，磁性發生改變。因此，fMRI 系統會偵測組織因耗氧而產生的磁力訊號變化，這種訊號稱為血氧濃度依賴（blood oxygen level dependent，BOLD）訊號。

　　當神經迴路活化時，這些區域的血流增加，氧氣從血液中的血紅蛋白脫離，BOLD 訊號因而發生變化，能反映出攜帶氧氣的血紅蛋白的數量變化。因此原則上，人們可以躺在 fMRI 機器上，然後動動拇指來觀察與這個動作有關的大腦活動。機器顯示的是控制這個動作的大腦區域之血流量及耗氧量變化，而不是大腦的電流活動。BOLD 訊號會比神經元的活動稍慢 1-2 秒，但引發血流及輸氧量增加的確切機制究竟為何，目前仍有爭議。不過可以肯定的說，fMRI 至少可以量測大腦活動的相關性。

　　fMRI 有其限制，首先是我們剛才提到的時間差問題，因為相較於神經元放電的速度，神經活動訊號延遲時間相當長。其次是空間解析度的問題，fMRI 能達到的最佳解析度（在撰寫本文時）是邊長約 0.9 毫米的立方體，這需要在機器中裝設非常強力的昂貴磁鐵。在這個邊長 0.9 毫米的微小立方體中，分布了許多神經元及神經元間的突觸。因此，使用 fMRI 來檢視大腦神經迴路有點像是看著一架低解析度電視機，可以從中得到一些訊息，但不如期待的那麼多。另一個問題是無法確定大腦區域中產生的 BOLD 訊號是該區域送出訊息，或是接收訊息而產生的結果，我們只能說該區域活化了。此外，我們不知道該活動造成的結果——有可能是把通常能藉由接觸細胞而將其運作減慢的神經元加以活化，藉此刺激或關閉周圍的神經元。

　　最後，相較於背景活動，BOLD 訊號非常微弱。因此需要 fMRI 系統計算影像的平均值，以揭示該區域的相對活性，為了進一步彰顯活化的區域，還必須運用不同顏色並增加對比。這些技術對科學家相當有幫助，但產生的影像有可能會誤導非科學界人士。本書作者之一曾經在一個大型電視公司的談話節目中，根據一位用藥者的大腦影像（不是 fMRI，但這不重要）來協助解答

使用搖頭丸後遺症的問題。這些圖像以極大對比呈現，讓用藥者的大腦看起來好像有「空洞」，但事實上，實際的訊號差異極小，只是透過提高圖像對比來彰顯這些差異。儘管如此，來賓還是講到搖頭丸使用藥者大腦出現空洞。

目前已有大量研究利用 fMRI 來監看大腦活動，包括癲癇及測謊。科學家為了找出藥物在大腦中的作用區域及如何引發行為改變，也會利用 fMRI 進行大腦對各種藥物的反應成像。這些方法有一定的成效，例如，研究人員可以向非用藥者展示古柯鹼的照片，並比較他們對照片的反應與古柯鹼成癮者有何不同。不同大腦區域的 BOLD 影像可能差異顯著，但我們很難確切知道這些差異意味著什麼。

首先，個體差異使我們難以針對特定個體的反應下定論，利用分組研究並計算各組結果的平均，能產出可靠的圖像，但我們還無法根據某一個人的成像結果做出確切結論。其次，就算大腦的某個區域在某些情況下都一定會活化，就我們目前僅有的了解，也還無法確切知道各個區域的作用。或許最重要的是，大腦活動是透過各區域之間的協調訊號來執行，而 fMRI 可能無法告訴我們訊號流動的方向，或某個區域所扮演的角色。最後，訊號強度的差異有可能使判讀不易進而無法適切解讀。如果有一群數量非常少的神經元對一個大得多的神經迴路產生強大的作用，就很容易發生這種情形。這群啟動了大範圍神經活動的少數神經元，所產生的 BOLD 訊號甚至很可能完全看不見，而那個較大的神經迴路反而成為主角，讓人誤以為是引發活動的根源。

以上種種並不表示 fMRI 及其他大腦成像工具都不重要，它們確實是絕佳的工具，使我們開始了解行為與大腦活動之間的關係。隨著技術更加進步，大腦成像工具可望揭示具有診斷意義的個體差異。但此時我們建議要非常謹慎看待非科學媒體的報導，不要被漂亮的圖像誤導了。

為什麼人人都應該關心這些事？

我們希望本章能使讀者明瞭，為什麼我們應該尊重大腦以及支持大腦的身體，並稍微了解藥物能夠發揮各種效用的原因。這對青少年尤其重要，因為正如青少年所想的：他們與成人是不同的。

成人可能沒發覺，這些青少年的想法是對的。我們早已知道未成熟的大腦（如嬰兒的大腦）有許多特點與成人大腦不同。現在我們發現，青少年的大腦可能也相當不同於成人的大腦，兩者對藥物的反應可能不同，學習方式也可能不同。

美國杜克大學的心理學家大衛・魯賓博士（David Rubin）進行了一系列有趣的實驗，顯示年輕人的確與成年人非常不同。實驗的基本方法是選擇不同年齡層的成年人，並詢問他們生命中每個十年期所發生的事件，其中包括不少生活瑣事。當然，受試者對於最近發生事件的記憶都還算不錯，但除此之外，受試者記得最清楚的都是年輕時（從 11 歲到 30 歲）的事情。這意味著，年長者對於青春期的生活事件以及當時世界上所發生事情的記憶，甚至比近年的記憶都還要清楚。

如果我們對這項研究的結論是正確的，那麼，在我們的青春期階段，無論是大腦的生物化學機制或者心理狀態，都必然存在某種特殊之處，使我們能夠儲存生活經驗。不管真正的原因為何，其意義相當明確，我們年輕時期的經驗無論是好是壞，都能相當完整地儲存在我們「清醒」的記憶系統中，並且讓我們在未來也都還能記得。因此，當青少年說他們跟成人不同時，並沒有說錯。當大人說「這些都是成長必經的階段」時，他們也是對的。

第十四章

chapter 14 | 藥物基本知識

328 基本原理｜**329 藥物的作用機制：受體**｜**330 藥物的作用強度：劑量反應**｜**331 藥物如何在人體內代謝**｜331 進入人體｜**333 藥物的作用位置**｜333 排出體外｜**334 藥物的效用隨時間改變**｜**336 人體對藥物改變的反應**｜**337 停止用藥會發生什麼事？**

基本原理

1. 藥物指任何能改變精神狀態或身體功能的化學物質。
2. 藥物進入人體的方式不同，效力也大大不同。口服通常是最慢到達大腦的方式，而吸食或靜脈注射則是最快的途徑。如果某種藥物有致命之虞，那麼以吸食或注射方式快速攝入就是最危險的使用方法。
3. 各種藥物影響中樞神經系統的時效差異非常驚人，有些藥物在短短幾分鐘內就被排出，有些則會停留好幾週。無論使用何種化學物質，務必了解對身體的效應將持續多久——包括你不會留意的。
4. 藥物的效用會隨著時間改變，因為我們的身體會去適應藥物，這就是所謂的耐受性。當我們停止使用，體內不再有藥物時，這些變化就會使身體功能運作失常，這就是所謂的戒斷。

　　藥物一詞，對於競選中的政治家、高中生以及醫生來說各有不同意義。藥物是能夠改變精神狀態或身體功能的化學物質，包括大劑量維生素、健康食品店販售的草本藥方、避孕丸、非處方感冒藥、阿斯匹靈或啤酒。精神藥物能夠影響大腦，可能被用於娛樂，可能存在於食物或飲料（如咖啡）中，也可能被醫生開立處方以治療腦部疾病（如癲癇）。符合藥物簡單定義的化合物有成千上萬種，若請各位讀者試做一張自己用過的藥物清單，即使是「從來不服用藥物」的人，可能至少也能列出二十種。

　　有些人把特定食物也視為藥物（最常見的是糖和巧克力）。同樣的，某些成癮治療計畫也把強迫性性行為、購物、電動遊戲及賭博等事物等同於成癮藥物。在本書中我們排除了食物與行為，然而在完成本書之前，我們也注意到過去幾年的研究提出了令人信服的證據，顯示這兩者確實與藥物的定義有些許相符之處。賭博、暴食和性等行為，以及某些食物（如糖）都能活化大腦的報償系統，這作用多少跟古柯鹼類似（見第十五章〈成癮〉）。至少已有一項研究顯示暴食者大腦中的多巴胺受體數量較少，與酗酒者相似，這表示

從事這些行為也可能影響受體。然而，我們還是沒有足夠的資訊來進一步確認。這些變化可能只是大腦對過度的天然刺激所產生的正常適應反應，不足以證明這些行為等同於藥物。

毒物在定義上與藥物有別，指的是會傷害身體的物質。但藥理學家開玩笑說，藥物和毒物的唯一區別就在於吃進多少。這說法多少有點道理。許多藥物在一定劑量下對身體有益，但在較高劑量下卻有不良效應。然而，藥物和毒物還有一個不同之處，服用藥物通常是有目的性的，但毒物不一定。我們經常無可選擇地接觸毒物，包括食物中的農藥殘留、空氣污染物及加油時吸入的油氣。最後這項例子凸顯了兩者的定義有多麼模糊，汽油含有一種稱為甲苯的微量物質，是吸入性藥物的活性成分，有些人會吸食甲苯以追求快感。甲苯是毒物還是藥物？兩者皆是。無論自願吸入與否，甲苯都對人體有害。

藥物的作用機制：受體

藥物與稱為受體的分子結合而產生作用，各種分子都可能是藥物的受體。位於細胞表面並對血液中激素起反應的蛋白質、在細胞內控制能量流的酶，甚至像微小管（microtubule）之類維持細胞形狀的結構，全都可以是受體。受體可能存在於身體任何部位：大腦、心臟、骨骼、皮膚。藥物只要與影響細胞功能的細胞結構結合，便能夠影響該細胞所參與的身體功能。

與受體結合後能活化受體的藥物稱為致效劑，這代表藥物本身具有某種作用。與受體結合後卻不活化受體的藥物則稱為拮抗劑，拮抗劑能阻止受體與其他分子結合，且通常是能刺激受體的分子。拮抗劑藉由阻止某些正常程序而產生作用，本書所討論的許多精神藥物正是藉由阻止正常神經傳導物質作用來發揮效果。

毒鏢上所塗抹的毒素就是鮮明的例子。南美箭毒（curare）是這類毒素中的活性化合物，會阻止神經傳導物質乙醯膽鹼與受體結合發揮作用。乙醯膽鹼

是大腦傳輸訊息給肌肉並使肌肉收縮的必要神經傳導物質，南美箭毒阻斷乙醯膽鹼的作用，使人肌肉癱瘓，並因為控制呼吸的肌肉麻痺而死亡。

藥物的作用強度：劑量反應

　　藥物的作用強弱取決於攝取劑量。通常攝取劑量越高，藥物效果越強，直到達到最大效果為止。藥效達到最大值時通常代表所有可用的受體都已被藥物占據，因此再攝取更多藥物也是無意義的。

　　為什麼某些藥物需要攝取較高劑量？電視廣告往往標榜 X 品牌的藥丸只要一小顆就等於三顆 Y 品牌。有些藥物與受體的結合相當緊密，因此不需太多的量就能活化所有可用的受體。這類藥物效果非常的強，例如 LSD 只要百萬分之一克便可引起幻覺。所以，你應該高興地選擇 X 品牌，而不是 Y 品牌嗎？這可能取決於價錢。假設 X 品牌售價是 Y 品牌的 3 倍以上，雖然你可能只需要服用 1/3 的劑量，但還是沒有占到便宜！

　　X 品牌和 Y 品牌之間的何種差異才是我們應該在意的呢？有些藥物與受體結合得不非常緊密，但只要劑量夠高仍能活化所有可用的受體，有些藥物則結合得非常緊密，但活化受體的效果不是很好。藥物的功效是指藥物實際的作用，也就是改變受體功能的能力。如果 X 品牌的功效強過 Y 品牌的原因不是有效成分含量能抵三顆 Y 品牌，就很需要注意了。舉例來說，阿斯匹靈與強效鴉片類藥物（如嗎啡）都能減少疼痛感，然而阿斯匹靈的功效較差，無論多高劑量的阿斯匹靈，緩解疼痛的效果都比不上嗎啡。那麼，為什麼我們不服用嗎啡而服用阿斯匹靈？首先，嗎啡可能致命，因為有效劑量與毒性劑量間僅有些微差異。其次，嗎啡會使人成癮，為了治療一般的緊張性頭痛冒險使用嗎啡是非常不值得的。然而，對於手術後需要緩解疼痛的患者來說，有時確實需要鴉片類藥物提供的較強藥效。

藥物如何在人體內代謝

進入人體

藥物必須與受體結合才能作用，例如抹可體松軟膏緩解常春藤毒素造成的皮膚發癢時，可體松軟膏必須通過含有大量脂質的細胞膜，才能治療受到刺激的細胞。

大多數藥物的作用途徑遠比這長得多了。例如治療體內深層腫瘤的藥物，必須從投藥位置經由血液傳遞到位在遠處的器官。有些藥物在細胞內的溶解度相當好，塗抹在皮膚上便能穿過所有皮膚組織，進入最下層的微血管，並通過微血管壁進入血液，尼古丁便是其一，這也是尼古丁貼片能夠有效發揮作用，幫助戒菸的原因。一些口服避孕藥也很容易從皮膚貼片穿過皮膚、進入血液系統。但是，大多數藥物的脂溶性並不好，不足以移動這麼長的距離。

透過黏膜吸收可以使某些藥物更容易進入體內，因為人體黏膜的表面比較薄（例如鼻黏膜），微血管也更接近表面。因此，有些藥物能從鼻子、口腔或直腸給藥，這是一種高效率的給藥途徑。古柯鹼和安非他命就非常容易經由這些位置吸收，人們往往透過鼻腔吸用這些毒品。相反的，抗生素就不會從鼻腔給藥。

要讓藥物進入血液，最有效的方式是直接注射。注射針筒的發明，提供了藥物進入人體最直接的方法。我們將藥物注入靜脈中，然後藥物進入心臟，並跟著循環系統分布到全身各處。血液中藥物濃度的高峰值發生在注射藥物後的 1-2 分鐘內，然後藥物穿過微血管進入身體組織，血液中的藥物濃度也隨之逐漸下降。

藥物也可以注射到其他部位，大多數疫苗接種都是注射到肌肉中（肌肉內注射）。這種方式的藥物輸送稍微慢了一點，藥物必須先離開肌肉，進入微血管，然後才分布到全身。藥物也可以注射到皮膚下方（皮下注射），許多剛開始使用海洛因的人都是採用皮下注射，之後才改為靜脈注射。

　　藥物以煙霧形式進入肺部，流通速率可能幾乎跟靜脈注射一樣快，吸菸便是利用這種特性，將尼古丁迅速傳遞到大腦。藥物只需溶解進入肺部氣囊就能進入微血管。由於肺部表面積非常大，因此藥物能夠迅速通過廣大的表面，而且肺部的血液會直接進入心臟並運送到其他組織，以這種方式用藥，能夠使藥物快速進入身體組織。不過只有某些藥物能採用這種方式，因為這些藥物必須非常容易溶於脂肪，且在加熱後必須能夠形成蒸汽或氣體。有好幾種藥物都是如此，包括古柯鹼與甲基安非他命。只要是從鹼性溶液結晶製成的藥物都非常容易形成蒸汽，在這種情況下，每個分子的氮原子都不帶電荷（沒有來自氫離子的正電荷）。這些特質使得這類藥物能迅速進入血液循環。用藥者稱這種吸食方式為 freebasing。香菸製造商將菸草製成鹼性，也是為了相同的效果。

　　最常見的用藥方式是口服，藥物必須通過胃壁或腸壁，然後才進入微血管。有相當比例的劑量無法輸送到身體其他部位，因為這些藥物在肝臟中就被破壞了。肝臟正好位於進行這項工作的絕佳位置，所有將腸道中的營養物質輸送到身體的血管都必須先經過肝臟，而肝臟能去除其中的有毒物質，這樣的設計能保護身體不至於吸收到食物中的有毒物質。口服可能是最簡單的用藥方式，但也是最慢使藥物到達身體各部位的方式。正因如此，我們吃下布洛芬片劑後還要等五分鐘，頭痛才會緩解。

　　再次提醒，服用藥物的方式（給藥途徑）與劑量決定了藥物的效力。用靜脈注射或吸入煙霧的方式攝入，幾乎瞬間就能達到效果，因為血液中的藥物濃度會上升得非常快速。迅速獲得藥效也會誘使人選擇靜脈注射海洛因或吸食快克煙霧。但這兩種方式的過量風險也是最高的。海洛因之類的藥物非常可能致命，因為這些藥物透過靜脈注射進入體內生效的速度相當驚人，使用者可能還來不及求救便吸收到致命劑量。同樣劑量的藥物，若用口服方式就不會達到這麼強大的效果，因為口服的吸收過程是漸進的，有些藥物會遭代謝分解。

藥物的作用位置

藥物一旦進入血液循環，要進入大多數組織通常都不成問題。大多數微血管都有不小的孔洞，藥物能自由進出多數組織。大腦是個重要的例外，因為大腦有道特別嚴密的防衛機制，即血腦屏障。本書討論的所有藥物都具有精神作用，這表示這些藥物能夠輕易通過血腦屏障。

坊間傳聞藥物會「躲藏」在身體的特定部位（如快樂丸會在脊髓中藏匿數個月），其實不會。由於大多數精神藥物的脂溶性高得足以進入大腦，因此也能夠聚積在體脂肪當中。THC（大麻的活性成分）及 PCP（苯環己哌啶，俗名「天使塵」）特別容易聚積在脂肪組織。這些藥物最後仍會離開脂肪組織，再次透過血液循環進入大腦，但通常濃度很低，產生的影響也非常小。

藥物儲存在脂肪組織的現象會牽扯一些法律面的問題。例如 THC 很容易儲存於脂肪組織中，使用者最後一次用藥物後數週內，尿液中仍可檢測到這種物質。在勒戒計畫中，常有人尿液測試結果始終呈現「無禁藥」，但隨著勒戒期間體重持續下降，便突然呈現陽性反應，原因是當囤積的脂肪萎縮，藥物便從脂肪中釋出。

排出體外

藥物大多是透過腎臟與腸道排出人體，與進入的方式非常不同，但有些藥物如吸入劑等，則是經由肺部進出。許多藥物在肝臟中會變成容易從尿液排出的形式，藥物遭代謝並從尿液排出的過程決定了藥物的時效。要改變時效非常困難，人體攝入一定劑量的藥物後是無法加速擺脫藥效的。在極端情況下，有些急診室的緊急處置方式能夠加速腎臟排出某些藥物，但除此之外，都必須等待。

有些藥物能很快從身體排出，如古柯鹼。古柯鹼的作用開始得快，結束得也快，這可能導致使用者反覆用藥。藥物濃度直線上升，然後直線下降，使用者經歷強烈的快感，隨後「掉落谷底」，這會提供他們反覆使用的動機。

有些古柯鹼使用者先經歷反覆使用的循環，最後演變成高劑量一次使用，這種模式往往導致用藥過量，因為使用者會在藥效減退時急著使用下一劑，但前一次的藥效尚未完全清除，使得大腦中的藥物濃度逐漸累積到危險程度。

　　大麻的情況正好相反，大麻的活性成分 THC 非常容易溶於脂肪，會積存在體脂肪裡。THC 的代謝產物也是具有活性的化合物，在身體試圖清除 THC 的過程中，仍持續發揮精神刺激活性。大麻的這兩項特徵意味著吸食者在吸食後數小時乃至數天之間都仍受到大麻影響。

藥物的效用隨時間改變

　　大多數人回想起第一次喝酒的經驗，都會認為如果現在喝下等量的酒，不會醉得像當時那麼嚴重。這不只是因為記憶逐漸模糊，也是因為人體長期固定使用一種藥物後，效用往往小得多。這種效用減弱的現象稱為耐受性。對藥物反應減弱，通常導因於過去使用該藥物或類似藥物的經驗，但遭受強烈壓力也可能改變人體對某些藥物的反應。

　　試想我們平日為了努力投入工作而服用的藥物。例如早上喝的咖啡，偶爾因為頭痛而服用的阿斯匹靈（天知道我們這輩子究竟會吃下多少阿斯匹靈），還有吃完大餐後服用的制酸劑，即使已經服用相當劑量，這些藥物還是有用，為什麼？原因是我們通常只持續服用很短的時間，或間歇使用。服用藥物的頻率越高且劑量越高，越可能發展出耐受性。因此，每週甚至每天使用一次阿斯匹靈，在兩次用藥間身體還是有充分的時間恢復。

　　每天早上來杯咖啡或茶，讓一天有個愉快而振奮的開始，咖啡因的提神作用歷經多年也依舊有效。然而，人體確實會適應每天喝下的那杯咖啡（見第二章〈咖啡因〉）。如果是經常喝咖啡的人，咖啡因的作用確實比不曾攝入咖啡因的人來得小。人體確實會對咖啡因產生耐受性，但是每天攝入正常劑量通常已足夠讓咖啡因不會完全失效。

　　某些藥物的耐受性可能相當戲劇化。例如，海洛因成癮者也會迅速對鴉片類藥物產生耐受性，不至於發生抑制呼吸（過量服用致死的原因）的情況。海洛因長期成癮者會攝入極高劑量的藥物，那是他們如果生平第一次使用海洛因就攝入同等劑量，將可能致死的程度。這種耐受性能持續幾個星期或好幾個月，耐受性之所以能持續這麼久，是因為成癮者通常每天用藥，一天好幾次，有時持續好多年，而有些身體的變化非常持久。鴉片類藥物也一樣證明了不同身體組織適應藥物有快慢差異的事實：儘管人體對鴉片類藥物影響呼吸的作用會產生耐受性，但這類藥物收縮瞳孔的能力卻很不容易有耐受性。這可能有助於判斷用藥過量的狀況，因為醫療人員能快速評估是否可能服用鴉片類藥物。但不幸的是，我們也知道人體對鴉片類藥物的止痛效果也很容易產生耐受性，因此長期使用鴉片類藥物會使效果減弱。

　　那麼抗生素呢？每個人可能都記得自己曾被醫生告誡，在療程中一定要每天按時服藥，且要盡量（但可能往往沒辦法）每隔六到八小時服藥一次。雖然沒有單一細菌能夠適應抗生素，但是整個細菌群落往往就有可能。由於細菌每天複製至少一次，新一代細菌不斷產生，如果剛好有對該藥物具抗藥性的細菌誕生，這個抗藥性細菌及其後代存活下來，便可能形成具有抗藥性的疾病感染問題。隨著抗生素使用情形漸廣（如牛肉中的抗生素、兒童疾病用的多種抗生素等等），越來越多人身上都帶有具抗藥性的細菌群落，目前可用的抗生素也難以治療。耐受性的發展是以群落層級為單位，而非個別細菌層級擴散，這已逐漸成為全球問題。

　　有些藥物其實會隨著使用日久而逐漸增強效果，古柯鹼的某些作用會因為累積使用而變得越來越強。這種現象可能有好的一面：藥物越來越有效之後，降低使用頻率仍能維持效果，這當然能夠降低用藥成本！有些研究指出，抗憂鬱藥物就屬於這一類，因此可能沒有必要每天使用。

　　幸運的是，許多治療疾病的藥物，一般使用的劑量都不足以引發耐受性，因此長時間使用也仍有效。對於高血壓等慢性疾病用藥來說，這一點尤其重要。

人體對藥物改變的反應

　　人體對藥物的耐受性與敏感性是怎麼產生的？人體往往會去適應持續存在的藥物，讓身體機能在藥物存在的情況下維持正常。在眾多適應方法中，我們將說明最重要的三種。

　　在長期使用藥物的情況下，肝臟是最先產生適應反應的地方。肝臟中有某些酶讓藥物失去活性，變成另一種腎臟可以排泄的形式。消除藥物活性的酶專一性並不高，因為如果所有酶都具有高專一性，肝臟便會需要數百種以上的酶。相反的，肝臟中負責代謝所有藥物的酶只有 50-60 種。

　　酶的活性會隨著經驗而變，當人體頻繁接觸某種藥物，需要某種酶來去除活性時，肝臟便會啟動「增援」機制，製造更多能清除該藥物的酶，如此一來，身體就能更快清除這種藥物。這個過程會導致耐受性，原因很簡單：身體中能與受體結合的藥物變少了。吸菸者每次吸菸都會攝入許多物質，代謝各種藥物的速度比不吸菸的人還要快，那是因為香菸煙霧中的許多物質一直存在他們體內，使得肝臟中許多藥物的代謝酶也增加了。當吸菸者生病就醫時，這種現象可能會干擾治療。同樣的，重度酗酒者的肝臟代謝藥物的速度也更快。

　　鼻腔解充血劑是說明耐受性第二項成因的良好範例。鼻腔解充血劑可治療鼻塞，是一種非處方藥，藉由附著於鼻腔血管上的受體來發揮作用。藥物一活化，這些受體就會引發血管收縮，因而降低鼻子的血液量，也有助於減少發炎症狀及腫脹。這種藥物的效果能維持一段時間，然而，帶有受體的細胞會抵抗藥物的過度刺激，為了重新建立平衡，細胞會移除表面一些受體，結果便是鼻腔解充血劑不再有效！解充血劑的藥瓶上通常寫有警語，提醒使用者不要連續使用數日，就是因為這點。這樣的變化是產生耐受性的常見成因，大腦適應藥物大致也是相同的原理：受體被過度刺激，導致神經元移除受體，使刺激程度降低至正常狀態。相反的，如果藥物的作用是抑制受體活性，細胞就會製造更多的受體。

巴夫洛夫的狗聽到晚餐的鈴聲便流口水，這正可說明耐受性的第三種成因。大腦經由「學習」對藥物產生預期，並採取因應行動。有時大腦採取的行動是活化某個運作程序，使藥物效果受到抑制。在熟悉的環境中使用藥物（服用成癮藥物的人大多是如此），便能學會將用藥的環境與藥物經驗聯結。例如，海洛因成癮者通常都向同一個毒販購買毒品，並且在常用藥的場用。很快地，這個場所便會與藥物經驗互相相連。當海洛因成癮者進入該場所時，身體便開始加快呼吸，以抵消注射海洛因造成的呼吸減緩作用。這個過程相當強大，使用者若服用平常能耐受的劑量卻仍然發生了過量問題，通常是因為在陌生的地方用藥的緣故。

不幸的是，這類預期反應也可能以相反的方式作用。當海洛因成癮者戒治成功返家，往往只要回到過去使用藥物的場所，就會喚醒過去用藥的感受，因而重新喚起對藥物的渴求。這會形成一股非常強烈的衝動，因此許多戒治計畫都會鼓勵成癮者大幅改變生活方式，並避免接觸與用藥經驗相關的人物與場所。

停止用藥會發生什麼事？

當藥物不再存在於體內，身體所有奇妙的適應措施就會產生反效果。讓我們回到鼻腔解充血劑的例子，試想一下，某人使用鼻腔解充血劑長達兩週，可能為了克服耐受性而逐漸提高用量，一旦停止用藥會發生什麼事？此時鼻腔血管的受體數量已不正常，使用者之所以不鼻塞，是因為解充血劑瘋狂地刺激僅存的少數受體。一旦少了藥物，留下的少數受體無法正常運作，鼻塞只會捲土重來，於是原本的治療反成了病症。

這段過程雖稱為戒斷症狀，其實只是耐受性的另一面。使用者不是對鼻腔解充血劑上癮，只是單純產生了耐受性：鼻腔開始依賴藥物。這是一般人對於戒斷與成癮常有的誤解（詳閱第十五章〈成癮〉）。即使是像滴鼻劑這種非

成癮藥物，還是可能使人體產生依賴並出現戒斷症狀。

　　某些藥物戒斷的後果可能危及生命。例如，酒精是減緩神經元活化的鎮靜類藥物。如果神經元每天都受到酒精抑制，合理的反應便是盡各種可能使自己更頻繁地活化。如果大腦許多細胞長期受到酒精影響，便會藉由增加刺激神經元活化的受體，以及減少抑制活化的受體來加以適應。想像一下，有個經歷此種情形的酒精成癮者接受戒酒治療，此人的多數神經元已變得非常活躍，中斷飲酒便可能造成神經系統過度興奮，進一步導致癲癇及死亡。幸運的是，如今已有藥物可以幫忙治療酒精成癮，在酗酒者大腦恢復正常的過程中控制這些戒斷症狀。

　　了解藥物如何運作不單純只是了解各種藥物的效用，儘管這是首要步驟。每個人都必須明白以某種方式使用藥物的安全性為何、藥物進入人體的速度如何、在體內停留多久以及如何排出。對於我們服用的每種藥物，我們都應該了解長時間使用及戒斷的後果。

　　停止使用某種藥物後，任何身體組織，包括大腦，能夠多快恢復正常？答案取決於用藥劑量、時間長短以及發生變化的程度與種類。有些改變能夠非常迅速地扭轉，使用滴鼻劑的人只要停止用藥幾天，鼻子就能維持正常。即使是長期酗酒者體內的某些受體變化也可能迅速扭轉，戒斷症狀最嚴重的階段只維持短短幾天。然而，有些變化需要更長的時間才能扭轉，最持久的變化應屬於仰賴學習機制產生的反應，就像巴夫洛夫的狗。但各種變化終究都會逆轉，如果你預期某事件頻繁發生，該事件卻未發生，你的大腦會逐漸改變反應。但這可能需要數週甚至數年的時間，這類型的變化通常來自需要很長時間才能恢復的成癮現象。

chapter 15 |

第十五章

成癮

340 基本原理｜340 什麼是成癮？｜341 癮是如何開始的：掌管愉悅的神經迴路｜342 藥物與愉悅迴路｜343 多巴胺的特殊作用｜344 成癮的黑暗面：疼痛、不快樂｜344 黃瓜與醃黃瓜：大腦的變化｜346 藥物成癮是大腦化學機制有缺損嗎？｜348 人格特質與藥癮｜348 生活經驗與藥癮｜350 精神疾病與藥癮｜350 成癮問題的重點｜351 利用藥物戒除藥物

基本原理

1. 成癮是重複性、強迫性使用一種物質，儘管這會對使用者造成不良影響。
2. 成癮藥物一開始會活化大腦中的某些神經迴路，這些神經迴路會對食物及性等令人愉悅的事物起反應。每個人的大腦都有這些迴路，因此每個人都可能對某種藥物上癮。
3. 用藥量增加以及無法停止用藥的原因很多，包括大腦發生變化、希望藉由藥物得到快感以及逃避戒斷的不適感等等。
4. 許多個人生活因素，如家族史、個性、心理健康、生活經驗等，都會影響藥癮的發展。

什麼是成癮？

　　成癮（有些人也稱之為心理依賴）是重複性、強迫性使用某種物質，儘管這種物質會對的生活、健康（或兩者）產生不良影響。使用古柯鹼或海洛因都是非法且不益於健康的，但不是所有使用的人都一定會上癮。同樣的，成癮不同於生理上的依賴，後者純指停止使用所發生的變化（如許多愛喝咖啡的人沒有喝到上午的咖啡會感到頭痛），這是一種生理依賴，但不一定是上癮。藥物成癮的人往往會同時對藥物產生心理及生理性的依賴。

　　強迫性、重複性使用酒精、尼古丁、海洛因、鴉片類藥物以及古柯鹼和其他興奮劑，顯然符合成癮的定義，但是強迫性的暴食、賭博及性等活動，算不算上癮呢？有些人過度從事這些活動，已經對自己（及家人）造成不良後果。有些人賭掉自己所有一切，或者嚴重性濫交到有感染愛滋病或其他性病之虞。這些行為都很像藥物成癮者渴求藥物，而且越來越多研究顯示，這些情形可能都涉及同樣的神經迴路。

癮是如何開始的：掌管愉悅的神經迴路

　　什麼樣的誘因會使人寧願放棄自己的工作、家人及生活方式，或者忽略飲食與生殖等最基本的維生衝動？「成癮者」必然擁有某種非常根本的不同，使他們陷入極不正常的生活方式而不可自拔。成癮已被歸因於個人特質，包括缺乏「道德」或自制能力、大腦的化學機制不同於一般人，或有精神病、極端心理創傷，或者誤交損友等。儘管以上因素都會影響成癮，但必然有某種更原始的成因。對藥物成癮的神經機制存在於所有大腦。癮能夠影響大腦基本的維生功能，因此可說相當強大。這些機制存在於每個大腦中，因此任何人都可能對藥物上癮。成癮的最大原因在於一個複雜的神經迴路，這迴路讓我們從事會使自己感覺良好的事物。科學家推測，這個神經迴路的功能就在於讓我們能夠享受各種維持生命所需的活動或物質，這迴路運作得宜，我們就更可能再次從事這些活動。

　　這個愉悅迴路如何運作？讓我們以美食為例。假設有人在一家麵包店吃到了極美味的糕點，他會為了美味的食物而再次造訪這家麵包店。美味的食物是種增強劑，增加了這個人從事相同行為（去麵包店）的可能性。所有動物都會努力去獲取食物、水、性，以及探索環境（也許是為了尋求食物、水或性）的機會，人類也不例外。這些事件或物質都是「天然增強劑」，都能激勵我們的行為。

　　在實驗室中，動物學會按下槓桿以獲取食物，而這個實驗場景就好比麵包店。大腦中有個重要的神經迴路會促成這個行為，如果這個迴路損壞了，即使是極度飢餓的動物也不會按下槓桿。我們認為這種神經迴路是讓動物或人類將增強劑當成愉快經驗來體驗的路徑，這有時也被稱為報償路徑。一旦這個路徑被破壞，動物便失去對食物、性及探索環境的興趣，但還是能夠從事這些行為，只是沒有動機。相反的，正常的動物會非常努力執行任務（按下槓桿或做其他事情）來開啟刺激該路徑的微弱電流，那行為表現就彷彿很享受該路徑被電流刺激的過程，這就是所謂的自我刺激。

藥物與愉悅迴路

不難想像成癮藥物也是種增強劑。如今已有壓倒性的實驗證據證明，大多數實驗動物（鴿子、老鼠、猴子）都會為了注射古柯鹼、甲基安非他命、海洛因、尼古丁及酒精而按下槓桿，卻不會為了 LSD、抗組織胺等許多藥物而這麼作。甚至果蠅和斑馬魚也會在過去曾接收到強化因子的環境當中徘徊遊蕩，這是另一種測試對藥物潛在成癮性的試驗。實驗動物願意賣命取得的藥物，與明顯能使人類成癮的藥物清單完全相符。

我們知道，成癮藥物的愉悅效果是由同一種神經路徑所中介，這得自兩個十分有力的論據。首先，當實驗動物的這條路徑被破壞，便不會為藥物工作。其次，科學家將電極放在動物的報償迴路上，結果發現被注射古柯鹼或海洛因的動物只需要較小的電流就能產生更「愉悅」的感覺。在成癮者的大腦中，同樣的系統也會受到藥物或與藥物相關的刺激活化。讓古柯鹼成癮者觀看古柯鹼的照片或吸食快克的器具，同時監測他們的大腦活動，在他們表示對古柯鹼產生渴望的同時，大腦的報償路徑也呈現活化的狀態。

成癮藥物（興奮劑、鴉片類藥物、酒精以及尼古丁）其實可以代替食物或性，這說明了為什麼大多數使用者會將注射古柯鹼或海洛因的「高潮」比擬成性高潮的快感。這不只適用於缺乏意志力或生活荒唐的人，也適用於所有人。這也讓我們很容易理解，為何成癮問題在不同文化中都如此普遍。

雖然新聞媒體顯然炒作了太多「哪種藥物最容易上癮」的測驗，但很明顯的，動物會為某些藥物更賣力工作。老鼠會為了注射一劑古柯鹼而按下兩三百次槓桿，而如果是為了取得浴鹽 MDPV，或許會按更多下。如果把人類最不願停止使用的藥物定義為成癮性最高的藥物，那麼毫無疑問，尼古丁將榮登榜首。原因如下所說，成癮的過程有兩個面向：開始的愉悅和停止時的痛苦。兩者都深深影響著吸毒行為。

多巴胺的特殊作用

　　神經傳導物質多巴胺似乎在一般的增強作用以及成癮性最強的藥物效應，都扮演了重要角色。大腦中有一群多巴胺神經元會直接通向報償迴路，如果這些多巴胺神經元被破壞，動物就不會為了食物、性、水或成癮藥物工作。此外，天然增強劑與成癮性最強的藥物都能使神經元釋放更多多巴胺。我們最喜歡的實驗來自一位加拿大的科學家，他把一隻母大鼠放進公大鼠的籠子裡，並測量公鼠的大腦在母鼠出現前後的多巴胺釋放量。不難想像，接觸到可能的性伴侶，能使公鼠大腦報償迴路的多巴胺濃度大幅上升。

　　用藥物取代自然增強劑進行相同實驗，得到的結果是一致的。古柯鹼、嗎啡、尼古丁、酒精會導致大腦的多巴胺大量增加，且發生作用的區域與性相同。大多數神經科學家認為，成癮藥物會影響通往多巴胺釋放迴路的神經元，並透過各種方式來刺激神經元活化。

　　任何享受過美味鬆糕的人都知道，癮的作用絕對不僅止於「愉悅的事情發生時多巴胺會分泌更多」這樣而已，多巴胺在這過程中所發揮的作用也絕對不僅止於此。為了說明這點，我們要從第二次造訪麵包店講起，當你第一次去麵包店時，美味的鬆糕讓你的多巴胺上升，第二次（或第三次、第五次）造訪時，你只要看到麵包店的招牌就開始期待鬆糕了。從猴子的實驗中，我們知道在預期即將到來的報償時，多巴胺便開始上升，不必等到實際得到報償。科學家現在認為，多巴胺有項重要的功能，是引起對已知報償的期待。這與我們所認為的嗜吃鬆糕不等於成癮的常識相符。邁向成癮的第一步，或許是在想到鬆糕時就開始努力取得鬆糕，多巴胺可能便參與了這個決策過程，然而，這還不算是上癮，如果有必要，你還是會改變決策。

　　此外，多巴胺神經元並不是處理愉悅的神經路徑「末端」。很明顯，這些神經元也與其他神經元相連，而我們才剛剛開始了解大腦中其他區域所扮演的角色。

成癮的黑暗面：疼痛、不快樂

享受藥物帶來的快感，只是成癮的部分原因，成癮者受到的影響來自正反兩面的相反作用。一旦身體適應某種藥物，並產生生理依賴，便會陷入用藥、獲得愉悅、藥效逐漸減弱並出現戒斷症狀的循環週期。每一種藥物的戒斷症狀都不一樣，有些並不明顯（各種戒斷症狀詳見各章節）。例如，鴉片類藥物的作用逐漸減弱時，會使成癮者感到病厭厭，就像感冒的前兆，用藥者會有畏寒、盜汗、流鼻涕及全身疼痛等狀況，酒精成癮者則會感到不安及焦慮。然而，所有成癮藥物的戒斷症狀都有一個共通點：感受正與用藥帶來的良好感覺完全相反，並可能伴隨對藥物的強烈渴求。渴望逃避戒斷症狀帶來的不適，以及為了滿足獲得更多藥物的欲望，都可能強化用藥的動機，而不只是為了獲得愉悅。

黃瓜與醃黃瓜：大腦的變化

當你真正對鬆糕成癮，每天待在麵包店門口等開店，因而忽略了工作，或忘記還在學校等待接送的孩子，即使鬆糕口味變差也不改變行為，那麼，這之間到底發生了什麼變化？這種不顧後果的強迫性、重複性行為，就是專家所認定的成癮。

使用成癮藥物的情況也頗為類似，很多人會偶爾喝點酒，甚至有時在派對上吸食古柯鹼。然而，某些人一在社交場合用過藥，就會逐漸演變成持續性使用，喝酒就是個很好的例子。美國成人人口中約有 50% 會偶爾喝酒，其中約 10% 是重度飲酒者，約 5% 的人有酒癮。

這些上癮者顯然發生了某些變化，使他們對藥物的需求如此強烈，願意盡最大的努力以取得藥物。到底這些人的大腦發生了什麼樣的改變呢？我們曾

經聽戒毒成功者說，他們覺得自己在行為與生活上的變化就像黃瓜變成了醃黃瓜，而且一旦變成，就再也無法回頭。這個比喻貼切嗎？如果真是這樣，那麼在匿名戒治計畫中，讓酒癮者終生禁絕藥物的作法似乎頗有道理。

大多數科學家認為，人體一適應持續存在的藥物，大腦的報償迴路就會逐漸發生變化。最簡單的變化很容易理解：大腦報償系統每天受到成癮藥物的刺激，因而開始「期待」這種人為刺激。當使用者突然停止用藥，報償系統便被關閉，因為報償系統為了維持正常功能已適應了每天對藥物的「期待」。據我們所知，所有成癮者的大腦中都會發生一種生物化學變化，或許能解釋這結果。酒精、甲基安非他命、海洛因等藥物的成癮者，甚至強迫性進食者的大腦都有一種共同的生物化學特徵——有一種負責接收多巴胺的受體數量特別低。該結果能合理解釋這些成癮現象，這些負責接收多巴胺的細胞持續受到多巴胺攻擊，只好試著關閉以為因應。正在進行戒治的海洛因成癮者經常表示，每次注射海洛因時，他們都試圖找回初次體驗海洛因的感覺，那是一種再也無法達到的興奮感。

更而甚者，有些成功戒毒的古柯鹼成癮者表示，停止使用古柯鹼後，他們有一段時間完全無法感到愉悅。試想在戒斷期間，當所有令人開心的事情都變得無趣時，要停止使用能予人無比快感的藥物，是多麼困難的事情。這種無法感到愉悅的狀況，可能是古柯鹼難以戒除的主因。如果用藥者隨手就能拿到立即帶來良好感受的物質，顯然這樣的用藥衝動是難以抗拒的。我們認為上述多巴胺受體流失的狀況，是導致快感缺失（無法感受愉悅）的大腦變化之一。然而，這些受體在成癮者戒除用藥之後的幾個星期內就會恢復正常，這與我們先前提到的「黃瓜變成醃黃瓜」的比喻正好相反。研究顯示，藥物成癮的動物大腦會發生許多類似的變化，而當動物停止用藥時，許多這類變化都能逆轉。不幸的是，科學家還沒找出其中最關鍵的變化，也尚未確認哪些變化是可逆轉的。

反覆使用成癮藥物的人，大腦所產生的某些變化是學習的結果。讓我們再次回到麵包店的例子，這個鬆糕成癮者每天都會到麵包店報到，因此他會記得路線，並期待著街上飄著新出爐鬆糕的香味。很快的，就算他還沒來到麵

包店，光是聞到這樣的味道就可能使他對鬆糕產生強烈渴望。當這個鬆糕成癮者發現每天為了鬆糕跑到麵包店太費時間，或者價格調漲太多使他買不起鬆糕時，會發生什麼事？假使他發生戒斷症狀，因此毅然決定完全戒掉鬆糕，那麼他最好換一條路線去上班，因為他會發現，前往麵包店的路、鬆糕的氣味以及許多與前往麵包店有關的經驗，都會使他對鬆糕產生強烈渴望。這樣的渴望也曾讓許多人的節食計畫失敗，而這種類型的學習也對成癮有著重大的影響。只要讓曾經用過古柯鹼的人觀看快克吸食管的照片，就會引發對古柯鹼的強烈渴求。針對大腦活動的新近研究顯示，用藥者看到這些照片時，大腦中參與記憶的區域有活化的現象。

藥物成癮者的大腦還有另一種「學習」現象使得他們難以戒斷藥物，這牽涉到大腦負責規劃未來的部分。正常情況下，動物或人類如果發現了某種增強劑，大腦會記住這事物是如何、在哪裡發生的，並計劃在下一次需要食物或性的時候前來查看。這種計劃未來的能力，可能是我們的大腦功能中最複雜的。然而，對吸食快克的人來說，大腦的這部分最關心的就是找到快克。以這種增強劑反覆刺激大腦，同樣也可能影響這些規劃中樞。因此，讓成癮者渴望使用藥物的原因，並不只是藥物引發的快感，也包括我們記下並為未來的愉悅進行規劃的能力，這種大腦變化極為持久。

新的研究顯示，在成癮的最後階段，用藥會變得跟綁鞋帶一樣自然。多巴胺系統中有個部分會幫助我們將學習轉變為自動行為，科學家已經證明這個部分也會逐漸改變，但是速度較慢。最後，按下槓桿以獲取藥物將成為習慣，這種行為已經成為自動行為及支配行為。

藥物成癮是大腦化學機制有缺損嗎？

如果任何人都可能上癮，那麼為什麼相較之下真正的藥物成癮者這麼少呢？有沒有可能是某一群特定的人愉悅迴路有某種異常狀況，因此這些人特別容

易受藥物吸引？或者，是否因為有一群人的愉悅迴路功能較差，使他們比較容易藉由喝酒、吸菸或吸食古柯鹼等方式來讓自己感覺正常？或許這兩類的人都有。研究這些成癮問題時，確實有點像是在討論「雞生蛋，蛋生雞」的問題。當成癮者出現大腦功能異常，我們不可能知道這個異常是多年的藥物濫用所致，或在開始用藥前就已存在。這也是科學家研究前述的多巴胺受體時所面臨的難處。有些科學家試圖藉由研究酗酒者的孩子來解決這個疑問。科學家注意到有些酗酒者與他們兒子的腦電圖觀測結果有些異於常人之處，然而，我們並不真正了解這所代表的意義。要確定兩者的關係，唯一的方法是研究這些孩子成人後的情況，並比對這異常是否與酗酒有關。這類研究正在進行中，且需要很長的時間，但我們可以先用動物來進行。我們發現，即使讓實驗動物自由使用古柯鹼，也只有一定比例的動物（約五分之一）會發展成強迫使用。

這些差異是否來自可修復的基因缺損？人類基因組圖譜確實讓我們可以更快搜尋出與成癮及其他疾病有關的基因。科學家已經找出許多可能的基因，其中有些是與特定成癮有關的特定基因。例如，某種與乙醇作用的受體在基因上的變異可能與酒癮有關，而某種與鴉片類藥物作用的受體的基因變異，則與鴉片類藥物成癮有關。其他受體的基因，如多巴胺 D2 受體的基因，則與所有成癮有關。還有一些令人驚訝的發現，例如，有一種基因非常適合用來預測某人是否容易對尼古丁產生依賴，但這是控制肝臟分解尼古丁的基因，完全與大腦功能無關。最後，還有一些基因似乎能預防人們上癮，包括兩種與酒精分解有關的基因（見第一章〈酒精〉）。因此，許多科學家判斷藥物成癮是種複雜的疾病，可能涉及許多基因。我們是否能夠修復這些基因？目前還不能，但我們想這麼做嗎？由於這些基因大多會影響大腦的正常活動，我們甚至無法預估改變這些基因能否治療上癮並且不造成其他問題。而且，即使我們知道怎麼做，這種操作也將引發相當大的倫理問題。

最後，重要的是，我們必須了解生物學並非絕對。人的行為不只受到基因控制，環境也有一定影響，而且人擁有自我意願，能控制自己的行為。即便某人擁有某些酗酒者大腦中的特定基因，也不意味這個人必然會酒精成癮。

只要這個人滴酒不沾，便永遠不會出現問題，也許這輕微的基因異常還能夠帶來某些我們無法理解的益處。另一方面，沒有成癮相關遺傳傾向的人，也可能因為悲慘的生活處境（如童年曾遭性侵）而發展出強迫性酗酒行為，或企圖使用其他藥物療癒心理創傷。重點在於任何人都可能遭遇成癮問題，但由於人類大腦非常多樣化，很可能有些人比其他人更容易受到藥物經驗影響，但我們還不確定，無法抗拒藥物可能是受到大腦中何種化學機制影響。

人格特質與藥癮

正在閱讀本書的讀者，有多少人曾經擔心自己或親人可能擁有「容易成癮的人格特質」呢？雖然某些藥物濫用治療專業人員、心理學課程以及自助手冊很喜歡提到這個概念，但是，目前學界對於容易成癮的人格特質並沒有共識。此外，人們所認為的容易濫用藥物的人格類型，往往隨時代而變。在過去，有強迫個性的人往往會被描述為有濫用藥物的傾向，在今日，人們擔心愛好冒險與衝動的人更可能濫用藥物。這些想法可能都有一定的道理，例如，如果某人天性上較樂於嘗試新的經驗，包括帶有風險的事物，這人可能更願意嘗試藥物，也因此更有可能上癮。正如同上文討論的遺傳基礎，我們應該記住，擁有這樣的人格特質也不代表某人就一定會染上藥癮，許多熱愛冒險的人會把精力投注在高空彈跳等需要膽量的活動。

生活經驗與藥癮

生活經驗可能影響某人是否成癮。曾進出用藥場合的人的生活史顯示，藥物濫用的人常可見某些特徵，沒有藥物濫用問題的人則比較少有這些特徵。

　　藥物濫用者很可能來自濫用藥物的家庭，酒癮的問題也可能源於與酗酒父母共同生活的經驗（不過這樣的經驗往往也會讓人選擇不飲酒）。在父母有酗酒問題的家庭中成長，是否會學到用酒精來應對壓力？也許是。有酗酒問題的孩子，往往也較可能曾經受到父母的身體及精神虐待，而經歷身體與精神虐待也是許多藥物濫用者的共同特點，尤其是女性。科學家針對住院治療的酗酒者進行研究，有 50-60% 的人表示在童年時期曾經被虐待。

　　為什麼童年時期不好的經驗會導致成年後的物質濫用問題呢？有一派理論認為，藥物濫用背後有心理方面的成因。然而，最近有一項猴子的研究結果衍生出一派生物學理論。美國國家衛生研究院與其他研究機構的科學家已經證明，某些被母猴忽視或虐待的幼猴，在成年後會出現一些行為問題。這些幼猴成年後往往非常好鬥，如果讓牠們有機會喝酒，往往會喝過量。這不見得全是遺傳傾向的影響，因為如果將完全正常的母猴生出的幼猴交給不盡職的母猴養育，幼猴成年後也會展現這些傾向。這一點毫不令人意外，令人驚訝的是，這些行為問題都伴隨有大腦變化，在酗酒成猴的大腦中，神經傳導物質血清素的濃度較低。這項研究顯示，這些早期的生活經驗可能造成大腦持久的變化，而這些變化會影響這類行為。

　　我們知道，與用藥的同儕交往，會增加某人嘗試藥物的機會。此外，如果某人很早開始吸菸、喝酒或吸食大麻，之後使用其他毒品的機會也較高。這種關聯使得藥物成癮的「閘門理論」相當流行。該理論的立論基礎，是科學證據指出大多數使用非法成癮性藥物的人，最初都是從喝酒、吸菸或吸食大麻開始，而這些藥物便被視為更危險藥物的敲門磚。然而，絕大多數吸菸、喝酒及抽大麻的人卻從來不曾使用這些「硬性」藥物。雖然統計數據是正確的，不過這使我們想起，我們最喜歡的統計老師經常說，統計數據並不能證實事情的成因。喜歡冒險的人、患有精神病的人，或在複雜家庭中成長的人，都比較可能嘗試各種越軌行為，包括使用成癮藥物。濫用藥物也可能只是某種問題的表面徵狀。

精神疾病與藥癮

　　憂鬱症與某些精神疾病也較常見於藥物使用者，這些問題是否由藥物所引起？或者是這些問題導致濫用藥物？任何人一旦因為藥物成癮而使生活變得複雜，這樣的混亂當然可能導致憂鬱症，這也使得精神疾病與藥癮間的複雜關聯更難以釐清。然而，有些戒治中的成癮者所自述的用藥循環則完全相反，這些人因為焦慮或憂鬱的情緒而開始喝酒或使用其他藥物，以因應無力或絕望感。然後，隨著用藥越來越頻繁，濫用藥物變成了主要問題。這種「自我療癒」行為也可能是許多人成癮的原因。

成癮問題的重點

　　成癮問題的重點在於，任何人都可能對藥物上癮。然而大多數人並沒有成癮，這背後有許多原因。首先，如果某人不曾嘗試成癮性藥物，便不可能成癮。其次，如果某人心理相當健全，擁有穩定的家庭生活及工作（包括支持他／她且沒有用藥習慣的同僚），而且也沒有濫用藥物的家族史，此人便缺乏某些重要的因子，藥物成癮的風險就少得多。不過，只要是擁有大腦的人，就肯定有成癮的可能性。在 1970 與 1980 年代的古柯鹼熱潮中，許多積極向上、擁有高學歷與良好工作的專業人士，雖然過著不錯的生活，卻也染上了古柯鹼的毒癮。

　　最後，也有些人可能是因為能從藥物中獲得特別強烈的快感，因此使用藥物的動機比其他人更強烈。如果這些人不曾嘗試過毒品，這種基本特質並不造成問題。但是，如果他們有管道嘗試藥物，並且也選擇嘗試，那麼這些人成癮的風險就會非常高。在美國，醫療人員的用藥率是所有專業人士中最高的，這絕對不是偶然，因為他們很容易取得這些藥物。

利用藥物戒除藥物

任何有節食經驗的人都知道，儘管可用的方法很多：照著書做、減肥產品、線上輔導、支持團體、醫生協助，甚至吃減肥藥，想減肥並維持減重成果仍非易事。大多數人會發現，儘管有這些幫手，在我們的生活中，控制飲食行為是最困難的改變之一。其中一個原因是：我們的報償系統讓我們離不開吃，這是有助人類生存的強大神經生物學鐵律。有鑑於與控制飲食及用藥的愉悅感受有關的神經迴路彼此互有重疊，針對暴食的藥物治療方法或許也能做為治療藥物濫用的指引。

治療藥物成癮與節食一樣，有許多種不同的方法，從斷然停藥，乃至於尋求各種治療，包括復健機構、醫生輔助諮詢、門診治療團體或個人治療、支持團體（如匿名酒癮者及匿名戒毒）等。與節食過程也很類似的是，大多數人在成功之前都經過一次又一次嘗試。根據一些研究的估計，吸菸者平均得嘗試戒菸 5-10 次，才能成功戒菸。

我們並不打算對這些不同方法進行比較，而只是略述藥物治療在戒除成癮問題方面的應用。目前已有許多藥物能幫助抑制因戒除藥物而產生的渴求，大多數藥物治療都基於一個簡單的原則：提供足以抑制渴求、又不足以產生快感的小劑量藥物。這些方法的目的在於透過一段時間的用藥，使有逆轉可能的大腦變化能夠逆轉。通常，隨著大腦產生變化，藥物的用量也跟著逐漸減少到非常低，或者完全歸零。大多數人最熟悉的可能要屬尼古丁貼片：這是一種皮膚貼片，能讓尼古丁緩慢釋放，以抑制對香菸的渴求。另外也有其他產品，如含有尼古丁的口香糖、鼻腔噴劑等。所有這些產品的目的都是逐漸降低攝入的尼古丁劑量，直到成癮者成功戒除尼古丁。

同樣地，針對鴉片類藥物成癮，目前也有效果不錯的藥物療法。數十年前，研究證明鴉片類藥物美沙酮可以抑制渴求，減少毒癮，幫助成癮者恢復正常生活，新近問世的藥物丁基原啡因也有同樣的作用。兩種藥物的作用機制都是提供恆定的小劑量鴉片類藥物，藉此使成癮者在逐漸恢復正常的過程

中，遏止對藥物的渴求。同樣的，針對酒精成癮者，目前已有兩種藥物（納曲酮與阿坎酸）能做為戒酒時的酒精「替代品」。這些藥物療法全都證明能幫助依賴藥物的患者維持完全禁絕的狀態。不幸的是，目前還沒有藥物可運用於興奮劑成癮的治療，研究人員還在努力尋找。

常有人批評成癮的藥物療法，是給患者藥物使「繼續成癮」。關於這點，我們如何看待？且讓我們回到最初對成癮的定義，以反駁這個論點。成癮是一種重複性、強迫性的用藥行為，不管藥物的負面後果如何。每天早上服用藥物、上班、維持健康的人際關係以及在社會中表現不錯的人，都不符合這種描述！藥物治療使人的生活往上提升，而不是向下沉淪。

回想一下我們的節食比喻。目前已有幾種藥物能透過降低食慾來有效幫助減肥。這些療法是基於人們對飲食調節過程所涉及的神經迴路的了解，有嚴謹的科學知識做為基礎。儘管有這些有效的藥物療法，大多數人在以藥物幫忙控制食慾之後還是復胖了。同樣地，儘管做過了藥物治療，許多人也還是重拾精神藥物。難道這類藥物只是暫時的支撐，沒有長期的效益？就像用於調節食慾的藥物一樣，治療成癮的藥物並非設計為終身使用，而是讓患者的大腦有時間來盡可能地改變，並且為患者爭取時間學會因應成癮行為的替代方式。就好像過胖的患者必須學會良好的飲食習慣及運動方式一樣，對藥物依賴的成癮者必須學會如何處理生活問題而不訴諸成癮藥物，這正是我們以上列出所有策略的主要意義。研究顯示，結合諮詢及藥物治療是最能夠幫助成癮者回復正常的方法。

在我們聽聞過的其他成癮定義當中，最有正面助益的是由 ONDCP（美國國家藥物管制政策辦公室）前負責人麥克萊藍（Tom McClellan）所提出，他把藥物成癮定義為「階段性神經可塑性的慢性復發失調症」，這正如同我們在本章中所描述的。如果我們將肥胖定義為飲食失調，那麼把成癮稱為一種失調似乎也不為過。我們不需採用把成癮視為「疾病」的定義，在某些人眼中這種定義並不恰當。那麼我們何不延伸這種比喻，利用所有已掌握的策略來幫助人們恢復並過正常的生活呢？

354 基本原則│**355** 藥物法│**357** 遭遇搜查│**359** 違法行為│**361** 逮捕│**363** 定罪：被罰的
下場│**365** 未來何去何從？

有句話說得好，人的生命可能在幾秒的瞬間永遠改變。當一個人同時身陷藥物與法律問題時，確實很可能就此改變一生。基於許多原因，大多數國家的立法機構，尤其是美國，都決定壓抑精神藥物的使用，嚴格且明確規範藥物相關的法令。所有以非法方式處理藥物的人，都有被判刑的風險，而那可能會毀掉自己及家人的生活。

使用本書討論的藥物幾乎都有可能違犯法律，但仍視實際情況而定。這些藥物有許多在任何情況下都是非法的，無論是製造、販售或持有。有些則可以合法用在醫療上，但不能作為娛樂之用。還有一些藥物如酒精，是成人可以合法使用，但禁止未成年人使用，也禁止在某些活動時使用，如開車或駕駛船隻。

本章的目的在於使讀者了解與毒品議題相關的基本法律及原則，而不是建議如何應付執法機關或司法體系。如果你覺得你需要這方面的建議，請向律師洽詢所有相關問題，以免違犯法律。

基本原則

1. 雖然美國執法人員依法有權搜索某人的汽車或住家，但針對個別案例，這個非常複雜的問題往往主要由法庭決定。一般來說，你在自己家裡能擁有最大的「隱私期待」（expectation of privacy），在汽車裡的隱私期待較低，而在公眾場合是最沒有隱私的。

2. 如果執法人員懷疑你有犯罪行為，且非常想要搜查你或你的車子，無論你是否同意，都會被搜查。如果你同意，那麼這項搜查多半會被視為合法；如果你拒絕被搜查，這項搜索可能不合法也可能合法，但可能無論如何都會發生。法院體系會針對這項搜查是否經過允許及是否合法展開辯論。為了避免麻煩，最簡單的方法就是避免在任何隨機及無預期搜查的情況下被搜出違法物品。

3. 沒有前科也未曾服用、散布、持有藥物的人，若與某個因持有毒品而被逮捕的人在一起，可能會因而捲入法律問題，直到證明清白為止，但是在那之前就可能已經造成沉重的經濟負擔（例如雇用律師的昂貴花費），使家人擔心，而且可能被拘禁一段時間。

4. 從事與毒品相關的非法活動，處罰可能相當可怕，尤其美國的聯邦司法系統對販售毒品的處罰又特別嚴厲。許多偶爾吸毒的人往往沒有意識到，光是擁有適量的毒品，無論是否真的打算出售，都可能自動被視為「意圖散布」毒品。而意圖散布毒品本身即屬於犯罪，可能面臨嚴重處罰。

5. 不一定只有在美國聯邦政府的轄區才會違反聯邦法律，無論任何時間，聯邦毒品法律都適用於美國的任何地方。

6. 州與聯邦法律對於槍枝犯罪的判刑可能非常嚴厲，持有槍枝，甚至只是在違反毒品法律時在附近被搜查到槍枝，也可能使監禁的刑期在原罪的判刑之外還加重許多年。

7. 許多人以為他們認識一些當地官員就不會受到嚴重的法律懲處，或者他們以為判刑不會太嚴重，他們都錯了。首先，由州或地方逮捕的罪犯很可能會轉交給聯邦檢察官處置，不受當地政治影響。其次，在美國的許多州及聯邦的體制之下，吸毒是無法假釋的。更糟的是，某些情況還有「最低強制性」的量刑法律，法官幾乎完全沒有減刑的餘地。

8. 美國公民的權利在海外並不適用，在某些地方，違反毒品法律可能被判死刑。

藥物法

本書提到的藥物受到美國各種不同法規的約束。在美國，只要年滿 18 歲或 21 歲，就能合法擁有及使用菸草（18 歲）及酒精（21 歲）。少數幾個州的法律允許成年人使用大麻做為娛樂用途，有更多的州已把醫療用大麻合法化。

法規的變化非常快，因此建議在做任何決定之前先諮詢過當地的政府官員。但是，聯邦法律仍然規定在任何地方持有大麻都是非法的，違反這個規定可能招致嚴重後果，我們稍後將加以討論。

許多非處方感冒藥能做為製造甲基安非他命及右旋性美蘇仿的前驅物，因此受到一些管制，但只要出示身份證，且年滿 18 歲，就能購買供個人使用的劑量。我們所討論的草本藥，大多數（麻黃鹼除外）都是任何人均可合法購買及擁有的藥物。

美國《濫用物質管理法》涵蓋了大多數其他藥物，根據這項聯邦法律，任何人都不能購買或擁有某些藥物，而有些藥物則可在有醫生處方的情況下使用。美國當局還根據這些藥物的濫用危險及醫療用途，制定了幾個不同附表。以下說明各附表的藥物，這些藥物只能在合法取得 DEA 許可執照、或有醫生處方的情況下，才能購買及持有。

- 附表一：本類藥物目前在美國尚未開放醫療用途，在醫療人員監督之下也沒有可接受的安全保證，濫用的可能性很高。這類藥物包括各種形式的大麻（天然及合成）、海洛因、所有透過血清素作用的迷幻藥（LSD、西洛西賓及其所有衍生物）、MDMA 及其所有同類物質，以及所有的卡西酮衍生物（浴鹽）。這些藥物只能做為研究用途，且必須取得許可。只有研究人員才能合法購買。

- 附表二：本附表所列物質可在適合的狀況下做為治療疾病之用，但有很高的濫用可能，可能導致心理或生理上的嚴重依賴性。這些藥物包括多種鴉片類藥物，如美沙酮、嗎啡、鴉片、可待因酮、吩坦尼、哌替啶及可待因；一些鎮靜劑，如戊巴比妥；以及臨床使用的興奮劑，包括安非他命、甲基安非他命和派醋甲酯。

- 附表三：本附表所列物質的濫用可能性低於附表一或附表二中的物質，其濫用可能導致中到低度的生理性依賴或高度心理性依賴。該類藥物包括一些組合製劑：一些鴉片類藥物（如氫可酮）搭配乙醯胺酚；丁基原啡因搭配納洛酮的混和製劑（Suboxone），用於治療鴉片類藥物成癮；麻醉劑氯胺酮；以及睪固酮。

- 附表四：本附表所列物質的濫用可能性比附表三物質較低。此類藥物包括許多苯二氮平類鎮靜劑，包括二氮平（煩寧）、阿普唑侖（贊安諾）及三唑侖（酣樂欣）。
- 附表五：本附表中的物質相對於附表四所列物質的濫用可能性較低，主要是包含少量特定麻醉劑的製劑。

這個列表並未涵蓋所有藥物，但已舉出夠多的範例。購買或持有這些藥物可能招致的罰則，依藥物所屬附表及持有量的多寡而定，因此這只能做為入門指南。必須了解的是，在沒有醫生處方的情況下，購買或持有這些附表所列的任何物質都屬違法。此外，州法律有可能與聯邦法律不同。

針對藥物的附表分類，我們要提醒的是，雖然上文已說明附表的歸類依據病列舉部分藥物，但藥物所在的附表與藥物的安全程度沒有絕對關係。例如，大麻屬於附表一的藥物，但幾乎不可能造成猝死。另一方面，苯二氮平類藥物屬於附表四，且能定期使用持續一段時間，但使用者可能產生很強的耐受性，此時若沒有醫療專業的幫助，幾乎不可能停用。只要是服用上述附表中的任何一種藥物，都必須事先收集足夠資訊，不能靠附表來判斷安全性。

並非所有精神活性藥物都是受管制物質（例如抗憂鬱藥），因此有些藥物並沒有列在這些附表中，但仍需要有醫師處方才能使用。在大多數情況下，只要在沒有處方的情況下持有這些藥物，尤其把這些藥物遞交他人，就屬違法。

遭遇搜查

一個關於大隻金絲雀的笑話是這樣的：八百磅的金絲雀要坐在哪裡？答案是，想在哪裡，就在那裡！同樣的，美國的執法官員可以搜查任何他們想要搜查的地方。最後，法院可以決定該搜查行為是否合法，但如果執法人員有理由相信某種犯行正在發生，他可以理所當然地啟動搜查，然後讓律師來幫

他搞定一切。

　　就搜查這個主題來說，美國的法律規定是非常複雜的，部分原因是過去幾年來許多法院的判例已經為個人的合法權利做了定義。然而，也有少數一般性原則規範了合法扣押及搜查某人的時機。

　　首先是「隱私期待」，「一個人的家就是他的城堡」的說法，就是對隱私的期待。搜查住處通常比搜查其他地點需要更嚴格的法律先決條件，通常要由法官簽署搜查令，除非有證據顯示有直接並嚴重威脅公共安全之虞。

　　其次是汽車，這是大多數人面對法律的地方。執法人員看到車輛違反交通法規時，會要求停車，然後懷疑裡面正在進行非法藥物活動。如果執法人員合理認為可能有犯罪行為，他可能有權扣押車上的人，直到能夠進行合法且合宜的調查為止。請記住，執法人員如果認為車上有犯罪行為，他可以要求停車並逮捕某些人，即使他是錯的！

　　一位司法人員描述了一個極端的例子：假設歹徒在搶劫銀行時犯下謀殺案，殺手開著 2007 年的藍色四門轎車逃離現場。在緊急時刻，一名粗心大意的 911 勤務人員搞錯了，廣播說凶手坐上前來接應的 2003 年紅色卡車離開現場。一名員警在路上看到一輛 2003 年的紅色卡車，攔下卡車，勒令乘客下車，搜查卡車上是否有武器，並發現了非法藥物，這項搜查合法嗎？也許，因為這名員警有理由懷疑車上的乘客是罪犯，他雖然錯了，卻有很好的理由，而這些乘客很可能因為他們所犯下的任何罪行而被定罪。

　　同樣的，也有可能因為員警沒有理由就搜查車輛，因此出現無法定罪的結果，因此大多數員警會在搜查車輛之前先請求允許。有了搜查許可之後，搜查行動才能合法進行，所有證據才算合法取得。如果沒有搜查許可，那麼執法人員可能選擇進一步扣押這些人，並呼叫緝毒犬或其他支援來檢查該車輛，這個問題會變得非常複雜。

　　在實務面上，執法人員有相當大的權力可以進行拘押和逮捕，因為美國議院已經認定，能夠扣留可能的犯罪分子並訊問他們，是符合公共利益的。即使後來法院證明執法人員是錯的，受冤的人還是浪費了時間，同時也許還得面臨逮捕、訴訟費、生活大受干擾之苦。

　　最後，也有一些情形是發生在公共場所或走路時，這是最不「私人」的行為，隱私期待也最低。在這種情況下，為了保護執法人員及一般大眾，執法人員有更多彈性可以進行搜查。例如，假設一名員警看到一個人走在街上，行跡鬼祟地穿梭在車輛之間，員警有權攔下那人問話，以確保那人和駕駛者的安全。如果在攔阻的過程中，員警懷疑這人可能攜帶武器，他可以進行搜身。如果員警在搜查的過程中覺得這人身上有可辨識為非法藥物的物品，便能扣留這些毒品。這個人可能因為違反毒品法律而定罪嗎？非常有可能，因為這樣的搜查是合法的。

　　同樣的規則也適用於演唱會，兩名學生明顯喝醉了酒在打架，一名員警跑過來阻止，學生們反抗，經過合宜的搜查，員警發現了非法毒品。如果員警選擇控告他們，成功率很高。

　　執法人員會有刻意騷擾開車族和參加音樂會的學生、到處尋找藥物的變態習慣嗎？很少。大多數執法人員把自己的工作當成職責，而不是使命。想想看，每天有多少交通違規事件，卻很少有人被攔檢。想想看，沒有違反任何法律卻遭到攔檢或在音樂會中被制止的情況，其實並不常見，一般來說，執法人員只是在執行應做的工作而已。

違法行為

　　與毒品相關的法律相當複雜。在美國，由於每個州都不一樣，與聯邦體系的規定也不盡相同，因此並沒有一個簡單的方法能夠詳細解釋這些法令。然而，還是有些影響很大且相對少為人知的法律層面，必須向大家解釋。

　　首先是重罪和輕罪之間的差異。輕罪是較輕微的犯罪，可能被處以罰款、公共服務或較短刑期的拘禁，通常不到一年（在聯邦體系）。這通常是針對交通違規、不嚴重的盜竊，有時是針對持有非常少量的非法毒品。重罪（謀殺、武裝搶劫、販毒）通常會被判刑一年以上，且被視為嚴重罪行，被定罪

的人會失去很多公民權利，包括擔任多種高薪工作的權利，以及監禁期間的投票權，在某些州甚至出獄後也不得投票。遭到重罪定罪確實會改變人的一生，對吸毒者來說，了解這一點很重要，因為持有少量某些毒品可能被視為輕罪，但較大量時則變成重罪。

由於法律總是會以持有毒品量的多寡來設定處罰的輕重，因此毒品量的多寡很重要。目前廣受爭議的是，聯邦法律對於持有相當少量快克的處罰是相當嚴厲的，但是要持有相當多的古柯鹼粉末，才會被處以相同罰則。任何考慮使用毒品的人都應該明白，處罰的嚴重程度會因毒品而有所不同。檢察官通常會酌情決定對哪些指控進行審理，問題在於這屬於行政決策，有可能在任何時間、任何情況下逆轉。以我們看過的一則案例為例：一起因提供鴉片類藥物而致人死亡的案件，經地區檢察官酌情決定，從過失殺人改判為二級謀殺。

大多數人都知道，販毒（散布）的刑罰遠比持有毒品更嚴厲，但人們往往不知道，只要持有超過一定劑量的毒品，就可能被認為是「意圖散布」，可能會受到更嚴厲的刑罰。此外，從法律的角度來看，判定是否散布毒品，不一定要有金錢轉手的行為，光是將一包毒品交給另一人，就可能被視為散布。

另一個不受注意的犯罪領域是共謀。在毒品犯罪案件中，有許多是因共謀而被定罪。毒品交易所牽涉的，往往遠比簡單的金錢與毒品交易更為複雜。規範共謀罪的法律既廣泛且強大，既使本身沒有實際參與犯罪，只是在一旁謀畫，往往也會被依法起訴，有時這是為了希望這些人跟司法人員合作，協助定罪。若是經常跟涉嫌持有、散布毒品的人混在一起，你應該要留意，自己可能會因為看似無辜的行為而被指控共謀犯罪，例如把車子借給男友、兌現支票，或把電話借給販毒的朋友。從執法的角度來看，毒品交易是一種生意（雖然是非法的），如同合法的生意，不同的人扮演不同的角色，每個人的重要程度不等。

最後，通常還有沒收財產的問題。大多數人都聽過毒販的財產被拍賣，這是因為沒收法允許執法單位沒收及拍賣毒販的財物。關於這一點，最驚人的狀況是有些無辜的人可能因為違反毒品法而被沒收個人財產。例如，假想一

下，某個學生在他父親的家中及汽車裡販賣古柯鹼，假設這個父親多少知道一些，並勸導學生停止，但學生依然故我，父親也放棄規勸。如果檢察官能證明父親知情，但仍允許學生繼續販售毒品，很可能他的住家與汽車都會因為涉及刑事犯罪而被沒收。只要把父親一詞換成「兄弟」或「友人」，你就會明白自己也可能落入這樣的陷阱。

大麻又如何？現在已經合法了，對嗎？美國有一些州為了醫療目的而把持有大麻「合法化」；另有一些州把持有少量大麻作娛樂用途視為合法或改為應受懲罰的輕罪。但美國聯邦法律仍把持有大麻視為犯罪，適用於全美 50 州。一般來說，聯邦法律位階高於州法律，因此，在一個允許合法持有大麻的州被依聯邦法律起訴並非不可能。在我們增修新版之際，美國司法部長正持續對大麻管制施以較前歐巴馬政府時代嚴格的執法。例如，聯邦法規對同時非法擁有任何管制物質與槍支設下嚴重的懲罰，但條文卻相當模糊。最極端的情況是，如果你合法持有一種管制藥物，同時帶了少量大麻，即使大麻在你所在的州是合法的，你都會受到聯邦法律的制裁。這項規定同樣適用於服用含受管制物質（鴉片類藥物、苯二氮平類藥物等）的藥丸及持有槍支。當然，聯邦法律對於在哪種特定情況下會嚴格執法並沒有非常清楚的界定。因此，請注意，無論州法律規定如何，聯邦法律適用於全美。

逮捕

大多數人都認為他們不會被逮捕，青少年尤其會覺得他們是「不受法律約束」的，但他們確實可能被逮捕。無論是祖母、青少年、律師、醫生、一般人，只要是地球上的人，都可能面臨這個問題。

在許多你想像得到最隨便的事件中，都有人因毒品而被逮捕。在美國維吉尼亞州，員警攔下一輛車，因為車子的後視鏡勾到某個東西。員警起了疑心，依法搜查車輛，發現了大量的古柯鹼。另一名轉運毒品的人把古柯鹼塞

進果汁罐裡，重新封好，以為自己的計畫很完美。從加勒比海度假歸來的遊客常會把食物一起帶回國，因此他認為自己可以順利通過海關。他沒料到的是，海關人員知道罐裝果汁在加勒比海很貴，在美國卻很便宜，因此沒有理由從加勒比海買罐裝果汁回國，結果是他被逮捕，並因運送價值數百萬美元的古柯鹼而定罪。

即使是老祖母也不能免於被捕。一對緝毒局警員在北卡羅萊納州的公共汽車站值勤，注意到有個老婦人舉止怪異。當他們走近她，她立刻離開，他們起了疑心，進行合法搜索，在她的行李中發現大量古柯鹼。

一名大學生回到宿舍，發現到處都是校警和市警，雖然她沒有涉入任何非法活動，但她的室友在另一個學校的朋友帶著一批毒品來拜訪，另一名學生遵守校規向校警報案。幸運的是，這名無辜的學生沒有被捕，因為她的室友為她澄清，這真的是有驚無險。

執法機構的緝毒工作其實是相當精細的。緝毒局在世界各地試圖阻止毒品運到美國，在各主要和次要機場甚至客運站都派有組員。在大多數州的公路巡邏中，也有緝毒單位投入尋找可疑車輛。這些工作的成果並不小，各州和聯邦監獄的囚犯都因此急劇增加。

然而，大家都知道，大多數國家往往毒品氾濫，在市區的許多地方及大學校園裡通常很容易買到常見的非法毒品。那麼，為什麼人們會覺得毒品防制無效呢？緝毒並非完全失敗，而是被掩蓋了。許多人被依法逮捕，但總是有別人來替補每個被抓走的人。長期使用古柯鹼、快克、海洛因是非常昂貴的習慣，大多數人唯有成為毒販才能維持這種所費不貲的行為。正如我們在本書其他章節所說的，古柯鹼和鴉片的效果可能非常強烈，但以慣用者的用量來說，代價是相當高昂的。對毒品的依賴及開支往往讓使用者搖身變為毒販，直到醫療介入、逮捕或死亡制止了他們。

這與本書的讀者有什麼關係呢？任何能夠閱讀這本書的人，無疑應該都有能力從事正派及合法的工作，有成功的人生。這樣的讀者可能會覺得自己不可能被逮捕，或自己並未交友不慎。這個天真的態度可能最危險，因為如同大多數的工作，非法毒品交易也需要知識、技術及人脈。業餘的毒販大部分

並沒有這方面的知識，或很幸運，並不想做那些全然投入毒品文化所需的事情。因此，他們以業餘者的身分來處理所有問題，而且就像很多領域的業餘者一樣慘遭失敗。這種情況的風險特別高，他們可能被捕，損失很多金錢，成為暴力犯罪的受害者，或嚴重依賴他們所販售的毒品。

我們都知道，有些人會覺得自己的機會很少，而且生命苦短，因此不管別人說什麼，他們都要販毒。在他們的生命裡，坐牢只是做這門生意的成本。然而，一位曾經起訴過上千件毒品案件的地方檢察官提出忠告：一個有家人、教育機會和朋友的人，會因一時失足誤入歧途，而失去許多東西。重罪定罪可能剝奪一個人在這個社會中的許多機會，並可能使家庭蒙受許多的痛苦、災難及財務損失，就算賺到再多的金錢或毒品經驗，都非常不值得。

定罪：被罰的下場

美國大多數州的法律刑責都是建立在多年來訂定的一系列法案上，非常複雜，不容易一言以蔽之。持有少量大麻，在某些州可能無傷大雅，但在某些州卻嚴重到必須坐牢。其他毒品也一樣，不過通常會被看得更嚴重，即使持有的量非常少。在美國，檢察官提出指控時，對於犯行的輕重通常有一定的迴旋餘地。問題是，我們很難確定：（1）法律上的最新變化、（2）檢察官對於毒品犯罪的態度，以及（3）檢察官會根據州法規還是聯邦法規來提告。

（有好幾項因素能決定你被起訴的可能依據，包括是否被聯邦官員逮捕、犯罪行為是否發生在聯邦政府所轄之處，以及州及聯邦當局是否同意聯邦政府應起訴該項罪行，決定因素相當之多。）因此，持有少量娛樂用海洛因或古柯鹼，可能被判中等刑期的拘禁，也可能是鉅額罰款及長期監禁，這取決於實際的情況，以及審理該案的司法人員的心情。

重要的是，必須記住，某些州和某些聯邦體系在量刑上確實有一套結構或方針，也就是說，某人一旦因為毒品犯罪而被定罪，他的刑期是由法律規

定，無論情況為何，法官都無法改變。此外，聯邦體系（還有越來越多的州法律體系）規定販毒不得假釋，定罪可能代表長時間的監禁，即使檢察官和法官希望採取其他刑罰，也無力改變。

以下這個例子足以說明酒精、處方用藥在嚴峻法律下能造成多麼嚴重的後果。本書作者之一常以專家身分出庭作證，最近出庭的一樁案件正展現了法律、檢察官及法院如何共同摧毀了一個人的人生。一名男子和鄰居在他家外面聚會，整個晚上，他沒有喝過量的酒，喝到差不多的時候，他決定上床睡覺，於是吃下每晚睡覺前都會服用的藥丸，其中包括安眠藥唑吡坦（安必恩的學名藥）。睡覺前，他又回到聚會，但很快就迷醉了，然後，他鋪床準備睡覺。不久之後，他醒過來，沒有穿鞋，也沒裝假牙或助聽器就走出大門，看起來睡眼惺忪。但是他帶了一把平時放在床邊的槍，他向聚會中的人們大吼大叫，同時開了兩槍。現場無人受傷，但有人報警，他因此被捕。

這名男子被控嚴重攻擊，而現場每個人都認為他是喝醉了。依據大多數的州法律，這種情況被視為「自願性迷醉」，因此不能做為對任何指控的辯護理由。他的辯護團隊認為他並不是因為酒醉，而是使用了處方藥唑吡坦，眾所周知，唑吡坦能引發奇怪的行為，如睡著開車、睡著做愛、睡著購物、睡著飲食等。但如果原因是唑吡坦，那就是「非自願性迷醉」，足以做為這些指控的辯護理由。

陪審團聽取案件之後判定這名男子是喝醉，因此有罪。但真正的災難是，在該州若是在持有槍支的情況下犯下某些罪行（例如嚴重攻擊）必須強制判處10年徒刑，如果開了槍，則判刑20年。因此，檢察官選擇控告這位男子對現場的6人犯了罪，依照法律要求，每項指控都適用於強制性判決，且得連續執行，這表示這名男子依法必須判處120年徒刑。在本案中法官沒有自由裁量權。

這個案例說明了在各種情況交互作用之下，包括迷醉、嚴厲的法律、強力起訴，還有最後，處於睡夢懵懂、迷醉狀態下的人取得一把槍並開槍射擊，其後果有多糟糕。這位男子沒有這類前科，過去是個形象良好的士兵。這些怪異的行為很有可能是唑吡坦造成的，但檢察官及陪審團並不這麼想。

但故事還有後續，一名專事平反這類判決的專家受理了他的案件，並成功向上級法院提出上訴。法院裁定給他再次接受審判的機會，最後陪審團做出無罪判決。雖然結局變好，但這名男子幾乎花光所有的錢，幾乎失去所有的退休金，且必須在監獄中待一陣子，因此他當然沒有免除嚴重的後果。我們從中學到的教訓是，無論如何絕對不要把槍支與藥物（即使是合法持有）湊在一起，這是一種可怕的組合。

另一個教訓是，如果有人想藉酒意犯罪，那麼無論犯罪當下精神狀況多麼不好，通常都不能拿喝醉酒來為任何罪行辯護。

未來何去何從？

在美國及一些其他國家，人們對藥物的合法化或除罪化一直都還有爭論。截至 2018 年止，美國已有超過 30 個州通過法律允許大麻用於醫療及娛樂消遣，還有一些其他的州則正在考慮類似的法律。但是這些法律尚有爭議，且就如前面所述，另一個問題是這些州法律可能與聯邦法律有衝突。沒有人知道最後結果會是如何。

其他國家的情況也與美國一樣混亂。例如，葡萄牙早在 2001 年就把娛樂目的的用藥行為除罪化，但並沒有把這些藥物合法化，只是盡量降低對少量持用禁藥的處罰。得自 2014 年《歐洲藥物報告》（European Drug Report）的資料顯示，葡萄牙的用藥死亡率為每百萬人中有 6 人，是歐盟最低。相較之下，2016 年美國的用藥死亡率為每百萬人中有 185 人。英國也有類似倡議，在最近一期《英國醫學期刊》（British Medical Journal）中，皇家內科醫師學院提議英國應把藥物除罪化（BMJ 2018; 361：k1832）。另一方面，根據新聞報導，菲律賓總統推行了一項手段激烈的禁毒運動，實施後已奪走許多生命。

另一方面，很多人認為，吸毒者和毒販的壓力一旦降低，將導致非法毒品氾濫，他們的噩夢是連兒童也能輕易取得非法毒品。不幸的是，毒品已經是

任何人都唾手可得的東西，包括兒童及不同經濟階層的人，所以，噩夢已經開始了。

為了降低需求，我們必須加強教育。正如我們在本書其他章節所提到的，有效的毒品教育絕不只是訓誡人們拒絕所有毒品，許多人都認為他們使用的毒品是無害的。毒品教育必須教導基本的科學，幫助我們珍惜大腦的複雜及精妙，以及了解到，不同的人可能會有不同的化學反應，而這些我們稱之為「毒品」的強力化學物質是如何作用在人體上，無論是正面還是負面、短期還是長期，我們都所知不多。良好的教育是昂貴的，但我們可以因此更健康，而我們的社會也能節省毒品帶來的許多損失，包括無謂的工資、執法與監禁等成本。

翻譯對照表

2 - AG 受體─2-AG

2,5 二甲氧基安非他命─2,5 dimethoxyamphetamine

3,4- 亞甲基雙氧甲基卡西酮─methylone

4- 甲基安非他命─4-methamphetamine

4- 氟甲基卡西酮─flephedrone

5 - 甲氧基二甲基色胺（5 - MeODMT）─5-methoxy dimethyltryptamine (5-MeODMT)

DHEA（脫氫表雄酮）─DHEA (dihydroepiandrosterone)

DMA（雙甲氧安非他命）─DMA (dimethoxyamphetamine)

DMT（二甲基色胺）─DMT (dimethyltryptamine)

DNA 損傷─DNA damage

GABA（γ- 氨基丁酸）─GABA (gamma-aminobutyric acid)

GBL（γ- butyrolactone）─GBL (gamma-butyrolactone)

GHB（γ- 羥基丁酸酯）─GHB (gamma-hydroxybutyrate)

LSD（麥角酸二乙胺）─LSD (lysergic acid diethylamide)

L- 多巴─L-dopa

L- 多巴胺─L-dopamine

L- 酪氨酸─L-tyrosine

MAO 抑制劑─MAO inhibitors

Marinol（屈大麻酚）─Marinol (dronabinol)

MEDLINE─MEDLINE

NMDA 受體─NMDA receptors

Orinase（甲苯磺胺丁脲）─Orinase (tolbutamide)

PCP, 另見苯環己哌啶─PCP,see phencyclidine

PHPD（迷幻藥影響過後的知覺障礙）─PHPD (posthallucinogen perceptual disorder)

PMA（副甲氧基安非他命）─PMA (paramethoxyamphetamine)

p- 辛弗林─p-synephrine

S- 腺苷甲硫氨酸濃度─SAMe (S-adenosylmethionine) levels

Thorazine（氯丙嗪）─Thorazine (chlorpromazine)

tlitlitzin（圓萼天茄兒）—tlitlitzin
(Ipomoea violacea)

TMA （三甲氧基安非他命）—TMA
(trimethoxyamphetamine)

β- 腦內啡神經元—beta-endorphin
neurons

β- 咔啉—beta carbolines

1—5 劃

乙醇—ethanol

乙醇脫氫酶（ADH）—alcohol
dehydrogenase (ADH)

乙醚—ether

乙醛—acetaldehyde

乙醛脫氫酶—acetaldehyde
dehydrogenase

乙醯膽鹼—acetylcholine

丁基原啡因—buprenorphine

丁烷—butane

丁螺環酮（BuSpar）—buspirone
(BuSpar)

二甲基色胺—dimethyltryptamine,see
DMT

二苯胺明（豐樂敏）—
diphenhydramine (Benadryl)

二氫去氧嗎啡—desomorphine

二硫龍（戒酒硫）—disulfiram
(Antabuse)

二氮平(煩寧)—diazepam (Valium)

二氯二氟代甲烷—Freon

人參皂苷—ginsenosides

人參屬—Panax

三甲氧基安非他命—
trimethoxyamphetamine

三環抗憂鬱藥—tricyclic
antidepressants

上癮、成癮—addiction

大力補—Dianabol

大果柯拉豆樹—Anadenanthera
peregrina

大麻二酚（CBD）—cannabidiol (CBD)

大麻二酚酸（CBDA）—cannabidiolic
acid (CBDA)

大麻脂—charas

大麻素過敏症候群—cannabinoid
hyperemesis syndrome，CHS

女性化症候群—feminization
syndrome

子宮內中風—intrauterine stroke

丹酚 A—Salvinorin A

內源性大麻素—endocannabinoid

巴西纖體能量草—Cha de Bugre

巴比妥類藥物—barbiturates

幻河藤—Turbina corymbosa

幻覺—hallucinations

心肌梗塞—heart attacks

心得安（普萘洛爾）—Inderal
(propranolol)

心絞痛—angina pectoris

止瀉寧—Lomotil

毛喉素—forskolin

水合氯醛—chloral hydrate
牛磺酸—taurine
丙氧酚（達爾豐）—propoxyphene
　(Darvon)
丙烷—propane
仙人球毒鹼—mescaline
卡瓦—kava
卡皮藤—Banisteriopsis caapi
卡西酮—cathinone
卡痛—kratom
卡塔—khat
去甲烏藥鹼—higenamine
去增效作用—depotentiation
可可豆鹼—theobromine
可待因—codeine
可待因酮—oxycodone
可替寧—cotinine
可塑性—plasticity
可邁丁（華法林）—Coumadin
　(warfarin)
可體松—cortisone
古柯鹼—cocaine
右旋性美蘇仿—dextromethorphan
司可巴比妥（速可眠）—secobarbital
　(Seconal)
四甲基阿米雷斯—4-Methylaminorex
四氫大麻酚（δ-9 - 四氫大麻酚）—
　THC (delta-9-tetrahydrocannabinol)
四氫孕三烯酮（THG）—
　tetrahydrogestrinone (THG)
失能記憶喪失—disabling memory loss

尼古丁乙醯膽鹼受體—nicotinic
　acetylcholine receptor
布洛芬—ibuprofen
戊巴比妥—pentobarbital (Nembutal)
正腎上腺素—norepinephrine
瓜拿納—guarana
甲卡西酮,222—methcathinone
甲奎酮（白板）—methaqualone
甲苯—toluene
甲苯磺胺丁脲（Orinase）—
　tolbutamide (Orinase)
甲氧基安非他命—
　methoxyamphetamine
甲氧麻黃酮—mephedrone
甲基卡西酮—methcathinone
甲基安非他命—methamphetamine
甲基硫醯基甲烷—
　methylsulfonylmethane
甲基睪固酮（大力補）—
　methandrostenolone (Dianabol)
甲醇—methanol
甲喹酮—methaqualone
皮下注射器—hypodermic syringe
皮奧特仙人球—peyote cactus
皮質—cortex
皮質醇—cortisol

6—8 劃

交叉耐受性—cross tolerance
交感神經系統—sympathetic nervous

system
伊博格—Ibogaine
光蓋裸蓋菇—Psilocybe cyanescens
合成代謝類固醇—anabolic steroids
合成藥物濫用預防法案—Synthetic
　Drug Abuse Prevention Act
多力頓（苯乙呱啶酮）—Doriden
　(glutethimide)
多巴胺—dopamine
安必恩（唑吡坦）—Ambien
　(zolpidem)
安定文—Ativan
安非他命—amphetamine
安息香比林—benzopyrene
安眠酮—Quaaludes
安舒疼—Advil
安慰劑作用—placebo effect
死藤水—ayahuasca
灰黃黴素—griseofulvin
灰黴素（灰黃黴素）—Grisactin
　(griseofulvin)
百憂解（氟西汀）—Prozac
　(fluoxetine)
老年失智症—dementia
肉荳蔻醚—myristicin
肉鹼—carnitine
肌肉骨骼刺激作用—locomotor
　activation
色氨酸—tryptophan
血氧濃度依賴—blood oxygen level
　dependent，BOLD

血液稀釋劑—blood thinners
血清素—serotonin
血清素回收抑制劑（SSRIs）—
　serotonin-specific reuptake inhibitors
　(SSRIs)
血清素受體阻斷劑—serotonin
　receptor blocking drugs
血清素症候—serotonin syndrome
血清素神經元—serotonin neurons
血清素第一型受體—serotonin-1
血清素第一型受體—serotonin-2
血清素第三型受體—serotonin-3
血清素輸送—serotonin transporters
西布曲明（諾美婷）—sibutramine
　(Meridia)
西地那非—sildenafil
佐匹克隆—eszopiclone (Lunesta)
低密度脂蛋白（LDL）—LDL
低鈉血症—hyponatremia
克太拉—Ketalar
免疫抑制藥物—immunosuppressant
　medication
利他能—Ritalin
利血平—reserpine
利尿劑—diuretics
利眠寧—Librium
助眠藥—sleep medications
吩坦尼—fentanyl
局部缺血—ischemia
快克—crack
快樂丸—Ecstasy

戒酒硫（二硫龍）—Antabuse (disulfiram)

抗氧化劑—antioxidants

抗組胺藥—antihistamines

抗焦慮藥—antianxiety medications

抗憂鬱藥—antidepressants

抗凝血劑—anticoagulants

抑制作用—inhibitory actions

沃倫威德—Franz Vollenweider

狄芬諾西萊（止瀉寧）—diphenoxylate (Lomotil)

肝炎—hepatitis

那普寧—Naproxen

乳頭體—mammillary bodies

亞甲雙氧乙基安非他命 Eenedioxyethylamphetamine, MDE

亞甲雙氧甲基安非他命—（MDMA）methylenedioxyamphetamine,—MDMA

亞甲雙氧安非他命（MDA）methylenedioxyamphetamine, MDA

亞洲人酒精潮紅症候群—Aasian alcohol-induced flushing syndrome

亞硝酸丁酯—butyl nitrite

亞硝酸異丁酯—isobutyl nitrite

亞硝酸異戊酯—amyl nitrite

亞硝酸鹽—nitrites

亞當（亞甲雙氧甲基安非他命）—Adam (MDMA)

依賴—dependence

兒茶酚胺—catecholamine

刺五加屬—Eleutherococcus

咖啡因片—Vivarin

和平丸—PeaCe pills

屈大麻酚（Marinol）—dronabinol (Marinol)

帕定平—Eldepryl

放心藥—entactogens

易萊（迷姦藥）—Easy Lay

昏迷—coma

服立治兒—Flagyl

服立治兒（硝基甲嘧唑乙醇）—Flagyl (metronidazole)

東莨菪鹼—scopolamine

松果體—pineal gland

注意力缺失過動症（ADHD）—attention deficit/hyperactivity disorder(ADHD)

注意力缺陷障礙（ADD）—attention deficit disorder (ADD)

泌乳素—prolactin

河豚毒素—tetrodotoxin

玫瑰天竺葵—rose geranium

芬氟拉明—fenfluramine

金絲桃—hypericum

金絲桃素—hypericin

長效增益（LTP）—long-term potentiation (LTP)

長期暴露—chronic exposure to

阿托平—atropine

阿米妥（異戊巴比妥）—Amytal (amobarbital)

阿米替林—amitriptyline (Elavil)

阿坎酸—Acamprosate

阿普利素寧—Apresoline

阿滌平—Atabrine

阻斷作用—blocking actions

勃地酮—boldenone (Equipoise)

哈爾明鹼—harmine

奎納克林（阿滌平）—quinacrine (Atabrine)

奎寧—quinine

威博雋—Wellbutrin

幽門螺旋桿菌—Helicobacter pylori

急性效應—Acute Effects

急性暴露—acute exposure

拮抗劑—antagonists

柔速瑞—Rozerem

毒蕈鹼—muscarine

毒鵝膏（蕈）—Amanita phalloides

毒蠅傘（蕈）—Amanita muscaria (fly agaric mushroom)

氟西汀（百憂解）—fluoxetine (Prozac)

氟烷—halothane

氟硝西泮（羅眠樂）—flunitrazepam (Rohypnol)

派醋甲酯（利他能）— methylphenidate (Ritalin)

突發性吸入猝死症—sudden sniffing death

美沙酮（Dolophine）—methadone (Dolophine)

胃灼熱—heartburn

胃食道逆流—acid reflux disease

胎兒酒精效應（FAE）—fetal alcohol effects (FAE)

胎兒酒精症候群（FAS）—fetal alcohol syndrome (FAS)

胎兒酒精綜合症（FASD）—fetal alcohol spectrum disorders (FASD)

苯—benzene

苯乙呱啶酮（多力頓）—glutethimide (Doriden)

苯二氮平類藥物—benzodiazepines

苯巴比妥—phenobarbital

苯丙氨酸—phenylalanine

苯丙酮尿症—phenylketonuria

苯丙醇胺—phenylpropanolamine

苯妥英（癲能停）—phenytoin (Dilantin)

苯環己哌啶（PCP）—phencyclidine (PCP)

迪西卷—Dexedrine

哌替啶（配西汀）—meperidine (Demerol)

胍乙啶—guanethidine

耐煙盼—Zyban3

9—12 劃

食慾素—orexins

埃克塞德林—Excedrin

夏娃（MDE）—Eve (MDE)

恐慌症—panic attacks

拿淬松—naltrexone

核激素受體—nuclear hormone receptors

氧化亞氮—nitrous oxide

氨基酸—amino acids

泰諾—Tylenol

海馬迴—hippocampus

眠爾通—Miltown

神經發育—neurogenesis

神經傳導物質—neurotransmitters

神聖蘑菇—teonanactl

納曲酮—Naltrexone

納洛酮—Narcan (naxolone)

脈得保—Aldomet

草藥鎮靜劑—herbal sedatives

茶鹼—theophylline

記憶形成—memory formation

記憶障礙—memory impairment

迷幻藥影響過後的知覺障礙（PHPD）—posthallucinogen perceptual disorder (PHPD)

迷幻蘑菇—magic mushrooms

酒精失憶症—alcohol amnestic disorder

配西汀—Demerol

高血壓—hypertension,see high blood pressure

假性幻覺—pseudohallucinations

健忘症—amnesia

偽麻黃鹼—pseudoephedrine

副甲氧基安非他命—paramethoxyamphetamine

副交感神經系統—parasympathetic nervous system

動物鎮靜劑—animal tranquilizers

曼陀羅—Datura stramonium

曼德拉草根—mandrake root (Mandragora officinarum)

培腦靈—pemoline

強啡肽—dynorphins

晝夜節律—circadian rhythm

氫可酮（維可丁）—hydrocodone (Vicodin)

氫嗎啡酮（Dilaudid）—hydromorphone (Dilaudid)

球蓋菇屬—Stropharia

異丙醇—isopropyl alcohol

異戊巴比妥（阿米妥）—amobarbital (Amytal)

第一型痕量胺受體—trace amine receptor 1

脫水—dehydration

脫氫表雄酮（DHEA）—dihydroepiandrosterone (DHEA)

部份記憶喪失—brown out、gray out

麥角生物鹼—ergot alkaloids

麥角菊—Claviceps purpurea

麥角酸二乙胺,見 LSD—lysergic acid diethylamide,see LS

麥角酸醯胺—lysergic acid amide

麻黃—mahuang

麻黃鹼—ephedrine

麻醉拮抗劑納洛酮,解麻注射液—

naloxone
麻醉劑—anesthetics
創傷後壓力問題—post-traumatic
　　stress disorder
嗎唑酮— furazolidone
單胺—monoamines
單胺氧化酶抑制劑,MAO 抑制劑—
　　monoamine oxidase inhibitors,see
　　MAO inhibitors
帽柱木鹼—mitragynine
循環系統—circulatory system
愉悅迴路—pleasure circuit
斑摺菇屬—Panaeolus
斯坦諾（Winstrol）—stanozolol
　　（Winstrol）
普萘洛爾（心得安）—propranolol
　　（Inderal）
植物的—vegetal
氯二氮平（利眠寧）—
　　chlordiazepoxide (Librium)
氯丙嗪（Thorazine）—chlorpromazine
　　（Thorazine）
氯仿—chloroform
氯胺酮（K 他命）—ketamine
焦油—tar
無籽大麻—sinsemilla
痢特靈（呋喃唑酮）—Furoxone
　　（furazolidone）
硝基甲嘧唑乙醇（服立治兒）—
　　metronidazole (Flagyl)
硝酸甘油—nitroglycerin

舒寧—Serax
華法林—Warfarin
酣樂欣—Halcion
雄烯二酮—androstenedione
黃嘌呤—xanthines
黑矇—blackouts
氰化物—cyanide

13 劃以上

催眠藥—hypnotics
嗎啡—morphine
嗜睡症—narcolepsy
奧斯康定—OxyContin
感知失真—perceptual distortion
愛（MDA）—Love (MDA)
愛得爾—Adderall
滑石粉—talc
煙斗菸草—pipe tobacco
煩寧—Valium
煩躁不安—dysphoria
當眠多—Dalmane
聖安東尼之火—St. Anthony's fire
聖佩德羅仙人掌—San Pedro cactus
　　（Trichocereus pachanoi）
聖約翰草—St. John's wort
腹瀉—diarrhea
腺苷—adenosine
腦內啡—endorphins
腦脊液—cerebrospinal fluid (CSF)
腦啡—enkephalins

腦電圖—electroencephalograph (EEG)
腦攝像技術—brain-imaging techniques
葉酸—folate
葛里弗—Roland Griffiths
解鼻腔充血劑—nasal decongestants
解離性麻醉劑—dissociative anesthetics
解離麻醉劑—dissociative anesthetics
解離經驗—dissociative experience
運動飲料—sports drinks
達爾豐—Darvon
過動症—hyperactivity
過動症（注意力缺失過動症）—ADHD (attention deficit/hyperactivity disorder)
酪氨酸—tyrosine
閘門理論—gateway theory
雷美替胺（柔速瑞）—ramelteon (Rozerem)
電子尼古丁輸送系統—Electronic Nicotine Delivery System，ENDS
電解質—electrolytes
對乙醯氨基酚—acetaminophen
睡眠障礙—sleep disorders
睪固酮— testosterone
管制物質類似物法案—Controlled Substances Analogue Act
精神分裂症—schizophrenia
精神動作興奮劑—psychomotor stimulant

精胺—agmatine
綠九節木—Psychotria viridis
綠原酸—chlorogenic acid
維可丁—Vicodin
維生系統—life-support machines
維生素 B 群—B-vitamins
裸蓋菇素—psilocin
裸蓋菇屬—Psilocybe
裸蓋菇鹼—psilocybin
裸蓋菇鹼蘑菇—psilocybin mushrooms
辣椒素—capsaicin
鉻—chromium
酶—enzymes
鼻腔吸入—snuff
噁心— nausea
墨西哥鼠尾草— Salvia divinorum
墨西哥裸蓋菇— Psilocybe mexicana
憂鬱症—depression
潰瘍—ulcers
線粒體—mitochondria
蝴蝶亞仙人掌—Hoodia
震顫—tremors
麩胺酸受體—glutamate receptors
戰鬥或潰逃反應—fight-or-flight response,
興奮作用—excitatory
興奮性—excitability
興奮劑—stimulants
褪黑激素—melatonin
諾美婷（西布曲明）—Meridia (sibutramine)

錐蓋傘屬—Conocybe
骆駝蓬生物鹼—harmala alkaloids
骆駝蓬鹼—harmaline
龍舌蘭—mescal
嬰兒猝死症（SIDS）—sudden infant death syndrome (SIDS)
磷酸鹽—phosphates
聰明藥—smart drugs
聯覺—synesthesia
膽鹼—choline
豐樂敏（二苯胺明）—Benadryl (diphenhydramine)
鎮頑癲—Gabapentin
鎮靜劑—sedatives
雙甲氧安非他命（DMA）—dimethoxyamphetamine (DMA)
雙相作用—biphasic action of
鵝膏蕈氨酸—ibotenic acid
壞疽—gangrene
羅眠樂—Rohypnol
藥性監測計畫—Potency Monitoring Project
藥物濫用預警網—Drug Abuse Warning Network
蠅蕈醇—muscimol
蟾毒色胺—bufotenine
贊安諾—Xanax
類似搖頭丸的草藥—herbal X-tacy
類固醇—steroids
顛茄—Atropa belladonna (deadly nightshade)

顛茄生物鹼—belladonna alkaloids
譫妄—delirium
魔特零—Motrin
顫抖—jitteriness
體溫過低—hypothermia,
體溫過高—hyperthermia
癱瘓—paralysis
癲能停（苯妥英）—Dilantin (phenytoin)
癲癇—seizures
鹽酸二苯胺明—diphenhydramine
鹽酸鹽—hydrochloride
欖香脂素—elemicin